Préambule : comment tirer le meilleur profit de ce Guide

Ce Guide vous propose des informations sur la maladie d'Alzheimer, son évolution, son traitement, les réactions émotionnelles du malade et les vôtres et la gestion, au jour le jour, des différents problèmes qui peuvent surgir au cours de son évolution.

Ce Guide ne se lit pas comme un roman, de la première à la dernière page. N'essayez pas de « digérer » toute l'information en une seule fois.

Choisissez ce que vous allez lire en fonction de vos besoins.

Vous avez des questions précises, vous désirez des informations sur une situation bien définie, consultez le sommaire et allez directement au chapitre qui vous intéresse.

Considérez ce Guide comme une source d'information à laquelle vous aurez recours chaque fois que vous rencontrerez une difficulté. Les problèmes qui se posent au début de la maladie ne sont pas les mêmes que ceux qui apparaissent à une phase plus avancée.

Chaque malade et chaque famille sont des individualités. Les situations décrites peuvent être différentes de celles que vous vivez. Mais la façon dont sont abordées les situations vous sera utile même s'il existe quelques différences.

Faites-le connaître aux personnes (professionnelles ou non) qui vous aident dans votre tâche de tous les jours et qui s'occupent de votre malade. Vous partagerez ainsi la même vision des choses et des moyens de résoudre les difficultés, ce qui facilitera grandement votre vie et celle de votre malade.

NB : Dans ce Guide, les auteurs utilisent indépendamment les pronoms « il » ou « elle » ce qui ne signifie pas que cette maladie touche plus les hommes ou les femmes ou que les aidants soient plus souvent des hommes ou des femmes. Il en est de même pour les termes « proche », « malade », qui peuvent s'appliquer aussi bien à des femmes qu'à des hommes. Pour faciliter la lecture du texte, nous utilisons indifféremment le féminin et le masculin.

Les auteurs

Sommaire

1. À lire avant d'aborder les autres chapitres

L'un de vos proches est atteint de la maladie d'Alzheimer (MA). Votre médecin, le spécialiste consulté, vous l'ont confirmé.

Cette révélation bouleverse la vie de votre proche mais aussi la vôtre et celle de toute la famille, car aucun traitement capable de guérir cette maladie n'existe aujourd'hui et ne sera disponible dans un avenir proche. De nombreuses années vont s'écouler pendant lesquelles il aura, chaque jour, besoin un peu plus de vous.

Est-ce une raison pour se désespérer ou pour accepter cette situation avec fatalité ? Certainement pas.

Ce Guide est destiné aux aidants et à toutes les personnes qui prendront en charge l'avenir du malade. Il vous aidera à surmonter la cassure que représente l'apparition de la maladie dans votre vie et à faire face aux nombreuses difficultés qui surgiront au cours de son évolution. Les informations qu'il contient vous permettront d'aborder ces problèmes de façon positive et d'assurer au malade comme à vous-même la meilleure vie possible.

Il est le résultat de plusieurs années de contacts permanents avec les malades et les familles. Il reflète leur expérience et la nôtre.

Avant de le consulter, lisez attentivement les commentaires suivants :

Chaque famille est différente

Vous avez votre propre personnalité avec vos points forts et vos faiblesses. Votre famille également.

Vous pouvez vous charger seul de votre malade ou partager cette tâche avec d'autres membres de la famille, des amis ou des voisins.

L'endroit où vous habitez, la façon dont vous vivez, l'argent dont vous disposez sont autant d'éléments qui influencent le contexte dans lequel vont se poser les problèmes.

Chaque chapitre de ce Guide comporte la description d'une « *situation habituelle* » dans laquelle, en tant qu'aidant, vous pouvez être impliqué. Il s'agit des situations les plus fréquentes. Peut-être la vôtre sera-t-elle différente ?

Ce Guide n'est pas la liste de ce qui vous attend

Il est conçu pour envisager de la façon la plus globale possible les différentes situations auxquelles les aidants sont confrontées. Ces situations varient beaucoup en fonction de l'évolution de la maladie et des cas particuliers.

Certaines ne vous concerneront pas parce qu'elles n'affectent pas ou n'affecteront pas votre malade. Mais, dans ce Guide, vous trouverez sûrement la solution à vos propres problèmes.

Ce Guide ne remplace pas votre médecin

Il est conçu pour vous donner une information de base sur la maladie, son évolution, les situations qu'elle engendre et vous proposer des solutions pratiques pour y faire face.

Il vous servira à mieux comprendre ce que vous dit votre médecin, à mieux dialoguer avec lui et à lui poser les bonnes questions.

Vivre avec une personne dont les facultés intellectuelles et mentales diminuent progressivement est une épreuve qui bouleverse votre vie et la relation que vous entreteniez avec elle. C'est aussi une expérience nouvelle à laquelle aucun de nous n'est préparé. Elle est douloureuse. Mais elle peut aussi être positive. À vous de la vivre comme telle. Ce Guide est fait pour vous y aider.

Il est essentiellement centré sur la maladie d'Alzheimer qui représente, de loin, l'affection la plus fréquente. Mais il existe des nombreux problèmes communs avec les autres affections cérébrales dégénératives (par exemple, la maladie à corps de Lewy, la démence vasculaire et les dégénérescences frontotemporales), pour lesquelles les solutions proposées garderont leur utilité.

2. Les modifications du cerveau liées à l'âge

Le cerveau est un organe complexe et sophistiqué constitué de cellules nerveuses dont le nombre est évalué entre 100 et 150 milliards. Les cellules principales sont les neurones. Chaque neurone (Figure 1) a de multiples connexions avec d'autres neurones formant ainsi d'innombrables réseaux, base de toute activité mentale : mémoire, notion de temps et d'espace, coordination des mouvements musculaires, affectivité, etc.

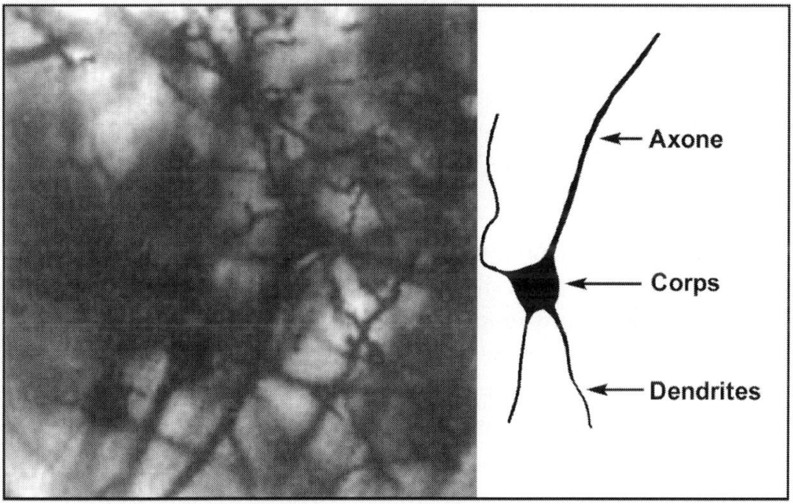

Figure 1. Aspect de la cellule nerveuse (neurone) au microscope optique.
La structure du neurone comporte :
- un corps dans lequel sont effectuées les synthèses chimiques,
- un prolongement principal (axone) dans lequel circulent l'influx nerveux et les neurotransmetteurs qui vont assurer la connexion du neurone avec le neurone suivant,
- des prolongements chargés de recevoir les informations transmises par les axones des neurones précédents (dendrites).

Le neurone n'est pas l'unique cellule qui compose le cerveau mais c'est elle qui assure les fonctions les plus spécialisées, en particulier la transmission de l'information. Les autres cellules (glie) sont indispensables au bon fonctionnement du neurone.

Les signaux qui nous parviennent du monde extérieur sont décodés au niveau des récepteurs sensoriels (comme la rétine pour la vue, l'oreille interne pour les sons) et transformés en une sorte de courant électrique, l'influx nerveux.

Les informations sont alors transmises au cerveau après plusieurs relais. C'est au niveau du cortex cérébral que s'effectue la synthèse entre les informations de nature différente qui nous permettent d'avoir une vue d'ensemble de la réalité. Cette synthèse des signaux extérieurs est interprétée en fonction des informations qui nous parviennent de notre organisme (traduisant nos besoins, nos désirs). À partir de ces éléments, en puisant dans les éléments stockés dans notre mémoire, le cerveau élabore des plans d'action qui vont diriger notre activité.

Les neurones sont séparés les uns des autres par une fente appelée synapse (Figure 2).

L'influx nerveux ne peut passer directement d'un neurone à l'autre. La communication entre neurones s'effectue par l'intermédiaire de substances chimiques, les neurotransmetteurs, qui franchissent la synapse et agissent sur les récepteurs des neurones suivants.

Une bonne communication nécessite ainsi que les neurotransmetteurs soient correctement fabriqués par le neurone et soient disponibles en quantité suffisante dans les synapses. Les principaux neurotransmetteurs connus sont l'acétylcholine et les catécholamines (noradrénaline, dopamine, sérotonine). Mais bien d'autres existent, notamment le glutamate qui est impliqué dans la mort cellulaire programmée et le GABA (acide amino-gamma-butyrique), dont le rôle est essentiel dans certaines manifestations affectives.

Les neurotransmetteurs sont synthétisés au niveau du corps du neurone et sont transportés vers la synapse où ils seront libérés en cas d'excitation. La transmission de l'information nécessite donc :

- une synthèse (c'est-à-dire une fabrication) suffisante du neurotransmetteur,

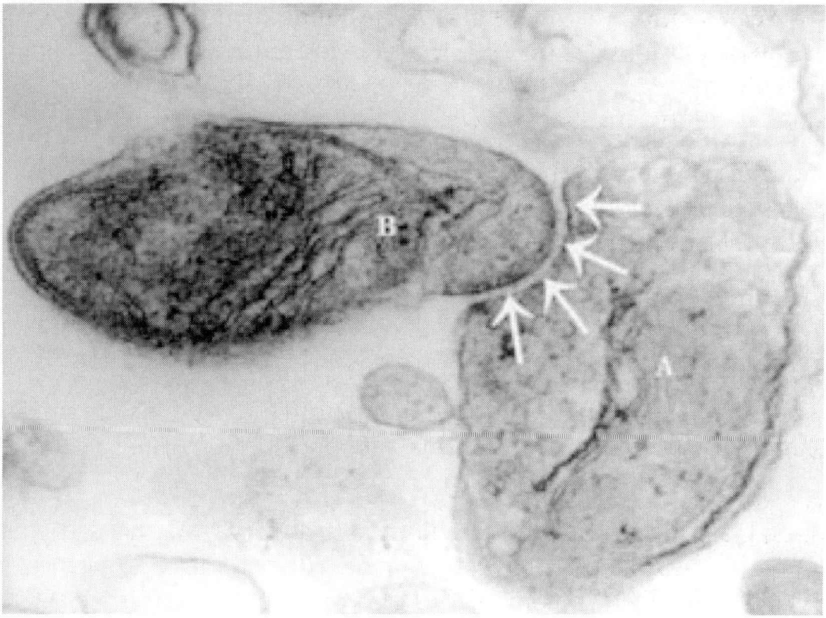

Figure 2. Zone de connexion entre deux neurones (la fente synaptique ou synapse) vue au microscope électronique.
Le neurone A sécrète les messagers chimiques (les neurotransmetteurs) qui vont activer le neurone B en se fixant sur des récepteurs spécialisés. Ainsi se transmet l'information d'un neurone à l'autre (en réalité, un neurone n'est pas connecté à un seul neurone mais à des centaines d'autres). Le neurotransmetteur en excès dans la synapse est partiellement recapté dans le neurone, partiellement détruit par un enzyme, par exemple la cholinestérase dans le cas de l'acétylcholine.
Les médicaments peuvent améliorer la transmission en augmentant la quantité de neurotransmetteurs dans la synapse soit en inhibant son recaptage (certains antidépresseurs), soit en inhibant l'enzyme qui le détruit (c'est le cas des médicaments utilisés dans la maladie d'Alzheimer tels que les inhibiteurs de la cholinestérase) ; d'autres médicaments agissent directement sur les récepteurs en aval de la synapse, court-circuitant ainsi le neurotransmetteur.

- une bonne circulation dans le neurone pour lui permettre de gagner l'extrémité de la cellule où il est stocké avant d'être largué dans la synapse,
- et la présence de récepteurs spécialisés dans le neurone suivant.

À notre naissance, nous possédons un capital défini de neurones qui n'ont pas la capacité de se diviser ni de se reproduire. Au cours de notre vie, nous perdons un certain nombre de neurones du fait du développement (le plus grand nombre disparaît au cours des premières années de vie), mais aussi de la rencontre avec des événements pathologiques (par exemple, des traumatismes crâniens).

Quand les neurones meurent, contrairement aux autres cellules de l'organisme, ils ne se régénèrent pas. Mais il existe toutefois des possibilités de compensation (plasticité cérébrale) par la mise en fonction de connexions inactives. Toutefois ces capacités sont limitées et lorsque la perte neuronale est trop importante, la fonction disparaît.

Il faut ajouter qu'une partie de la fonction perdue peut encore être reprise en charge par d'autres réseaux (c'est le principe de la rééducation).

Tout ce qui diminue le nombre de neurones actifs dans le cerveau (traumatismes cérébraux, lésions vasculaires, alcoolisme...) limite ces capacités de compensation.

C'est grâce à notre cerveau que nous apprenons. Dès la naissance, et à mesure qu'il grandit, l'enfant apprend à tenir sa tête, à marcher, à prendre les objets, à comprendre et utiliser les mots, à percevoir la notion de temps et d'espace, à acquérir son identité et des comportements sociaux, à interpréter les symboles. À mesure qu'il les acquiert, toutes ces informations sont stockées dans sa mémoire. Une fois adulte, il utilisera ces sources d'information dans ses activités quotidiennes.

Pour que le cerveau fonctionne bien, la présence de cellules nerveuses et de neurotransmetteurs ne suffit pas. Encore faut-il qu'il soit irrigué en permanence par le sang (plus de 20 % du sang passe en une minute par le cerveau) qui lui apporte les éléments essentiels à son fonctionnement : l'oxygène et le glucose qui lui fournissent l'énergie nécessaire à la synthèse de ses constituants (Figure 3).

Qu'arrive-t-il avec l'âge ?

De façon progressive, une série de modifications apparaissent (Figure 4) :

- la quantité de sang qui irrigue le cerveau diminue (de presque 25 % à 75 ans) mais cette quantité de sang est encore compatible avec un fonctionnement normal du cerveau ;

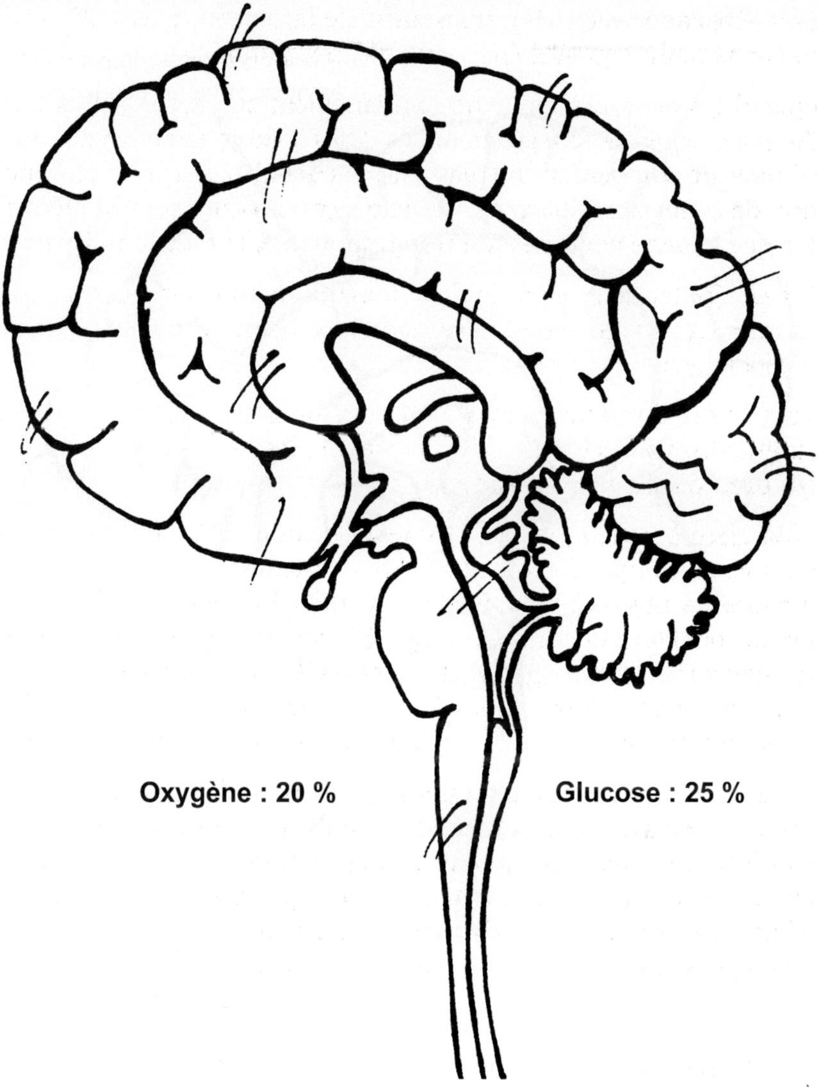

Figure 3. Ce que consomme le cerveau.

Bien qu'il ne pèse que 1,5 kg (ce qui représente 2 % du poids corporel pour une personne de 60 kg), le cerveau consomme 20 % de l'oxygène et 25 % du glucose que nécessite l'organisme. C'est un organe dont les fonctions sont hautement spécialisées et qui a besoin de l'apport continu d'une grande quantité de nutriments pour fonctionner correctement car il n'est pas capable de stocker des réserves.

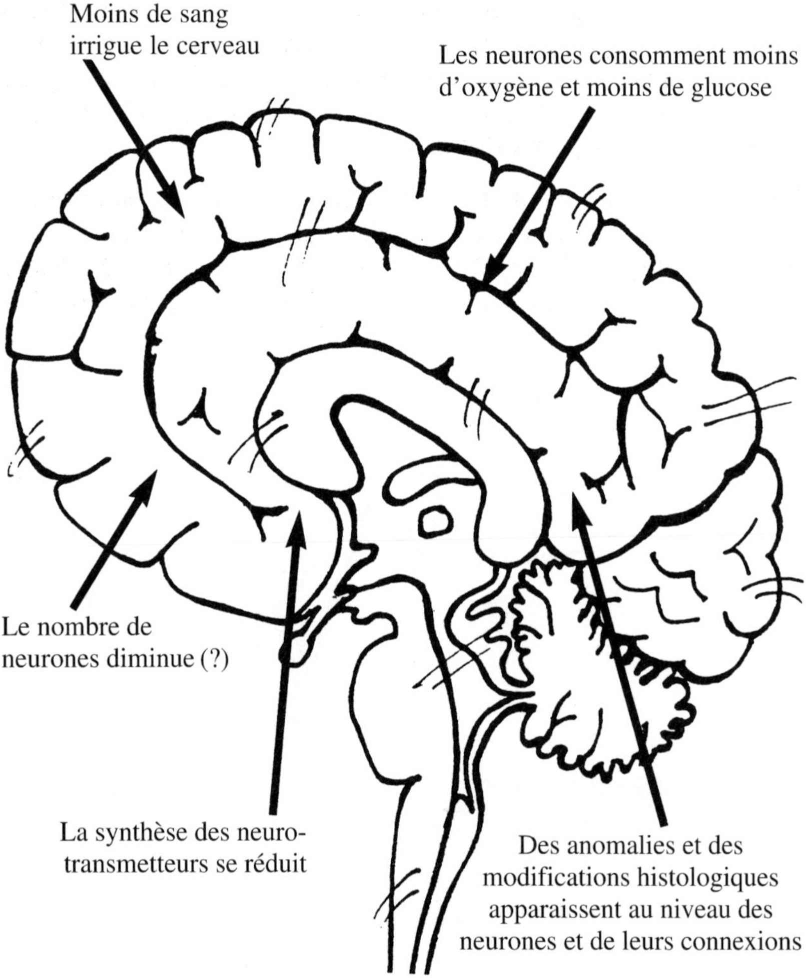

Figure 4. Les principales modifications du cerveau liées à l'âge.

- la consommation de glucose et d'oxygène se réduit de 10 % ;
- le niveau (la concentration) des neurotransmetteurs diminue ;
- le nombre de neurones diminue, mais cette diminution est beaucoup moins importante que nous l'avons cru.

Il ne faut pas confondre néanmoins vieillissement de l'organe cerveau et vieillissement psychique.

Contrairement à ce qui se passe pour les autres organes, il existe une distance importante entre l'organe cerveau et sa fonction. Ainsi, nous connaissons tous des gens âgés qui restent alertes et en pleine possession de leurs facultés intellectuelles. D'autres, à l'inverse, au même âge, ont déjà des difficultés.

Ces différences proviennent de deux sources : nous ne sommes pas égaux face au processus de vieillissement normal (certains vieillissent plus vite que d'autres) et certains sujets présentent des lésions dégénératives ou vasculaires associées à l'âge qu'il est encore difficile de dépister très tôt.

3. La maladie d'Alzheimer

Plus de 800 000 personnes sont atteintes par la maladie d'Alzheimer en France.

C'est une maladie dégénérative qui affecte les neurones de certaines régions du cerveau. Son évolution est progressive, sa cause est encore inconnue. Les médicaments actuels agissent sur les symptômes (les signes), mais il n'existe pas encore de traitement préventif ou curatif.

Considérée pendant longtemps comme une maladie rare, elle affecte principalement les personnes âgées de plus de 65 ans, touchant 5 à 7 % d'entre elles.

C'est la première cause de dépendance chez les sujets âgés.

On estime aujourd'hui à plus de 800 000 le nombre des personnes atteintes en France. Si l'on considère que 3 est le nombre moyen des membres d'une famille, 2 400 000 personnes voient leur vie perturbée par la maladie d'un de leur proche.

Selon les dernières estimations, 8 millions d'Européens seraient atteints de la maladie d'Alzheimer.

Compte tenu du vieillissement de la population et du futur accroissement du nombre des personnes âgées de plus de 80 ans, il est prévu que le nombre des malades aura doublé en 2020 et triplé en 2050.

Il s'agit bien d'un des défis les plus importants auquel la société devra s'affronter au cours de ce siècle.

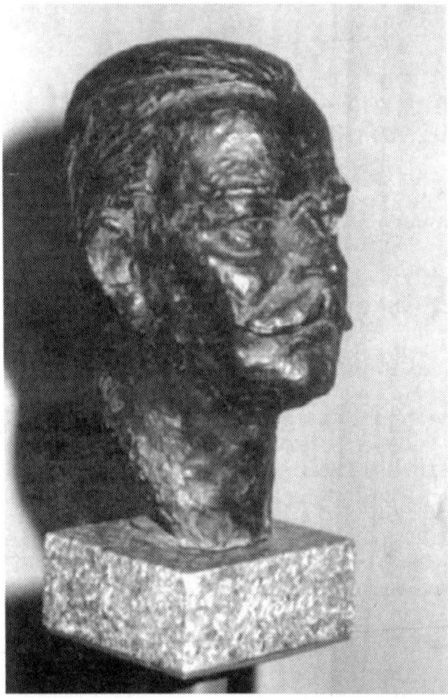

Figure 5A. Buste d'Aloys Alzheimer par Söller inauguré le 22 juin 1986 à l'hôpital psychiatrique de Wurtzburg (Allemagne).

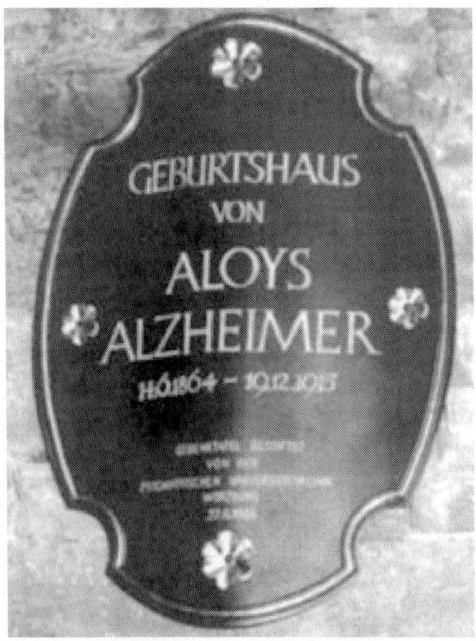

Figure 5B. Plaque commémorative apposée sur sa maison natale.

Un peu d'histoire

Qui était Alzheimer et qu'a-t-il découvert ?

Alois Alzheimer était un psychiatre allemand, né en Bavière en 1864. C'est en 1907 qu'il a publié le cas d'une femme de 51 ans dont les facultés intellectuelles avaient progressivement disparu en 4 ans. En examinant son cerveau au microscope, Alzheimer découvrit deux types d'anomalies :

- des plaques séniles qui venaient d'être décrites comme lésions caractéristiques des démences séniles peu de temps auparavant par un autre psychiatre allemand (Fischer),
- des formations anormales situées à l'intérieur des neurones qui n'étaient pas connues et qu'il nomma « dégénérescences neurofibrillaires » (Figures 6A et 6B).

La question était donc posée du rapport de cette affection avec le vieillissement car les lésions étaient proches de celles de la démence sénile. Le jeune âge de la malade ne permettait pas ce diagnostic, d'où son isolement comme une affection spécifique à laquelle on allait donner quelques années plus tard le nom de maladie d'Alzheimer.

Qu'entend-on par démence présénile, démence sénile et maladie d'Alzheimer ?

- Jusque dans les années 60, on décrivait donc la maladie d'Alzheimer comme une démence dégénérative présénile survenant chez des personnes relativement jeunes (autour de 50 ans), dénomination qu'elle partageait avec une autre démence, la maladie de Pick. Ces affections étaient opposées aux démences « séniles », beaucoup plus fréquentes, qui affectaient des personnes plus âgées (75 à 85 ans).
- Au milieu des années 60, des chercheurs anglais, soulignant la similitude des lésions cérébrales de la maladie d'Alzheimer et la démence sénile dégénérative, ont proposé de réunir ces deux

entités sous le terme unique de Démence de Type Alzheimer (DTA) en distinguant une forme précoce, la maladie d'Alzheimer, et une forme tardive, la Démence Sénile de Type Alzheimer.

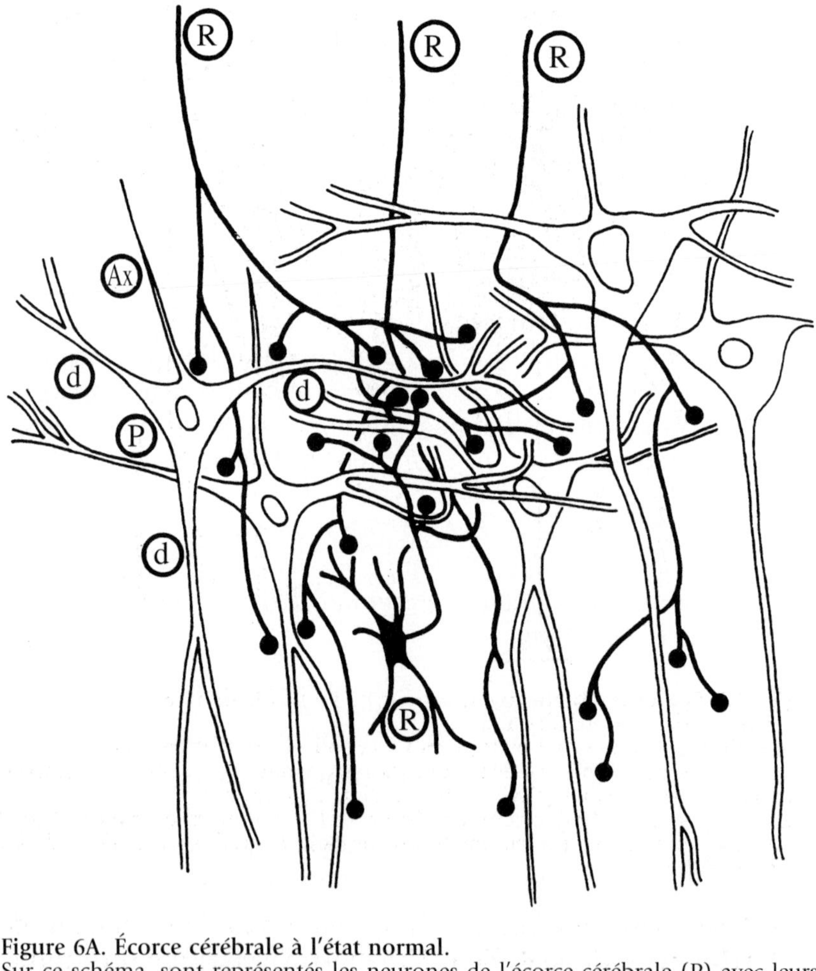

Figure 6A. Écorce cérébrale à l'état normal.
Sur ce schéma, sont représentés les neurones de l'écorce cérébrale (P) avec leurs dendrites (d), qui reçoivent les influx et leurs axones (Ax), qui envoient les réponses. Il existe aussi des neurones régulateurs (R).

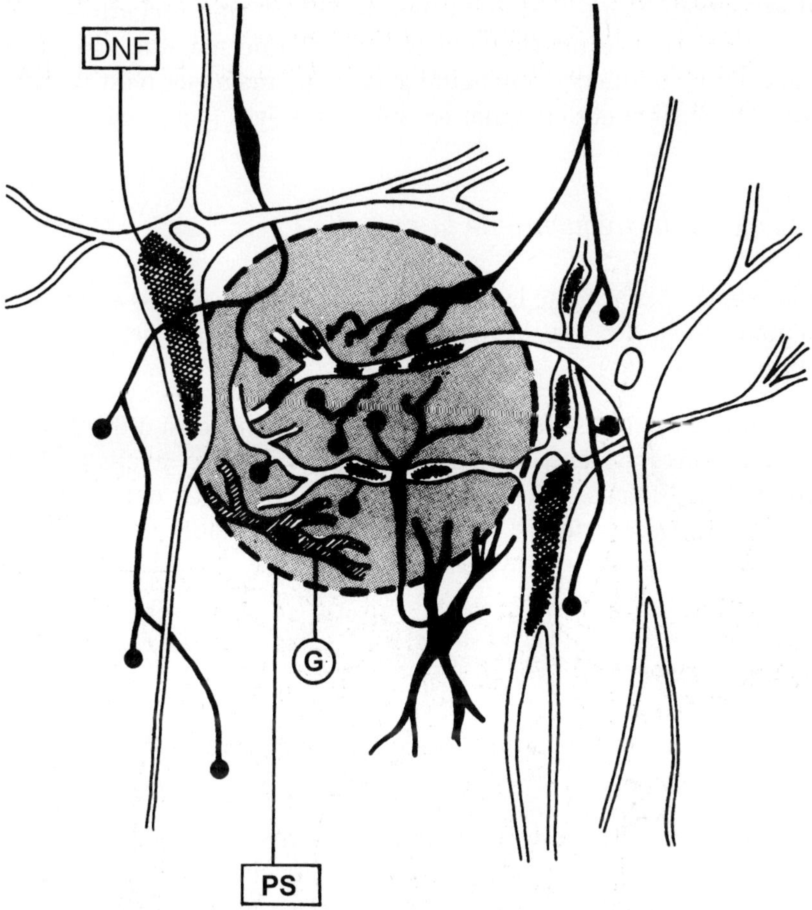

Figure 6B. Écorce cérébrale au cours de la maladie d'Alzheimer.
On constate dans la maladie d'Alzheimer :
- une diminution du nombre des neurones corticaux et de leurs fibres,
- des altérations morphologiques dont les plus importantes sont les dégénérescences neurofibrillaires (DNF), situées à l'intérieur des neurones,
- des plaques séniles (PS) formées par des dendrites anormales, des fibres altérées, une substance protéique anormale (amyloïde) extracellulaire et des cellules gliales réactives (G).

- Aujourd'hui, on tend de plus en plus à substituer au terme de DTA, celui de maladie d'Alzheimer à début précoce (forme traditionnelle, survenant avant 65 ans) ou à début tardif (ancienne démence sénile, survenant à 65 ans et au-delà).

Il est actuellement bien établi que la MA est une **maladie** et non une conséquence du vieillissement. C'est une maladie associée à l'âge car sa fréquence augmente avec l'âge, mais elle n'est pas due à l'âge car elle peut épargner les sujets très âgés (centenaires).

Quelle est la fréquence de la maladie ?

Elle affecte 5 à 7 % de la population de plus de 65 ans (dans seulement 10 % des cas, la maladie survient chez des personnes de moins de 65 ans).

À partir de cet âge, sa fréquence est exponentielle, c'est-à-dire qu'elle double tous les 5 ans, atteignant 20 % des plus de 80 ans et 25 % des plus de 85 ans, soit une personne sur quatre. Or dans la population française actuelle, on assiste à une véritable explosion du nombre des personnes ayant dépassé cet âge.

Quelle est sa définition ?

Selon l'Organisation mondiale de la Santé, la maladie est définie en ces termes :

« *La maladie d'Alzheimer est une maladie cérébrale dégénérative primaire, d'étiologie inconnue et qui présente des altérations neuropathologiques et neurochimiques caractéristiques. Elle commence, en général, de façon insidieuse et lente et évolue progressivement pendant plusieurs années* ».

Cette définition appelle l'attention sur deux éléments :

- il s'agit bien d'une maladie individualisée par des lésions qui lui sont propres. La maladie d'Alzheimer est une vraie maladie et non une répercussion naturelle de l'âge ;
- plus de 12 ans après la publication de cette définition, la cause (ou les causes) de la maladie n'est toujours pas connue et il n'y a toujours pas de traitement pour la prévenir ou la guérir.

Les signes de début

La maladie s'installe de façon insidieuse et progressive de telle sorte qu'il n'est pas toujours aisé de préciser quand elle a commencé.

Nous savons aujourd'hui que les lésions débutent toujours dans les mêmes régions du cerveau, régions qui sont indispensables à l'acquisition en mémoire des événements nouveaux, mais aussi à une partie de la vie affective.

Les premiers symptômes sont donc des difficultés de mémoire et des modifications de comportement.

Les difficultés de mémoire

Très évocatrices, elles sont dues à un défaut de mémorisation des informations nouvelles. Elles ne portent donc que sur les événements récents et épargnent les événements anciens et tout ce qui est relatif à notre connaissance du monde.

Le malade répète les questions car il oublie les réponses. Il ne se rappelle plus un événement survenu les jours précédents, le jour de la semaine, ne sait plus où il a placé les choses...

Comme il oublie qu'il oublie, il minimise ses difficultés.

Plus ou moins rapidement, c'est l'entourage qui va prendre conscience que « quelque chose ne va pas » et pousser à la consultation d'autant qu'à ces difficultés de mémoire s'associent des modifications affectives.

Les modifications du comportement

Petit à petit, le malade présente une diminution d'intérêt pour ce qui l'entoure, se replie sur lui et réagit moins aux émotions. Il prend moins d'initiative, devient irritable. Bref, il n'est plus le même.

Parfois, c'est un fait marquant qui va attirer l'attention : il se perd dans un endroit non familier ou oublie un événement important. C'est alors que les difficultés de mémoire qui pouvaient paraître banales et les changements de comportement prennent leur vraie signification.

L'évolution

La maladie d'Alzheimer s'aggrave progressivement, mais lentement. Environ 4 à 5 ans après l'apparition des premiers symptômes, d'autres troubles apparaissent qui peuvent être classés en trois catégories.

Les difficultés de mémoire s'accentuent

L'orientation dans le temps (quel est le jour de la semaine, le mois ?) puis dans l'espace (le malade se perd dans un endroit peu familier, retrouve difficilement son chemin) est défectueuse. Plus tard, les souvenirs anciens seront également touchés.

Aux troubles de mémoire vont s'ajouter progressivement des difficultés de langage (difficultés à trouver les mots, utilisation d'un mot pour un autre pouvant évoluer vers des difficultés importantes pour s'exprimer ou comprendre ce qu'on dit) qui rendent la communication difficile.

L'exécution de certains gestes, l'utilisation des objets vont être perturbées ainsi que la reconnaissance des objets et des personnes (confusion des noms puis des visages). Les capacités d'abstraction et de raisonnement sont progressivement atteintes.

Ces difficultés retentissent sur la vie quotidienne

D'abord sont affectées les activités les plus complexes : gestion des finances (en particulier la déclaration de revenus), utilisation des transports en commun ou conduite automobile dans des lieux non familiers, faire les courses, la cuisine (oubli des recettes qui se simplifient, reviennent de façon stéréotypée), le bricolage, la couture... Puis des activités plus simples deviennent difficiles comme l'habillage (en commençant par le choix des vêtements puis difficultés à les mettre, superposition de différents vêtements), l'hygiène, la toilette. Tardivement, apparaissent des difficultés pour manger, aller aux toilettes. En un mot, la dépendance vis-à-vis de l'aidant s'accroît progressivement.

Les modifications du comportement s'accentuent

Le malade est de moins en moins motivé pour sortir, aller au spectacle, au restaurant, voir des amis ; il évite les réunions de famille. Par moments, il est triste, anxieux, se rendant compte de sa déchéance, à d'autres il nie être malade et refuse toute aide. Parfois, il prétend qu'on le vole, qu'on veut le rejeter et le placer dans une « maison de vieux ». D'autres malades voient des personnages, des animaux qui n'existent pas. Plus tard, il arrive qu'ils disent parler à leurs parents décédés, mettent le couvert pour un enfant qui a quitté la maison depuis longtemps.

Autant la maladie est stéréotypée à son début, autant, avec sa progression, elle réalise des tableaux très différents, dans sa vitesse de progression comme dans ses signes.

Certains malades ont des troubles du langage majeurs, d'autres pas. Certains présentent des modifications importantes du comportement, d'autres gardent très longtemps une vie affective et sociale riche.

C'est la raison pour laquelle il n'est pas possible de décrire des stades de la maladie. Tout au plus pouvons-nous distinguer trois grandes périodes dans son évolution :

- Au cours de la première période (phase préclinique), dont la durée est évaluée à 10/15 ans, les lésions cérébrales se développent de façon parfaitement silencieuse, sans donner lieu au moindre signe.

- Lorsque les lésions ont atteint une certaine sévérité et une certaine étendue, les premiers signes apparaissent : difficultés de mémoire, et modifications du comportement caractérisent cette phase dite « prédémentielle ». Les médecins lui donnent parfois le nom anglais de *Mild Cognitive Impairment* (MCI) ou déficit cognitif léger.
- La phase démentielle. Le terme de *démence* signifie, aujourd'hui, dans le langage médical que le malade présente des déficits de mémoire associés à des déficits dans au moins un autre secteur, d'intensité suffisante pour restreindre les activités quotidiennes.

La démence est dite légère, modérée ou sévère en fonction de l'importance des déficits et de leur retentissement sur la vie quotidienne.

La durée de cette phase est évaluée, en moyenne, à 8-10 ans.

La mort survient le plus souvent du fait d'une maladie associée (cancer, accident cardiaque ou vasculaire cérébral), parfois comme conséquence d'un état grabataire (le patient demeure couché en permanence).

Si, dans l'ensemble, l'aggravation est lentement progressive, il peut exister des périodes pendant lesquelles l'état du patient demeure stationnaire (plateaux) pendant plusieurs mois, parfois plusieurs années. Ces périodes peuvent être suivies d'une aggravation brusque.

Mais toute aggravation brutale de l'état du malade doit faire rechercher une complication qui peut être liée à une infection ou à une affection chirurgicale, une erreur thérapeutique (surdosage de médicaments, effets secondaires de certains médicaments) ou une agression psychique (deuil, modification brutale de l'environnement).

La question du diagnostic

Un diagnostic de probabilité

Il n'existe pas, pour la maladie d'Alzheimer, d'examen biologique qui nous permette d'affirmer le diagnostic du vivant du malade comme le sérodiagnostic du sida.

Le diagnostic ne peut être porté avec certitude que par la conjonction du tableau clinique avec la mise en évidence des lésions cérébrales, donc après le décès du malade.

Certes, il serait possible de prélever un fragment de cerveau pendant la vie. Mais la biopsie cérébrale est un examen agressif, bien que peu dangereux et, surtout, elle ne peut être faite que dans des régions du cerveau qui ne sont pas les plus touchées par la maladie. Elle a donc de grandes chances de ne pas être utile. Pour toutes ces raisons, sa pratique est extrêmement restreinte.

Le diagnostic est donc toujours un diagnostic de probabilité. La force de la probabilité varie en fonction du degré d'évolution, du tableau clinique plus ou moins caractéristique... et de l'expérience qu'ont les médecins de cette pathologie.

La communauté médicale internationale considère que le diagnostic est probable si :

- existe un tableau de « démence » caractérisé par des troubles de la mémoire prédominants, associés à un des signes suivants : troubles du langage (aphasie), diminution ou une incapacité à exécuter des activités motrices malgré l'absence de paralysie (apraxie), à reconnaître ou identifier des objets en dépit d'une vision intacte (agnosie), difficultés à planifier, organiser, réaliser des séquences ou penser de façon abstraite,
- ces éléments sont de sévérité suffisante pour retentir sur l'activité sociale ou professionnelle et représenter un déclin par rapport à l'activité antérieure,
- l'évolution a été progressive et insidieuse.

Devant ce tableau, les examens servent moins à éliminer ce qui n'est pas une maladie cérébrale dégénérative (tumeur, hématome sous-dural chronique secondaire à un traumatisme parfois léger, hydrocéphalie) qu'à s'assurer qu'il n'existe pas de facteurs susceptibles de créer des handicaps supplémentaires, comme des lésions vasculaires cérébrales, une carence vitaminique...

Il reste à évaluer le degré de perturbation des fonctions cérébrales ce qui est fait par un examen appelé *Mini-Mental State Examination*. Ce questionnaire est établi de façon à ce que les sujets normaux aient le maximum de points : 30. Le score est d'autant plus bas que les fonctions sont perturbées.

Les autres maladies dégénératives cérébrales

Il ne faut toutefois pas oublier que la maladie d'Alzheimer n'est pas la seule maladie dégénérative cérébrale et qu'il existe d'autres affections qui peuvent être plus ou moins proches sur le plan clinique.

Certaines ne vont toucher, pendant longtemps, qu'une région du cerveau et se traduire par un trouble du langage isolé, une difficulté à utiliser les objets ou à les reconnaître.

D'autres touchent essentiellement les régions antérieures du cerveau et se traduisent surtout par des troubles du comportement associés ou non à des troubles du langage (dégénérescences frontotemporales).

La responsabilité des lésions vasculaires reste discutée. Le plus souvent, les lésions vasculaires sont, en réalité, associées à une maladie d'Alzheimer. Lorsqu'elles sont seules responsables des manifestations cliniques, le tableau dit de démence vasculaire, est assez différent de celui de la MA.

Enfin, de connaissance plus récente, la démence à corps de Lewy se traduit par des états confusionnels, des hallucinations visuelles isolées ou associées à des idées délirantes, des signes parkinsoniens (rigidité, tremblements). Son évolution est caractérisée par des fluctuations très importantes des signes cliniques.

Le diagnostic à la phase précoce de la maladie

Le diagnostic est plus difficile au début de la maladie et pose deux problèmes essentiels :

Mémoire : s'agit-il d'une plainte « bégnine » ou d'une plainte suspecte de révéler une maladie d'Alzheimer ?

Les difficultés de mémoire sont banales chez le sujet âgé et, le plus souvent, elles témoignent de difficultés psychoaffectives, notamment face au vieillissement. Bien qu'étant parfois très gênantes pour la personne qui en souffre, elles sont sans gravité.

La distinction entre une plainte bénigne et une plainte suspecte de révéler une maladie d'Alzheimer repose sur le mécanisme des troubles. Contrairement aux difficultés de la maladie d'Alzheimer qui sont liées à un défaut de mémorisation des informations nouvelles, celles de la plainte « bénigne » témoignent d'une difficulté des mécanismes de rappel : elles portent donc aussi bien sur le passé ancien que récent, tout particulièrement pour les informations qui mettent le plus en jeu ces mécanismes de rappel (les noms propres). Le mot cherché revient spontanément quelques instants plus tard. Il s'y associe souvent des troubles de l'attention *(« je ne sais plus ce que je suis venu faire dans cette pièce »)*. La gêne est subjective et l'entourage ne s'en aperçoit que si la personne s'en plaint.

L'examen de la mémoire permet assez facilement de distinguer ces deux types de troubles en testant l'influence de procédures qui facilitent le rappel : efficaces dans la plainte bénigne, elles ne le sont pas dans la MA.

Modifications de comportement : s'agit-il d'une dépression ou d'une modification susceptible de révéler la maladie ?

Les modifications de comportement sont très souvent prises pour une dépression.

Bien qu'il existe fréquemment des éléments anxieux et dépressifs dans la maladie d'Alzheimer, la dépression vraie est rare.

Certains caractères cliniques permettent de différencier le début d'une MA d'une dépression, notamment le type de difficultés qui affectent la mémoire.

Les examens complémentaires

Nous avons vu qu'il n'existe pas de tests qui permettent d'affirmer le diagnostic du vivant du malade. Néanmoins, deux examens peuvent apporter des éléments très importants qui peuvent grandement augmenter la probabilité du diagnostic.

- L'examen neuropsychologique (fait par un neuropsychologue) : il précise l'intensité et le type des troubles de mémoire ainsi qu'une éventuelle atteinte des autres fonctions.
- L'imagerie cérébrale : le scanner, ou mieux l'imagerie par résonance magnétique (IRM), ont pour objectif de mettre en évidence des anomalies au niveau de la région qui est la plus touchée dans la MA, la région temporale interne dite hippocampique (atrophie des cornes temporales).
  La tomoscintigraphie, réalisée après une injection de produit radioactif, permet également, très précocement, de révéler un déficit de la perfusion sanguine dans ces régions.
- Les autres examens sont inutiles (électroencéphalogramme) ou seulement indiqués dans des cas particuliers (Doppler des vaisseaux du cou en cas de lésions vasculaires cérébrales).

Mais, dans tous les cas, s'imposent la recherche et la prise en charge de facteurs de risque vasculaires et d'éléments susceptibles de constituer des handicaps supplémentaires (troubles sensoriels, anémie, alcoolisme, etc.).

Au total, lorsque tous les éléments concordent, le diagnostic peut être considéré comme très vraisemblable et la prise en charge thérapeutique initiée. Dans le cas inverse, c'est le suivi régulier du malade qui permettra, avec la progression de la maladie, d'établir le diagnostic.

Ce que nous savons sur l'origine de la maladie

La cause (ou les causes) de la maladie d'Alzheimer est encore aujourd'hui inconnue malgré l'effort considérable de très nombreuses équipes de recherche.

Néanmoins, nous connaissons mieux un certain nombre de facteurs qui jouent un rôle dans sa survenue, qu'on appelle « facteurs de risque ».

Il est important de bien comprendre qu'un facteur de risque est un élément dont la présence augmente la probabilité d'être atteint par la maladie, mais ne détermine pas le développement de la maladie. Vous pouvez présenter un facteur de risque et ne jamais développer la maladie. À l'inverse, vous pouvez présenter la maladie en l'absence de tout facteur de risque connu.

Les facteurs génétiques

L'existence de formes familiales de la maladie était connue depuis longtemps. Au cours de ces dernières années, les progrès de la génétique ont permis d'isoler des « formes » génétiques de la maladie ainsi que des « facteurs de risque » génétiques qui interviennent dans les formes habituelles.

Les formes génétiques

Elles sont très rares (1 à 2 % des cas) et surviennent toujours chez des sujets de moins de 65 ans, parfois très jeunes (25-30 ans). Elles sont dues à des mutations anormales qui sont responsables du développement de la maladie.

Trois types de mutations sont actuellement connus. Elles portent sur des gènes situés sur trois chromosomes différents, codant des protéines qui interviennent dans le métabolisme du peptide amyloïde qui constitue l'élément fondamental des plaques séniles (précurseur de la protéine amyloïde, préséniline 1 et 2, situés respectivement sur les chromosomes 21, 14 et 1).

Le porteur d'une de ces mutations développera immanquablement la maladie. La transmission étant autosomale dominante, le porteur de la mutation transmettra la maladie à un enfant sur deux, quel que soit son sexe.

Les facteurs de risque génétiques

Des facteurs de risque génétiques ont été décrits dans les formes habituelles à début tardif qui constitue l'essentiel des cas.

Le mieux établi est la présence d'une forme particulière du gène d'une protéine qui intervient dans le métabolisme des graisses, l'Apolipoprotéine E (il ne s'agit pas d'une forme anormale).

La présence d'une copie particulière de ce gène, appelée « E 4 », augmente le risque d'un facteur de 2,5 à 3, et la présence de deux copies (provenant des deux parents) l'augmente de 10. Le rôle d'autres facteurs est actuellement à l'étude.

L'analyse génétique

Il est très important de ne pas confondre les formes génétiques de la maladie et les facteurs de risque génétiques.

Dans l'état actuel des choses, **l'analyse génétique à la recherche de facteurs de risque n'a pas de valeur diagnostique et n'est pas indiquée dans les formes habituelles**.

En revanche, elle peut être envisagée lorsqu'une mutation anormale est suspectée, mais uniquement dans le cadre d'un conseil génétique (consultation génétique dans le cadre hospitalier).

Les facteurs liés au terrain et à l'environnement

L'âge

Nous avons vu que le premier facteur de risque est l'âge, puisque la fréquence de la maladie est exponentielle à partir de 65 ans : elle double tous les 5 ans.

Le sexe

Les femmes sont plus touchées que les hommes, non seulement parce que leur espérance de vie est supérieure à celle des hommes, mais également à âge égal. Cette différence selon le sexe est plus marquée pour les formes à début tardif, suggérant l'intervention de facteurs hormonaux. Plusieurs études avaient conclu à la diminution du risque de développer la maladie chez les femmes prenant un traitement hormonal substitutif de la ménopause. Toutefois une enquête récente effectuée aux États-Unis tend à démontrer l'inverse. La prudence s'impose néanmoins car les produits utilisés aux États-Unis pour ce traitement sont différents de ceux qui sont prescrits en France, ce qui ne permet pas d'appliquer les conclusions (positives ou négatives) des études américaines à la France.

Les affections engendrant une perte neuronale

Toutes les affections engendrant une perte neuronale favorisent l'apparition des troubles en diminuant les capacités de compensation.

Cela a été parfaitement démontré pour les lésions vasculaires cérébrales : pour une même quantité de plaques séniles, les déficits cognitifs et la restriction de l'autonomie apparaissent beaucoup plus tôt chez les malades qui présentent des lésions vasculaires cérébrales.

Les mesures de prévention contre les facteurs de risque vasculaire constituent certainement à l'heure actuelle l'élément le plus efficace pour retarder l'apparition des déficits cognitifs et de la dépendance : suppression du tabac, traitement de l'hypertension artérielle, du diabète, de l'hypercholestérolémie.

C'est sans doute pour une raison analogue que les traumatismes craniocérébraux augmentent le risque de démence.

Le rôle de l'alcool est plus complexe car, s'il est bien établi qu'une consommation excessive augmente le risque de démence, une consommation modérée (1-2 verres par jour) semble, à l'inverse, diminuer ce risque.

Le facteur inflammatoire

L'intervention d'un facteur inflammatoire a été suggérée du fait de la présence de certains éléments de type inflammatoire au niveau des lésions cérébrales et d'études épidémiologiques qui ont montré une diminution du risque chez les sujets ayant une consommation régulière de certains médicaments anti-inflammatoires non stéroïdiens. Aucune conclusion ne peut néanmoins être tirée actuellement.

Les facteurs toxiques

L'intervention de toxiques a été particulièrement évoquée pour le rôle de l'aluminium du fait de sa présence en quantité anormale autour des plaques séniles et d'études épidémiologiques suggérant une relation entre la fréquence de la maladie et la teneur en aluminium de l'eau de boisson. Si la toxicité cérébrale de l'aluminium à doses élevées est bien établie, il n'est nullement démontré, en dépit de très nombreux travaux, que l'aluminium est impliqué dans la survenue ou le développement de la maladie.

Les facteurs alimentaires

Le rôle de facteurs alimentaires a été également suggéré.

Une nourriture riche en légumes et fruits, comme la nourriture méditerranéenne, aurait un rôle protecteur.

Les chocs psychiques

Plusieurs études semblent montrer que les événements de vie malheureux pourraient représenter un facteur de risque pour le développement de la maladie. Mais en aucun cas on ne peut considérer la maladie d'Alzheimer comme une maladie d'origine psychique.

Des conclusions... provisoires

Ainsi, la maladie d'Alzheimer apparaît aujourd'hui comme une maladie complexe faisant intervenir des facteurs génétiques et des facteurs environnementaux encore mal connus.

À cette complexité des facteurs étiologiques s'ajoute celle des mécanismes pour expliquer la diversité des tableaux cliniques.

Malgré l'intensité et la multiplicité des recherches menées partout dans le monde, la cause ou les causes de la maladie restent encore inconnues, ce qui explique l'absence de traitement préventif ou curatif.

Les fausses idées

La maladie d'Alzheimer génère chez l'aidant, chez les membres de la famille mais aussi dans le grand public, toute une série de « fausses idées » dont il faut absolument se débarrasser.

« Il est vieux ; c'est l'âge »

Peut-être est-ce la plus répandue des fausses idées, même au niveau des professionnels de la santé.

Et bien non ! La maladie d'Alzheimer n'est pas la conséquence inéluctable du vieillissement.

Certes, l'âge est un facteur de risque, et même le plus important.

Mais la maladie d'Alzheimer est une vraie maladie avec ses signes, ses lésions, son évolution et ses approches thérapeutiques.

La personne atteinte est un vrai malade et, comme tout malade, mérite qu'on la considère comme telle, en respectant son individualité, sa dignité et ses droits.

« *J'ai honte* »

Vous avez honte de la dégradation que vous constatez au fil des jours chez un être qui vous est cher. Vous avez honte devant ses amis, ses voisins, ses relations qui l'ont connu alerte, enjoué et maître de lui-même.

Vous avez honte de sa conduite qui, parfois en public, échappe aux normes et aux contraintes sociales.

C'est normal mais il faut vaincre ce sentiment.

Rappelez-vous et rappelez aux autres qu'il s'agit d'une maladie. N'ayez pas peur d'expliquer ce qu'est cette maladie. Chaque jour, le public connaît un peu mieux ce qu'est la maladie d'Alzheimer. Quand les amis, les voisins, les gens comprennent ce qui se passe réellement, toute honte disparaît.

« *Il n'y a rien à faire* »

Bien sûr, il n'y a pas de traitement pour guérir cette maladie.

Mais il existe, aujourd'hui :

- des médicaments qui ont une efficacité démontrée pour ralentir son déclin,
- d'autres façons d'aider votre proche et de vous aider à garder une bonne qualité de vie pendant de nombreuses années.

Beaucoup de choses peuvent être faites. Lisez attentivement ce Guide et vous en serez convaincu.

« *C'est contagieux* »

C'est une idée totalement fausse. Vous, votre famille, vos amis, vos voisins pouvez être tranquilles.

« *C'est héréditaire. Mes enfants auront la maladie* »

La découverte d'anomalies sur les chromosomes peut laisser penser qu'il s'agit d'une maladie génétique et qu'elle est toujours héréditaire.

- Nous avons vu qu'il faut clairement distinguer les « formes habituelles » de certaines « formes génétiques » très rares (autour de 1 % des cas) ne survenant que chez des sujets jeunes.
- Dans les « formes habituelles », il est certes fréquent d'observer d'autres cas dans la famille. Si un de vos parents est atteint, vous présentez un risque plus élevé d'être atteint vous-même, notamment du fait de la transmission de facteurs de risques génétiques. Cette augmentation est de l'ordre de 20 %, ce qui fait passer le risque d'avoir la maladie après 65 ans d'environ 7 % à 7,35 %.
- Cela ne doit nullement vous empêcher de vivre ni vous ni vos enfants ! D'autant que d'ici qu'ils aient atteint l'âge critique (70-75 ans), il est très vraisemblable que nous aurons des moyens efficaces de prévenir la constitution ou la progression des lésions.

« *La démence, c'est la folie* »

Et bien, non. La démence, en termes médicaux, est un ensemble de signes où s'associe aux déficits de la mémoire au moins un déficit dans un autre secteur de l'intelligence, d'intensité suffisante pour restreindre les activités quotidiennes.

« Il/elle est devenu(e) un végétal »

C'est un terme que l'on entend souvent pour définir l'état du malade dans la phase ultime de la maladie.

Ce n'est pas vrai.

Les aidants, qui connaissent bien leurs malades, savent qu'il existe toujours des moments de lucidité, même à la fin. Il faut savoir les reconnaître... et les apprécier.

4. La maladie d'Alzheimer et la famille

On dit, à juste titre, que la maladie d'Alzheimer fait deux victimes : la personne qui en est atteinte et sa famille.

L'annonce de ce diagnostic bouleverse votre vie antérieure et va également retentir sur les liens qui unissent l'ensemble des membres de la famille.

Vous connaissez maintenant le diagnostic. Votre médecin, le spécialiste consulté, vous l'ont confirmé.

Quelles sont les priorités à envisager ?

- S'informer
- S'organiser en collaboration étroite avec les autres membres de la famille
- Planifier les modifications et définir les priorités
- Prendre soin de soi-même pour assumer le rôle d'aidant principal

S'informer

C'est une étape fondamentale. Rien ne peut se construire si vous ne savez pas ce qu'est la maladie, quelle sera son évolution et quels seront les problèmes qu'elle soulèvera dans l'avenir.

Où trouver cette information ?

- dans les chapitres de ce Guide ;
- à France Alzheimer (voir les chapitres 23 et 25) ;

- à l'association de familles la plus proche de votre domicile (voir chapitre 25) ;
- sur Internet (voir chapitre 26).

S'organiser en collaboration étroite avec les autres membres de la famille

Qui sera l'aidant principal ?

Quand un proche est atteint de maladie d'Alzheimer, chaque membre de la famille doit apporter quelque chose.

En général, l'aidant principal émerge naturellement parmi les différents membres de la famille. Il s'agit le plus souvent de l'épouse ou de l'époux, de la fille ou de la belle-fille de la personne atteinte (voir chapitre 7).

Mais avec la progression de la maladie, l'aidant ne peut pas assurer seul les soins, la garde et tous les problèmes qui se posent.

Il est important d'étudier avec les autres membres de la famille la répartition des tâches, les conséquences économiques et la possibilité de ménager à l'aidant des espaces de repos et de temps libre.

Comment réaliser le changement de rôle ?

Le malade a des responsabilités dans l'économie et la gestion du foyer

Il arrivera un moment où il ne pourra plus les assumer. C'est aux autres membres de la famille de se substituer progressivement à lui pour prendre les décisions, administrer les finances, réaliser les tâches domestiques... Ces thèmes doivent être discutés lors de réunions de famille pour que chacun puisse participer... et que les décisions soient prises, si possible, d'un commun accord. Il est bien évident que les familles qui ont un sens élevé de la solidarité sont celles qui réussissent le mieux à passer cette étape.

Chaque famille devra résoudre ces problèmes en fonction de ses possibilités

Les problèmes sont particulièrement lourds quand le malade vit seul.

Les enfants peuvent travailler et vivre loin du domicile de leurs parents. Il peut exister des conflits familiaux anciens qui ont détérioré la communication entre les membres de la même famille ou qui peuvent ressurgir à l'occasion de la maladie. L'expérience montre, à l'inverse, que des familles désunies ou habituellement indifférentes peuvent, à cette occasion, se ressouder et faire face ensemble.

Pourquoi et comment parler aux enfants... et aux adolescents ?

Quand des enfants ou des adolescents font partie intégrante de la famille qui prend en charge le malade (en général leur grand-mère ou leur grand-père), il faut leur en parler.

Vivre dans un secret permanent ne fait que générer tension et stress.

Pourquoi ?

- Parce qu'ils se rendent bien compte que les choses ne vont pas. Ils se posent des questions sur ce qui se passe et sur ce qu'ils voient.
- Parce qu'ils ont les moyens de savoir ce qu'est la maladie d'Alzheimer (on en parle à la télévision) et de chercher des informations sur Internet. Il vaut mieux qu'elles viennent de leurs parents.

- Parce qu'une fois informés, ils peuvent être d'une grande aide par l'appui émotionnel et pratique qu'ils fournissent.

Comment le faire ?

- Le mieux est de leur parler avec simplicité et naturel de leur grand-père/grand-mère « *qui est malade* » et « *que l'on va soigner tous ensemble* ». Faites-le avec sérénité en évitant tout sentiment de panique.
- Il faut leur dire ce que vous jugez nécessaire sans entrer dans de longues explications qui ne feraient qu'accroître leur confusion et générer de nouvelles questions.
- Si le malade reçoit un traitement, mentionnez-le en précisant qu'il est destiné à ralentir l'évolution de la maladie.
- Dans tous les cas, faites-leur comprendre que vous restez leurs parents et qu'ils continueront à recevoir de vous attention, affection et amour.

Quelles sont les réactions des enfants ?

En général, les enfants acceptent bien cette situation si on leur donne des explications. Ils acceptent que leur grand-père/grand-mère mange avec les doigts alors qu'il s'agit pour eux d'un interdit. Ils supportent bien les questions inlassablement répétées et les comportements souvent enfantins. Ils peuvent être d'un grand secours par la relation qu'ils développent avec leurs grands-parents.

Quelles sont les réactions des adolescents ?

L'acceptation de la situation par les adolescents peut s'avérer plus difficile car ils sont plus directement touchés par le bouleversement de la vie quotidienne. L'apparition de la maladie chez un proche avec lequel ils vivent tous les jours suppose une moindre disponibilité de leurs parents, des sautes d'humeur dues aux tensions existantes, une difficulté à inviter chez eux des amis, une limitation à l'usage de la maison.

Comme vous, votre fils ou votre fille peuvent ressentir un sentiment de colère, de tristesse, de honte ou de rejet. Ils se posent la question : « *Est-ce que, moi aussi, je serai comme lui ou elle ?* ».

Il est indispensable de leur parler, d'expliquer ce qu'est la maladie, de leur donner confiance en ne les laissant pas « en dehors » de ce qui se passe au sein du foyer.

Leur rôle peut être très important. Impliquez-les, en fonction de leurs possibilités, dans le programme des soins. Rendez-les responsables, ne serait-ce que d'une tâche modeste.

Planifier les modifications et définir les priorités

On ne peut pas tout résoudre en une fois et en une seule réunion de famille d'autant que la situation est évolutive. Il faut définir les priorités :

- Comment s'organiser pour tous les jours ?
- Quelle sera la personne (ou les personnes) responsable de prendre en charge le malade ? De jour et, plus tard, éventuellement de nuit ?
- Comment résoudre le problème économique ?
  C'est un problème essentiel si le malade travaille ou si c'est lui qui assure les rentrées financières du foyer.

Il peut aussi arriver que l'aidant principal doive renoncer à son travail ou modifier ses horaires (voir chapitre 18).

- Comment répartir la charge financière entre les membres de la famille ?
  Comment trouver de l'aide pour maintenir le malade chez soi et comment la financer (voir chapitre 19). Quelle aide financière peut-on recevoir des institutions ?
- Comment gérer le patrimoine de la famille (voir chapitre 17) ?

Prendre soin de soi-même pour assumer son rôle d'aidant

Assumer le rôle d'aidant suppose une lourde charge, à la fois physique et psychique. Dans un premier temps, il faut assurer à la place du malade ce qu'il ne peut plus prendre en charge au niveau de la maison, de la famille. Petit à petit, il faudra l'aider dans les tâches simples. Il ne s'agit pas simplement de le surveiller, il faut, peu à peu, prendre la responsabilité de sa vie au quotidien : hygiène, toilette, alimentation, habillement, soins physiques...

Au fur et à mesure, votre temps libre et vos loisirs vont diminuer, voire disparaître. Vous serez angoissé de « *ne pas bien faire les choses* ». Vous vivrez des situations stressantes et des moments de tension.

Or le bien-être de votre malade dépend, avant tout, du vôtre.

Il est indispensable de prendre soin de vous-même. Personne, malgré la plus grande abnégation, ne résiste à plusieurs nuits sans sommeil, à l'exclusion sociale et la confrontation à des problèmes qui se répètent tous les jours.

Prendre soin de vous, c'est prendre soin de votre proche ; c'est le thème du chapitre 18 qui vous est spécialement consacré. Lisez-le attentivement. Suivez les conseils qui y sont donnés. Choisissez la meilleure façon de contrôler votre stress.

5. Les réactions émotionnelles de l'aidant

Une situation habituelle

Vous avez décidé de prendre en charge votre proche atteint de la maladie d'Alzheimer et de devenir l'aidant principal. Cette nouvelle responsabilité transforme complètement votre vie d'autant que personne n'est préparé à cette situation.

Elle génère en vous de la tension, de la colère, de la tristesse et souvent un sentiment de culpabilité.

C'est normal. Personne n'échappe à ces réactions.

Quand, dans la vie, surgit une situation conflictuelle, un problème à résoudre, les mécanismes d'adaptation sont toujours les mêmes :

- dans un premier temps, on essaye de nier le problème, de lui enlever de l'importance mais assez rapidement chacun se rend compte qu'il s'agit d'une réaction de défense ;
- ensuite, on réagit avec agressivité : « *Pourquoi est-ce que cela m'arrive ? Pourquoi à moi ? Ce n'est pas juste !* » et l'agressivité peut se manifester vis-à-vis des autres membres de la famille, mais aussi vis-à-vis du malade.

Ces mécanismes d'adaptation à une situation nouvelle apparaissent quand on apprend que l'un de ses proches est atteint de la maladie d'Alzheimer.

De plus, s'y ajoute souvent un sentiment de culpabilité pour peu que l'on ait eu des frictions ou des conflits avec la personne atteinte : « *C'est ma faute s'il est malade !* », « *Si j'avais su qu'il était malade, je ne me serais pas comporté avec lui comme je l'ai fait* », « *Je ne vais pas sortir et m'amuser pendant qu'il reste à la maison !* ».

Que faire ?

Combattre le sentiment de culpabilité

La culpabilité ne profite ni à vous ni au malade. Comment lutter contre ce sentiment ?

- D'abord, se rendre compte que l'on se sent coupable.
- Ensuite, chercher les raisons qui pourraient justifier ce sentiment. Les écrire sur un papier et s'interroger sur leur réalité.
- En parler avec quelqu'un à qui vous faites confiance : un autre membre de la famille, un ami proche, votre médecin, un psychologue...
- Prendre en compte les conseils que l'on vous donne.

Ne pas avoir honte

Vous vous trouverez parfois dans des situations embarrassantes : *« il crie dans la rue, il ne veut pas monter dans la voiture, il demande du secours, il se déshabille en public »*.

N'ayez pas honte. Il est malade.

Expliquer brièvement que son comportement est lié à sa maladie. N'hésitez pas à prononcer le mot d'Alzheimer. De plus en plus, les gens savent de quoi il s'agit.

Ne pas pensez que vous êtes le seul à pouvoir « bien le soigner »

C'est vrai qu'il existe entre vous et votre malade une profonde relation faite d'amour et de compréhension. C'est vrai que l'apparition de personnes qu'il ne connaît pas peut déclencher peur et agressivité. C'est vrai que vous avez un « sixième sens » pour le comprendre, pour lui parler, pour savoir exactement ce qu'il faut faire.

Mais vous n'y arriverez pas tout seul. Vous avez besoin d'aide. Vous avez besoin de « temps libre » pour souffler, pour faire les courses, pour conserver des amis et des relations, bref pour recharger vos batteries.

Ne repoussez pas les aides qu'on vous offre sous le faux prétexte que vous êtes la seule personne à « bien le soigner ». Expliquez en détail à celui ou celle qui vous remplacera ce qu'il faut faire et comment le faire.

Ne pas s'abandonner à la tristesse

Voir la transformation progressive d'un être cher malgré les soins dont vous l'entourez et les efforts que vous faites peut créer un profond sentiment de tristesse. Mais vos sentiments auront une répercussion certaine sur son humeur à lui. Si vous êtes triste, il sera triste.

Pensez qu'il y a toujours des moments de bonheur qu'on peut partager.

Sachez que pour lui, ce sont des moments qui n'ont pas de prix. Cinq minutes de bonheur éclairent toute une journée.

Ne pas penser en permanence à l'incertitude du lendemain

Vous savez quelle est l'évolution de la maladie. Elle est le plus souvent lente.

Ne vous torturez pas avec ce qui est susceptible d'arriver demain. Vivez « au jour le jour ». Vivez le présent et vivez-le pleinement avec ses peines... mais aussi avec ses joies.

Prévoir les situations stressantes

Prendre en charge un proche, c'est vivre des situations qui génèrent le stress :

« Il ne veut pas manger », « Il va tomber », « Il essaye de me frapper », « Il s'est perdu ».

Quand ces situations apparaissent brutalement, elles créent chez l'aidant un stress qui peut, à la longue, retentir sur sa santé : anxiété, angoisse et dépression en sont les expressions habituelles.

Essayez de prévoir ces situations comme s'il s'agissait d'un scénario. Pensez à ce que vous feriez si elles se produisaient.

Soyez prêt à agir.

Cette anticipation vous donnera confiance en vous et, si elles surviennent, elles auront perdu une grande partie de leur impact négatif.

6. Faut-il informer le malade de son diagnostic ?

C'est une question essentielle que se posent médecins et familles.

La réponse peut varier en fonction du pays (aux États-Unis comme dans certains pays d'Europe, la loi oblige les médecins à communiquer le diagnostic au malade), des habitudes culturelles et bien sûr de l'état intellectuel du malade : est-il en état de comprendre ce que veut dire le diagnostic de maladie d'Alzheimer ?

C'est aussi une question d'actualité à un moment où les efforts tendent à diagnostiquer la maladie à un stade précoce et où il existe des médicaments dont le but est de ralentir son évolution (et dont la notice comporte explicitement le nom de la maladie d'Alzheimer).

C'est au médecin d'informer le malade de son diagnostic.

Actuellement, un consensus se dégage pour communiquer au malade le diagnostic de maladie d'Alzheimer quand il est encore dans un état intellectuel qui lui permet de saisir ce que veut dire le diagnostic. C'est aussi la position des associations de familles.

Cette attitude répond aux raisons suivantes :

- Le malade ne comprend pas pourquoi il a des pertes de mémoire ou des modifications du comportement et cette incompréhension est source d'anxiété, d'angoisse et de dépression. Il est difficile de se battre contre un adversaire qu'on n'identifie pas. Même si le diagnostic est terrible, au moins on sait contre quoi lutter, comme cela a été parfaitement démontré pour les malades atteints de cancer.
- Vouloir le ménager en lui cachant la vérité aboutit à une situation de mensonge permanent et empêche de développer une relation empreinte de confiance. Il est nécessaire de lutter

ensemble. Lui dire la vérité, c'est aussi lui montrer que vous le considérez toujours comme un individu à part entière.

- Le faire participer aux décisions concernant son traitement. (voir chapitre 16).
- Lui permettre de prendre des décisions concernant son avenir.

Il s'agit de ce que l'on appelle les « directives anticipées ». Elles concernent les dispositions légales (par exemple, le malade peut indiquer la personne qu'il souhaite avoir comme tuteur), les traitements de la phase terminale (le malade peut refuser une réanimation assistée ou l'alimentation par sonde), des dispositions concernant la gestion de ses biens. C'est un grand soulagement pour la famille de pouvoir prendre, le moment venu, des décisions conformes à la volonté de leur proche.

Rappelons, enfin, qu'il existe une sensibilisation de plus en plus accentuée à l'autodétermination du malade. Encore faut-il qu'il soit au courant de ce qui lui arrive !

La communication du diagnostic devient, de ce fait, un moment clé dans son histoire.

7. Comment résoudre les problèmes pratiques qui se posent au moment du diagnostic ?

Qui prendra en charge le malade ?

Comment cela se passe-t-il dans les autres familles ?

Les enquêtes montrent que :

- dans les couples, c'est le conjoint qui, dans plus de 50 % des cas, prend le rôle d'aidant ;
- en l'absence de conjoint (divorce ou décès), ce sont les enfants qui s'impliquent, en majorité les filles et les belles-filles. Ce groupe représente approximativement 30 à 40 % de la totalité des aidants. Il faut souligner que, dans 20 % des cas, l'aidant s'occupe, en plus, d'une troisième personne (un enfant ou un adolescent) ;
- enfin, il peut s'agir d'autres membres de la famille, de voisins, d'amis ou de volontaires.

Quoi qu'il en soit, le fardeau repose en priorité sur les femmes, qui représentent presque 70 % des aidants.

Si l'âge moyen de l'aidant est de 57 ans, il faut souligner que 10 % d'entre eux ont 75 ans ou plus, ce qui limite leur capacité de prise en charge.

Que suppose la prise en charge ?

Quand on analyse les heures que l'aidant dédie à son proche, il faut se rappeler qu'un mois a 720 heures dont 140 sont officiellement consacrées au travail (sur la base de 35 heures par semaine).

Dans une résidence, on considère qu'un soignant professionel consacre, en moyenne, 36 heures/mois par malade Alzheimer.

L'aidant principal, lui, consacre à son proche 286 heures par mois, soit huit fois plus qu'un soignant professionnel.

Comment se répartissent ces 286 heures ? Quel type de « services » fournit l'aidant ?

- 32 % de ce temps est consacré aux activités instrumentales : s'occuper de la maison, cuisiner, faire les courses, l'accompagner chez le médecin, résoudre les problèmes administratifs...
- 23 % est réservé aux activités de base de la vie quotidienne : l'aider à faire sa toilette, l'habiller, le faire manger...
- 13 % correspond aux activités sociales et de loisirs partagées avec le proche,
- enfin 32 % relève de l'attention apportée au comportement du malade : surveillance, appui physique, stratégies de résolution des modifications de comportement (dont les réactions agressives). C'est dire l'importance de les connaître, de les prévoir et d'y faire face (voir chapitre 9).

Bien sûr, il s'agit d'un malade dont la dépendance est déjà importante. Ce n'est pas le cas au début de la maladie. Mais l'aidant doit savoir ce qui l'attend quand il prend la décision d'assumer son rôle.

Quelques conseils généraux

Vous allez traverser une épreuve à laquelle vous n'êtes pas préparé.

Ces conseils généraux vous aideront à résoudre les problèmes avec efficacité et vous serviront de règles pour affronter les situations auxquelles vous pouvez être confronté.

Conservez votre calme

C'est la première de toutes les règles.

Souvent, le comportement de votre proche vous irritera, vous rendra nerveux, vous fera bondir.

Ne vous mettez pas en colère. Cela ne sert à rien.

Votre proche n'a plus tout à fait conscience des règles sociales et de convivialité. Il peut les oublier et, plus tardivement, en perdre le sens. Sa conduite ne répond plus à notre logique.

Il n'a pas l'intention de vous mettre dans une situation embarrassante. Simplement, il réagit en fonction d'un état mental qui n'est plus comme le vôtre.

La difficulté est qu'en partie il est toujours le même et, en même temps, la maladie le rend différent. Il faut apprendre à distinguer la personne que vous connaissiez, qui existe toujours, du malade qu'il est devenu.

Si vous cherchez à le réprimander, à le « ramener à la raison », vous risquer de déclencher une réaction agressive (voir chapitre 9). C'est sa façon à lui d'exprimer son désarroi devant une situation qu'il ne domine plus. Ces réactions augmenteront votre stress et vous rendront la vie impossible.

Votre humeur sera celle de votre proche. Vous êtes en colère, il sera en colère. Vous êtes triste, il sera triste.

Vous êtes calme... il y a toutes les chances qu'il soit calme.

N'intervenez pas systématiquement dans sa manière de vivre

Il faut éviter deux attitudes qui sont malheureusement fréquentes :

- Celle qui consiste à empêcher le malade de se livrer à des activités parce qu'il les fait mal ou ne les réalise pas comme vous le désirez. *« Il se trompe dans les couverts et les plats quand*

on lui demande de mettre la table. Il ne range pas ses affaires à la bonne place ».
Ne lui interdisez pas de participer aux activités de la maison (voir chapitre 10). S'il reste inactif, il oubliera plus rapidement les habitudes de la vie quotidienne… et ressentira cette exclusion comme un échec, ce qui diminuera encore plus son estime personnelle :

- Celle qui consiste à le laisser faire ce qu'il veut.
  Tant que son comportement n'est pas dangereux pour lui-même et pour les autres, laissez-le libre d'agir même si sa conduite vous paraît étrange. Il veut se coucher avec son chapeau. Laissez-le faire.
  Elle joue avec une poupée en croyant qu'il s'agit de sa petite fille.
  Laissez-la faire.
  En revanche, soyez ferme quand il se livre à des activités qui supposent un danger. Il veut conduire la voiture alors que vous jugez qu'il n'en est plus capable (voir chapitre suivant), empêchez-le de le faire. Il veut fumer au lit, opposez-vous. Il tripote la clé du gaz ou des objets tranchants, interposez-vous.

Laissez-lui le temps de faire ce que vous lui avez demandé

On pense souvent que la stimulation permanente du malade diminue les signes de la maladie ou retarde son évolution. En toute bonne foi, l'aidant peut « hyperstimuler » son proche.

C'est une erreur.

Si vous lui demandez de réaliser des activités trop difficiles ou trop longues, si vous lui répétez vos questions, si vous l'« asticotez » en permanence *(« Comment te sens-tu ? Qu'est-ce que tu fais ? Où vas-tu ? »…)*, vous le mettez en échec. Il risque de réagir en se mettant à crier, à pleurer ou à jeter les objets par terre. C'est sa façon de répondre à une situation qui le dépasse.

Laissez-le respirer.

Laissez-lui le temps de faire les choses même si cela dure une demi-heure.

Laissez-lui le temps de comprendre et de répondre à votre question.

N'enchaînez pas les activités les unes après les autres.

D'une façon générale, il faut le stimuler pour les activités qu'il est encore capable de réaliser et éviter de le mettre en échec en lui demandant des choses qu'il ne peut pas faire.

La difficulté naît de ce que ses capacités peuvent varier d'un jour à l'autre comme au cours de l'évolution de la maladie. L'aidant doit s'y adapter avec souplesse et flexibilité.

Ne discutez pas

Votre proche peut trouver de bonnes raisons pour expliquer ses oublis. Il peut vous accuser de lui avoir volé son portefeuille s'il ne le retrouve pas.

Ne discutez pas.

Il n'est plus accessible à votre logique et à vos arguments. Éventuellement, donnez-lui raison... et faites ce qu'en conscience vous croyez devoir être fait.

De même, évitez, en sa présence, les discussions avec les autres membres de la famille et les commentaires négatifs.

Trouvez-lui des activités de substitution

Les modifications du comportement de votre malade peuvent se produire pendant le jour mais aussi pendant la nuit (voir chapitre 9).

La première réaction est de l'empêcher de se conduire ainsi en lui expliquant pourquoi. Par exemple, il se lève la nuit, met ses chaussures, se promène partout, fait du bruit... et réveille la famille et les voisins.

Lui expliquer que la nuit les gens dorment ne sert à rien. Il a oublié ce qu'est la séquence jour/nuit. Lui défendre de se lever et de se promener peut le rendre furieux et agressif.

Le mieux est de lui proposer une activité de substitution qui ne dérange ni la famille ni les voisins (voir chapitre 10).

Organisez sa vie de façon routinière

Vous savez qu'il perd peu à peu la mémoire. Vous savez qu'acquérir de nouveaux comportements lui est de plus en plus difficile, voire impossible. Chacun d'entre nous a ses propres habitudes pour se laver, pour s'habiller, pour manger.

Il faut utiliser au maximum la routine que votre proche a élaborée au long de sa vie et s'y tenir sans chercher à innover : faire toujours les mêmes choses, dans le même ordre, au même endroit et à la même heure (voir chapitre 8).

Cela facilitera sa vie... et la vôtre.

Préparez-vous à prendre les décisions à sa place

Votre proche assumait, de façon totale ou partielle, les décisions concernant la maison et, toujours, celles qui concernaient sa propre vie. Vous savez qu'il est ou sera dans un état où il ne pourra plus y faire face.

C'est à vous et aux autres membres de la famille de les prendre à sa place. Ces décisions sont, à la fois, nombreuses et différentes : certaines concernent la gestion économique du foyer, d'autres la vie en commun et les enfants. Mais il y a aussi les décisions « médicales » qui peuvent toucher à sa propre vie : faut-il autoriser une intervention conseillée par le médecin ? Faut-il qu'il participe à un essai thérapeutique ?

Si l'aidant principal est le conjoint, la prise de décisions peut être plus facile que s'il s'agit de la fille ou de la belle-fille.

Dans tous les cas, se retrouver seul devant une décision difficile à prendre est toujours très angoissant. Si vous avez de la famille, impliquez-la dans le processus de décision. Ainsi pourra-t-elle discuter, soupeser et... partager la responsabilité.

Rappelons le soulagement pour l'aidant et la famille de disposer de « directives anticipées », formulées par le malade à la phase initiale de la maladie.

Simuler les situations qui peuvent se produire

Il est toujours difficile de réagir avec efficacité devant une situation imprévue qui apparaît brusquement. L'improvisation est toujours une mauvaise chose, surtout dans un contexte d'énervement et d'anxiété.

Prenons un exemple. Votre proche est sorti pour aller au marché, ce qu'il a toujours fait seul. Trois heures se passent et il ne revient pas à la maison. Il s'est perdu.

Vous avez peur qu'il lui soit arrivé quelque chose. Que faire ? L'attendre ? Aller-le chercher ? Téléphoner à la police ? Appeler les hôpitaux ?

Si vous avez déjà évoqué cette situation, vous serez mieux à même de l'affronter. Est-il porteur d'un bracelet, d'une médaille, d'une plaque d'identification portant son nom, son adresse et votre numéro de téléphone ? Avez-vous parlé de son état aux voisins, aux commerçants du quartier qui peuvent l'avoir vu passer et vous renseigner ? Avez-vous à portée de main le numéro d'appel de la police pour prévenir de sa disparition ? Pouvez-vous montrer une photo récente ? Êtes-vous capable de décrire la façon dont il est habillé ?

Il n'est pas malsain d'évoquer les situations qui peuvent se présenter fortuitement et la façon dont vous envisagez d'y répondre.

Y avoir pensé et savoir comment vous allez y faire face diminuera votre angoisse actuelle et augmentera votre efficacité au moment crucial.

Prenez soin de vous-même

On ne vous le répétera jamais assez.

Avec tout votre cœur et l'amour que vous portez à un être cher, vous avez choisi un rôle difficile. La plus belle des abnégations ne vous donnera pas la force physique de résister à une prise en charge 24 heures sur 24.

Rappelez-vous ! Un soignant professionnel travaille 35 heures par semaine, soit 140 heures mensuelles. L'aidant qui prend en charge le malade à la maison lui consacre 286 heures. Si vous ne vous reposez pas, si vous ne dormez pas, si vous ne prenez pas le temps de souffler, combien de temps allez-vous tenir ? Quelle sera votre humeur ? Quelles seront vos réactions devant une bêtise qu'a fait le malade ? Quelle sera la qualité des soins que vous lui prodiguez ?

Rappelez-vous ! Dans plus de la moitié des cas, l'entrée du malade dans une institution, une maison de retraite ou une résidence n'est pas dû directement à son état mais à l'épuisement de son aidant.

Penser à soi n'est pas égoïste, c'est une assurance pour l'avenir.

Prenez soin de vous-même (voir chapitre 18).

Quand faut-il arrêter les activités indépendantes de votre proche ?

- Quand faut-il se poser la question ?
- Quand doit-il arrêter son travail ?
- Quand doit-il cesser de conduire ?
- Quand faut-il lui retirer la responsabilité de la gestion de l'argent et des biens ?

Pour une même personne, les différentes activités auxquelles elle se livre n'ont pas la même valeur. Certaines sont directement liées au sentiment d'autonomie et d'indépendance (par exemple, prendre sa voiture pour aller au supermarché).

D'autres à l'estime de soi (travailler, assumer la gestion de ses biens, bricoler, jardiner...).

La maladie étant très progressive et le malade méconnaissant souvent ses oublis, les activités indépendantes qu'il mène peuvent se poursuivre assez longtemps – surtout quand elles sont, en partie automatiques (comme la conduite automobile) – avant que vous ne vous aperceviez de certaines failles.

Viendra le moment où vous devrez prendre la décision de les arrêter.

Une situation habituelle

Vous vous apercevez qu'il commet des erreurs quand il rédige des chèques. Il se trompe en rendant la monnaie. Il paye deux fois la même chose ou, au contraire, il entasse les factures dans un tiroir sans les régler.

« Quand elle conduit, elle a parfois du mal à passer les vitesses. Elle a des difficultés à s'orienter sur un itinéraire qu'en fait, elle connaît bien ».

« Le service du personnel m'a appelé parce qu'il fait des erreurs à répétition ».

Que faire ?

Quand faut-il se poser la question ?

Il faut, en fait, considérer trois aspects :

- Peut-il réaliser complètement l'activité, c'est-à-dire arriver à sa finalisation ?
- Peut-il réaliser cette activité en toute sécurité pour lui et pour les autres ?
- Peut-il réaliser cette activité sans s'irriter ou devenir anxieux ?

Si vous répondez « non » à l'une de ces questions, c'est le moment de prendre une décision.

Il faut savoir que priver quelqu'un d'une activité qu'il a toujours mené au long de sa vie n'est pas facile. C'est lui faire toucher du doigt que son indépendance et son autonomie sont en question. D'autant qu'au début, il a tendance à nier ses échecs et à s'accrocher à ses activités pour justifier son existence et sa capacité à les réaliser.

Quand vous aurez pris votre décision, soyez ferme et ne revenez pas dessus.

Votre médecin peut vous aider beaucoup quand il s'agira d'informer votre proche de la nouvelle situation.

Quand doit-il cesser le travail ?

Cette situation se présente dans les cas où la maladie d'Alzheimer débute chez des personnes de moins de 65 ans (10 % approximativement des cas) et qui ne sont pas encore à la retraite.

La décision concernant l'arrêt du travail a des conséquences psychologiques, fonctionnelles et financières. Elle doit être mûrement réfléchie et, si possible, bien préparée.

Le moment d'arrêter le travail dépend de la profession exercée, du type de travail et des responsabilités qu'il comporte. Les erreurs que peut commettre un conducteur de véhicule sont plus dangereuses que celles d'un concierge.

N'hésitez pas à en parler à son chef ou au directeur des relations humaines. Il est parfois possible de changer de poste et de lui confier un travail plus en rapport avec son état.

L'arrêt du travail pose des problèmes qu'il faut connaître pour les résoudre (voir chapitre 22).

Au niveau psychologique

Pour beaucoup, le travail est une raison de vivre. L'abandonner, c'est perdre une grande partie de son statut social, se sentir humilié et démotivé.

Il est fréquent que cette rupture entraîne une dépression. Dans ce cas, sachez qu'il s'agit d'une autre maladie qui a son propre traitement et qui ne fait qu'aggraver l'état antérieur.

Au niveau fonctionnel

Essayez de compenser la perte des occupations professionnelles en intégrant votre proche dans les activités de la maison. Faites-le participer aux tâches domestiques même si, auparavant, il vous a peu aidé. Faites-lui comprendre que cela vous soulage beaucoup, qu'il est utile. Mais ne le surchargez pas avec des activités qu'il aura du mal à accomplir. Occupez-le en fonction de ses possibilités (voir chapitre 10).

Au niveau économique

L'arrêt des activités professionnelles, surtout si elles sont la source des rentrées financières du ménage, peut avoir des conséquences dramatiques.

Mettez-vous en rapport avec les organismes de la Sécurité sociale pour obtenir les prestations auxquelles donne droit la « longue maladie » (voir chapitre 22).

Planifier votre démarche :

- d'abord, le contact avec les travailleurs sociaux (de l'entreprise, de la Sécurité sociale) pour résoudre les « papiers » et obtenir pour votre malade les bénéfices de la retraite (voir chapitre 22) ;
- ensuite, la sélection des activités qu'il pourra réaliser à la maison ;
- enfin, la préparation psychologique au changement que suppose l'abandon des activités professionnelles. Parlez-en avec votre médecin. Il peut vous aider à communiquer la nouvelle à votre proche.

Quand doit-il cesser de conduire sa voiture ?

La conduite automobile pose un dilemme entre l'objectif de maintenir la plus grande autonomie possible d'un malade et la nécessité de préserver sa personne mais aussi la sécurité de la communauté.

L'aptitude à conduire est bel et bien diminuée par les effets de vieillissement physiologique : diminution de l'acuité visuelle et rétrécissement du champ visuel, diminution de la qualité de l'audition...

Si les personnes de 65 ans et plus sont moins exposées, en nombre de tués par million d'habitants, que le groupe des 25-44 ans, il est vrai que les résultats de toutes les études publiées convergent pour mettre en évidence un risque accru d'accidents chez les personnes atteintes de maladie d'Alzheimer, même débutante.

La disparition de nombreux magasins de proximité a pour conséquence que deux tiers des 55-75 ans utilisent leur voiture au moins une fois par jour.

Conduire une voiture est pratiquement automatique. On peut conduire sur un trajet familier (domicile-lieu de travail, par exemple) en pensant à autre chose. Cette caractéristique explique que le malade puisse encore conduire sans problème après la révélation du diagnostic.

Qu'en est-il sur le plan légal ?

Aucune législation n'existe, en France, sur ce sujet alors que, dans certains pays (par exemple, le Canada), la découverte de la maladie implique automatiquement l'interdiction de conduire sa voiture.

Lors du comité interministériel du 9 juillet 2003, il a été prévu qu'entre en vigueur un décret relatif à la vérification de l'aptitude médicale à la conduite (en particulier au-delà de 75 ans).

Qu'en est-il sur le plan de la responsabilité civile en cas d'accident ?

Nous attirons votre attention sur la responsabilité civile du conducteur en cas d'accident (voir chapitre 19). En cas de dommage causé à autrui à la suite d'un accident automobile, la personne démente qui a causé cet accident, fut-elle sous tutelle ou curatelle, répond sur son patrimoine des conséquences dommageables de ses actes (article 489-2 du Code civil).

Qu'en est-il sur le plan psychologique ?

Interdire à quelqu'un de conduire est une limitation importante de son autonomie, une atteinte à son individualité et à son estime personnelle.

Mais un conducteur doit pouvoir répondre rapidement à une situation d'urgence, ce qui nécessite une bonne coordination sensorielle, motrice et cérébrale, c'est-à-dire une bonne vision, une bonne audition, des réflexes rapides et une capacité de décision conservée.

Si votre malade possède toujours ces capacités, il peut encore conduire, car il s'agit d'une activité automatique, sur-apprise, du type de celles qui sont longtemps conservées dans cette maladie.

Si :

- ses réactions deviennent lentes,
- la coordination de ses gestes (en particulier pour passer les vitesses) diminue,
- l'orientation sur des trajets connus est perturbée, il est nécessaire qu'il arrête de conduire.

Deux cas peuvent se produire :

- il se rend compte de ses difficultés et décide de lui-même d'arrêter. C'est le cas le plus favorable ;
- il ne s'en rend pas compte et c'est à l'aidant de prendre la décision et de la lui communiquer.

Dans ce cas :

- Parlez-lui du problème. Expliquez-lui qu'il peut se perdre, qu'il peut blesser quelqu'un, qu'il peut avoir un accident.
- Demandez à votre médecin de vous aider. Il est probable que votre proche accepte mieux d'arrêter de conduire pour des « raisons de santé » formulées par un professionnel.
- Proposez-lui de l'emmener en voiture faire les courses... mais c'est vous qui conduirez.

- Vendez la voiture ou si vous avez décidé de la garder, cachez les clés et/ou débrancher la batterie.
- Restez ferme sur votre décision de lui interdire de conduire, même s'il se fâche, même s'il vous accuse de lui avoir volé la voiture. Tôt ou tard, il oubliera son existence.

Quand faut-il lui retirer la gestion de l'argent ?

Avoir le contrôle de l'argent du ménage, de la famille donne, à la fois, un sentiment d'indépendance et de responsabilité.

Mais la gestion des finances, mêmes quotidiennes, est une activité complexe qui est parmi les premières touchées. Au début, il oubliera de payer une facture ou, à l'inverse oubliera qu'elle est déjà payée, sera incapable de faire la déclaration de revenus, de gérer un compte en banque, de gérer sa retraite. Plus tard, votre proche peut :

- se tromper quand il rend la monnaie,
- mal libeller un chèque,
- confondre les billets, voire les cacher.

Votre problème est de contrôler la situation, essentiellement les dépenses, tout en lui laissant un sentiment d'indépendance. Comment faire ?

S'il possède un compte en banque ou si vous avez un compte joint :

- ouvrez un nouveau compte à votre nom (et prévenez la banque de la situation) ;
- cachez son chéquier ;
- s'il a des cartes de crédit, cachez-les ou annulez-les.

Devant la disparition de son chéquier, votre proche peut se mettre en colère, dire qu'on le lui a volé et, même vous accuser de l'avoir fait. N'oubliez pas qu'il raisonne avec des schémas simplifiés : son argent a disparu, c'est donc qu'on l'a volé ; si on l'a volé, le responsable est la personne présente, vous en l'occurrence.

Vous le ressentez comme une injustice ! Ne vous justifiez pas. N'argumentez pas. Cela ne sert à rien. Surmontez votre réaction initiale.

Une bonne façon de résoudre cette situation est de lui laisser la disposition d'un peu d'argent : quelques petits billets, des pièces de monnaie qui lui donneront l'illusion de conserver son indépendance. Vous pouvez aussi le faire participer à l'économie du ménage en faisant devant lui les comptes des courses et en commentant les prix de ce que vous avez acheté.

Pour lui retirer la gestion des biens, il faut une décision de justice (voir chapitre 19).

Comment réorganiser la maison ?

La maison

- L'aménagement :
  - éviter les chutes
  - prévenir les accidents
  - organiser son espace de vie
  - arranger sa chambre
  - diminuer les risques des pièces dangereuses : la cuisine et la salle de bains
- Les endroits où il ne doit jamais rester seul
- Se préparer en cas d'urgence
- Trois règles fondamentales à respecter

La maison est construite pour des gens qui connaissent les conséquences de leurs actes et qui sont capables de veiller sur leur sécurité et celle des autres.

Ce n'est plus le cas de la personne atteinte par la maladie d'Alzheimer à un certain stade de l'évolution !

Pour elle, la maison devient un univers potentiellement hostile et dangereux qu'il vous appartient d'aménager pour la rendre plus sûre et plus adaptée à ses capacités.

Une situation habituelle

« Il se promène dans tous les sens, butte contre les meubles, change les chaises de place ». « La nuit, il se perd entre sa chambre et les toilettes ». « Elle confond les robinets d'eau froide et d'eau chaude et se brûle ». « Il ouvre le robinet du gaz mais oublie d'allumer le feu ». « La nuit, elle va à la cuisine, ouvre le frigidaire et mange ce qui s'y trouve sans discernement ». « Il essaye d'allumer sa lampe de chevet et la fait tomber par terre ».

Que faire ?

Il est nécessaire que vous réorganisiez son espace de vie. Faites-le :

- graduellement, pièces par pièces, problème par problème. N'essayez pas de tout résoudre en même temps ;
- avec bon sens et imagination. Vous pouvez être confronté à des cas qui ne sont pas décrits dans ce Guide ;
- en évitant les changements trop brusques qui pourraient accroître le sentiment d'insécurité de votre proche s'il ne reconnaît plus son univers. Évitez, par exemple, de changer la décoration de sa chambre, de la repeindre dans des couleurs vives, de mettre un revêtement de sol brillant.

Donnez-vous trois objectifs :

- diminuer les possibilités d'accidents qui peuvent lui faire courir un risque ainsi qu'aux autres ;
- lui faciliter la vie. La routine doit devenir la base de ses activités. Toute nouveauté est perturbante. Essayez de conserver au maximum l'environnement indispensable au maintien de ses automatismes ;
- vous faciliter la vie. Les précautions et les dispositions que vous aurez prises vous permettront d'échapper à la tension permanente qui pèse sur vous et le reste de la famille. Tout ce que vous ferez pour lui faciliter la vie facilitera aussi la vôtre.

Il ne s'agit pas de transformer votre maison en hôpital. La plupart des modifications proposées sont peu coûteuses. Elles ne nécessitent pas un budget élevé et peuvent être réalisées rapidement.

La maison (ou l'appartement)

Chaque maison ou appartement possède ses caractéristiques mais ils ont en commun des zones dangereuses pour quelqu'un qui perd progressivement ses facultés mentales, en particulier la cuisine et la salle de bains.

Voici une « liste des points dangereux » et les solutions pour qu'ils cessent de l'être.

Pour éviter les chutes

Les chutes sont fréquentes chez les personnes âgées et plus encore quand il existe des troubles de la coordination, de l'orientation visuospatiale et de l'équilibre (ce qui est le cas de la maladie d'Alzheimer).

Les chutes sont graves par elles-mêmes (possibilité d'une fracture de hanche), mais elles le sont aussi par leurs conséquences : immobilisation prolongée, phlébite, embolie, escarres, peur de bouger, qui accroît encore la perte de l'activité.

Une chute peut mettre en danger la vie de votre proche. Comment les prévenir ?

Passez systématiquement en revue les éléments suivants et prenez les mesures nécessaires :

- les tapis de sol, les carpettes et les tapis en général : enlevez-les ou fixez-les au sol, en particulier dans sa chambre et la salle de bains. Il existe des bandes autocollantes double face qui font bien l'affaire ;
- les câbles électriques : souvent, ils sont longs, traînent sur le sol (examiner vos lampadaires) et l'on peut s'y prendre les

pieds. Raccourcissez le fil ou utilisez un système d'enrouleur (en vente dans les quincailleries) ;

- les chaises : éliminez celles qui sont bancales ou manquent de stabilité ;
- les meubles avec un coin saillant et des vitres : enlevez ceux qui sont sur son passage ou protégez les coins en utilisant des feuilles de plastique à bulles et du ruban adhésif fort ;
- les couloirs : facilitez le passage. Enlevez les obstacles : chaises, guéridon, armoire, tapis... tout ce qui peut gêner la circulation. Examinez attentivement les parcours que fait régulièrement votre proche : sa chambre-la cuisine, sa chambre-les toilettes, sa chambre-la salle de séjour avec une attention particulière pour les trajets qu'il effectue la nuit (sa chambre-les toilettes) ;
- fléchez au besoin ses parcours nocturnes avec des bandes luminescentes ;
- les escaliers : ils sont inhabituels dans un appartement mais fréquents dans les maisons particulières.
  Mettez une barrière en haut et en bas des escaliers. Elles n'ont pas besoin d'être très solides mais elles doivent donner l'idée d'obstacle à ne pas franchir. Il existe dans le commerce des barrières qu'on installe facilement. N'oubliez pas l'escalier qui descend au sous-sol.
  Le bord des marches peut être dangereux. Collez-y des bandes adhésives antidérapantes ;
- la lumière : elle est fondamentale. On tombe moins quand l'environnement est bien éclairé.
  Les couloirs et passages doivent avoir des interrupteurs lumineux visibles la nuit (en vente dans les quincailleries) pour que votre proche les repère facilement. Il est conseillé d'installer une veilleuse dans sa chambre, la salle de bains et les toilettes.
  Un parcours lumineux (comme dans les cinémas) peut être utile dans les couloirs, escaliers ou passages sombres.

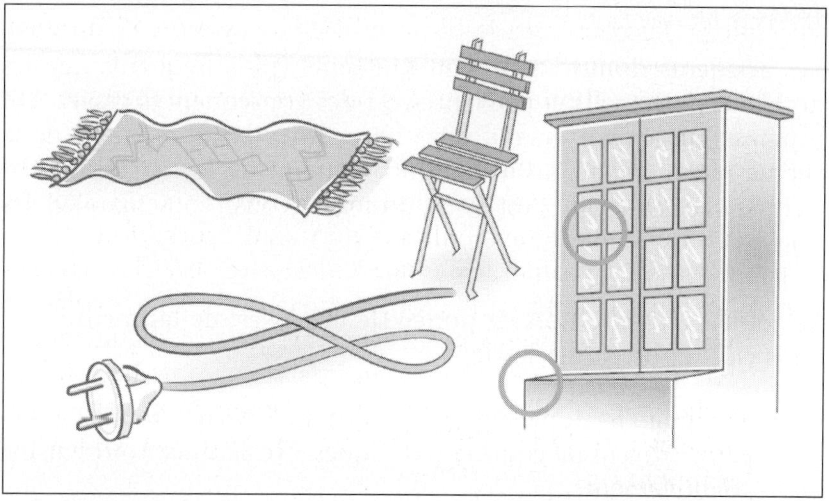

Figure 7. Ce qu'il faut enlever pour diminuer les risques de chute.
Les tapis qui glissent.
Les câbles électriques trop longs.
Les chaises bancales.
Les meubles vitrés ou qui ont des coins saillants.

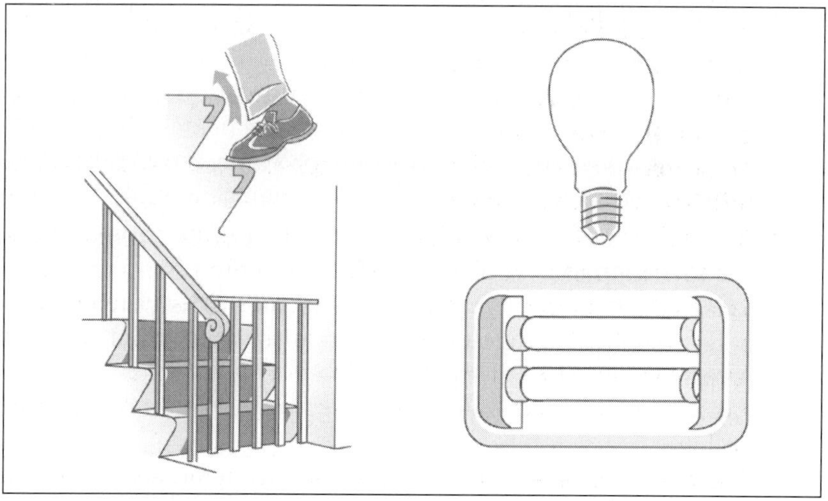

Figure 8. Ce qu'il faut ajouter pour diminuer les risques de chute.
Les bandes antidérapantes sur le bord des marches.
Les barrières dans l'escalier (en bas et en haut).
Les ampoules qui éclairent bien.
Les veilleuses ou les parcours lumineux.

Prévenir les accidents

Les accidents domestiques sont fréquents (plus fréquents que les accidents de travail) et peuvent avoir des conséquences graves. On y pense, en général, quand on a un enfant. Il faut y penser de la même façon quand on a un proche atteint de la maladie d'Alzheimer. Le protéger, c'est vous protéger, vous, votre famille, les voisins.

Les objets à mettre hors de portée (le mieux est de les mettre sous clé... et de garder la clé !)

- Les appareils domestiques électriques : batteurs, robots, grille-pain, broyeur ou couteau électriques... (examinez votre cuisine attentivement).
- Les allumettes et les briquets. Attention si vous avez des enfants qui fument et laissent traîner leurs briquets. Si votre proche fume, il le fait en votre présence (jamais seul au lit !) et c'est vous qui lui donnerez du feu.
- Les armes à feu.
- Les objets tranchants ou coupants.
- Les produits toxiques. Votre cuisine dispose sûrement de lessive, d'eau de Javel, de détergents, d'insecticides, de produits décapants pour le four... tous des produits qui peuvent être toxiques si on les avale ou si on les manipule mal. À mettre sous clé.
- Les médicaments. Tout le monde a sa petite pharmacie, dans sa salle de bains, dans sa table de nuit... Ils peuvent être toxiques en cas d'ingestion malencontreuse, même l'aspirine. À regrouper et à mettre sous clé.
- Les portes, serrures, verrous et loquets.
  Enlevez la serrure, le loquet ou le verrou de la porte des toilettes et de la salle de bains de façon à ce que votre proche ne puisse pas s'y enfermer par mégarde.
  Les portes extérieures et les fenêtres peuvent être munies d'un dispositif de sécurité simple qui empêche de les ouvrir sans aide. Mais le système que vous choisirez doit vous permettre

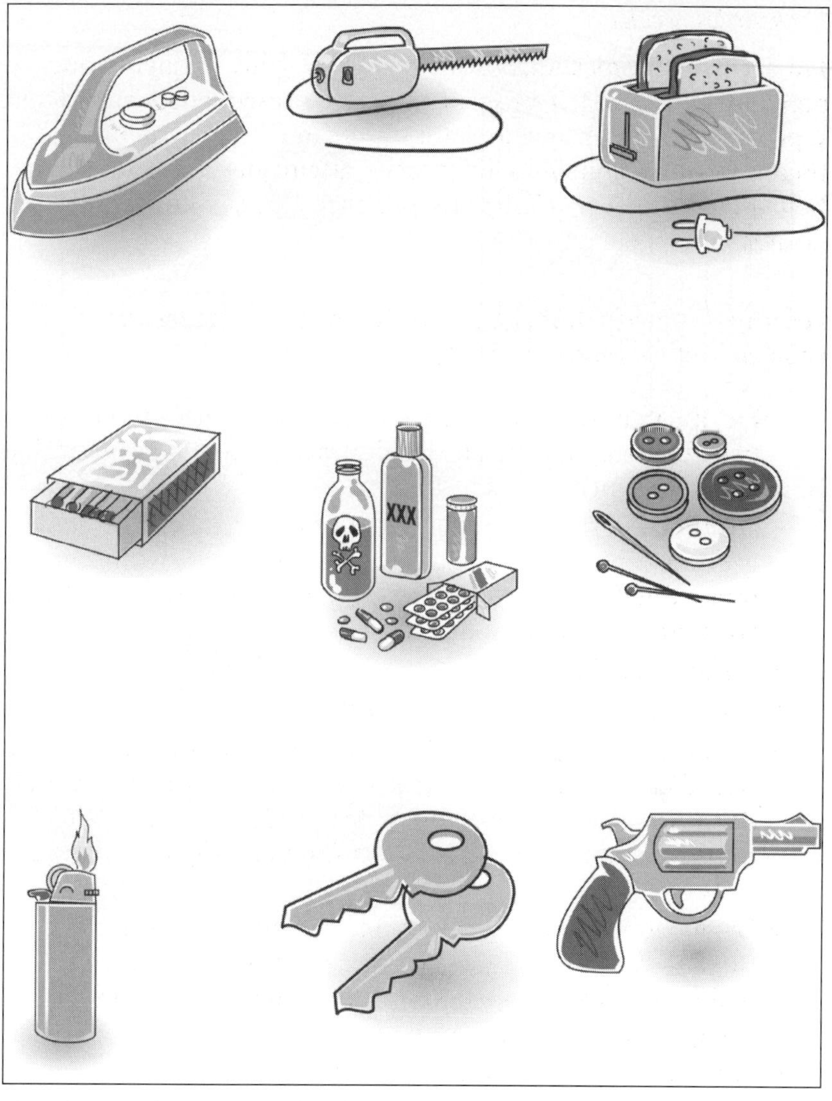

Figure 9. Les objets à ne jamais laisser à sa portée.
Toute une série d'objets représente un danger potentiel. Regardez autour de vous. Découvrez-les et mettez-les sous clé ou hors de la portée de votre proche.

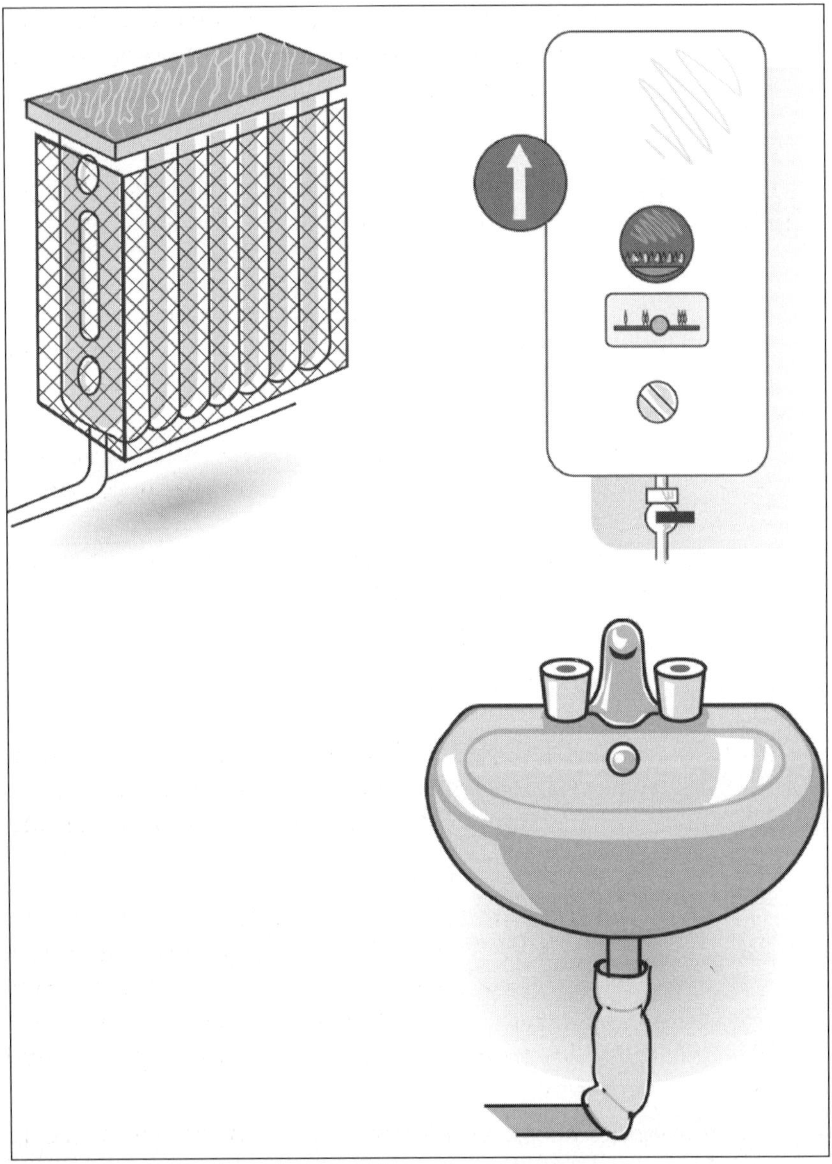

Figure 10. Les précautions à prendre pour éviter les brûlures.
Grille de protection des radiateurs.
Régulateur de chauffe-eau.
Isolement des conduits d'eau chaude.

de les ouvrir facilement. Une bonne astuce est de cacher la partie intérieure de la porte d'entrée par une tenture ou un rideau. Elle cesse, alors, d'être l'endroit par lequel on sort.

- Les petits objets d'usage courant
  Ne laissez pas traîner petits boutons, aiguilles, petites clés... Votre proche pourrait les porter à sa bouche et les avaler.

- Les radiateurs et l'eau chaude
  Les radiateurs sont à pourvoir d'une grille de protection ou leur clé bloquée en position intermédiaire pour que votre proche ne se brûle pas. Vous pouvez aussi disposer devant le radiateur un petit meuble qui en limite l'accès.
  Il est aussi conseillé de régler le thermostat de votre chauffe-eau à une température déterminée pour que l'eau ne sorte pas bouillante du robinet.
  Les tubes d'eau chaude, qui sont à sa portée, doivent être protégés par un manchon de toile isolante.

L'organisation de l'endroit où il vit

L'espace où il vit ne doit pas être surchargé de meubles, d'objets, de fanfreluches et de babioles. Simplifiez l'ameublement pour lui laisser la place de se promener sans buter dans les obstacles et sans renverser les objets.

- Évitez le bruit et la confusion : éteignez la radio ou la télévision quand l'émission est terminée. Évitez la musique mise à tue-tête (parfois difficile à faire comprendre aux enfants). Votre proche a besoin, certes, de distractions... mais dans le calme. De même, si des amis viennent le voir, évitez qu'ils soient plusieurs à la fois.
- Enlevez ou recouvrez les miroirs si, en se voyant, il ne se reconnaît plus, car il peut penser qu'il s'agît d'un étranger, ce qui augmenterait son angoisse.
- Ne conservez que les objets dont vous vous servez tous les jours et placez-les, après usage, toujours à la même place.

- Placez sur le mur une horloge dont les numéros sont grands et facilement lisibles (évitez les horloges numériques) ainsi qu'un calendrier de grand format sur lequel vous pourrez marquer les jours (voir chapitre 8).
- Placez une signalisation sur les trajets qu'il effectue habituellement : bandes de couleur autocollantes et bandes fluorescentes pour la nuit.
- Placez des dessins simples (icônes) pour lui rappeler où sont les choses ou pour indiquer les toilettes, la salle de bains. Il les retrouvera plus facilement.
- Acheter une petite ardoise ou un tableau effaçable et mettez-le à un endroit bien visible (cachez les craies ou les marqueurs). Ceci vous permettra d'écrire (en gros caractères) ce qu'il devra faire quand vous n'êtes pas là.

La chambre à coucher

C'est une pièce où votre proche va passer beaucoup de temps dont la nuit. Elle doit être l'objet d'un examen attentif et nécessite souvent de nombreuses modifications répondant certes à un but de sécurité, mais aussi au fait qu'il s'y sente bien (Figure 12).

- Ne laissez que les objets indispensables et les photos qui peuvent lui rappeler des moments agréables de sa vie (mariage, baptême, membres de la famille pour lesquels il a de l'affection). Il ne s'agit pas de retirer à la pièce le caractère personnel que votre proche a mis longtemps à lui donner mais d'ôter le superflu (faites appel à votre bon sens).
- Fixer la lampe de chevet de façon à ce qu'il ne puisse pas la faire tomber en essayant de l'allumer la nuit ou remplacez-la par une lampe murale qu'il puisse facilement allumer tout en restant couché.
- S'il y a une descente de lit, enlevez-la ou fixez-la au sol.
- Disposez le lit de telle manière qu'il puisse y monter ou en descendre des deux côtés. Si le lit a des roulettes, enlevez-les ou placez les pieds sur un support en bois (facile à trouver dans une quincaillerie).

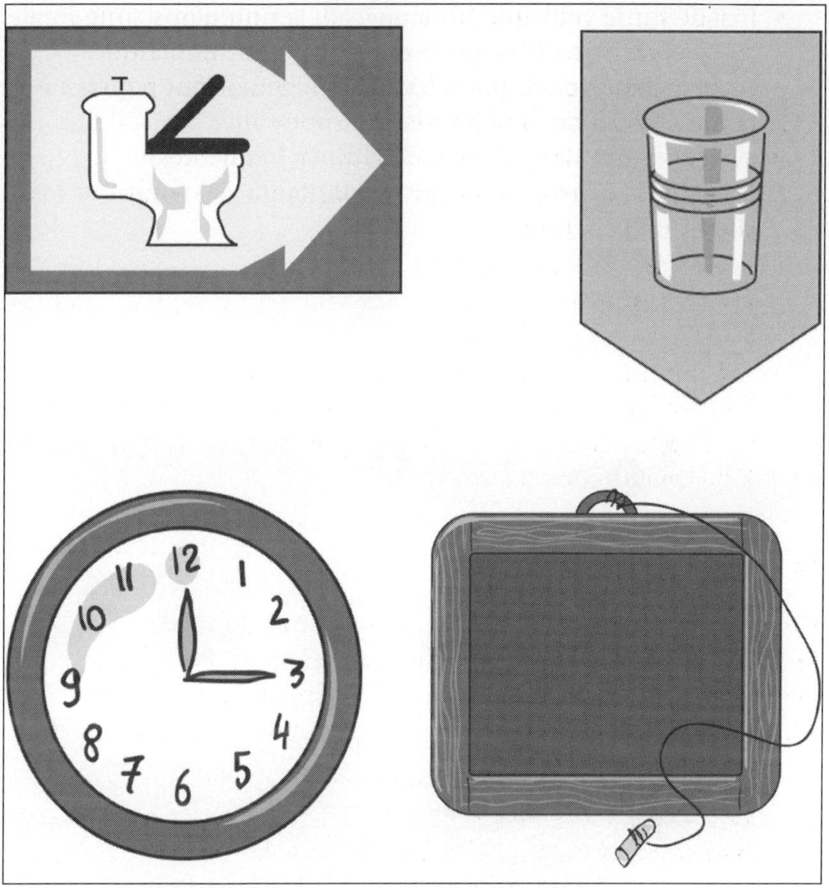

Figure 11. Les choses utiles à introduire dans la maison.
- Des flèches pour indiquer le chemin (en particulier les toilettes).
- Un dessin pour lui indiquer où sont les verres (ou tout autre objet).
- Une horloge avec un grand cadran bien lisible.
- Une ardoise ou un tableau (cachez craie et marqueurs) pour y écrire ce dont il doit se rappeler en votre absence.

- Installer une veilleuse qui empêche, la nuit, l'obscurité totale. Se réveiller dans le noir est pour lui source de peur.
- Mettez des bandes fluorescentes sur le sol pour qu'il ne se perde pas quand il se lève la nuit pour aller aux toilettes (les gens âgés ont des mictions nocturnes fréquentes).
- Rangez son armoire pour l'adapter à ses besoins (voir chapitre 8).

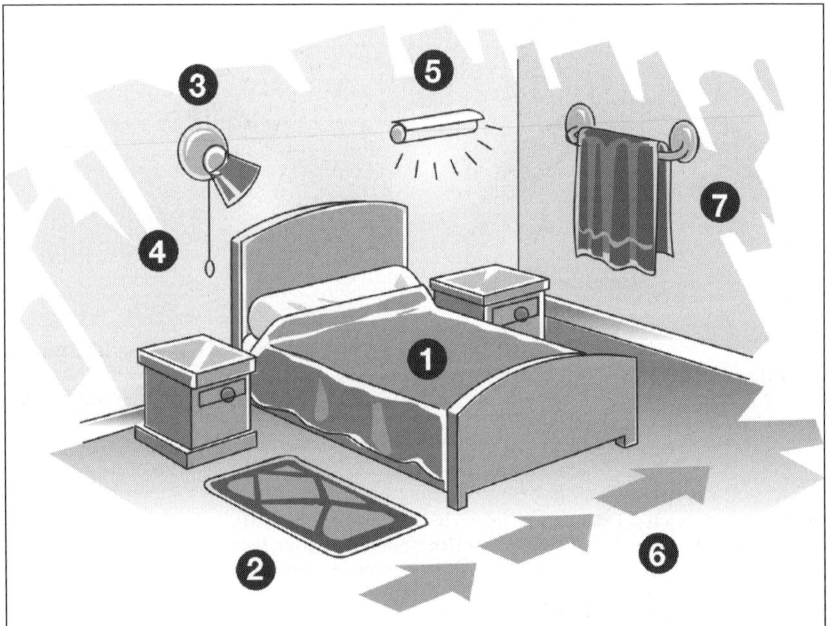

Figure 12. Aménager sa chambre.
1. Placez le lit de façon à ce qu'il puisse y monter ou en descendre des deux côtés.
2. Enlevez ou fixez la descente de lit pour qu'il ne puisse pas glisser.
3. Fixer la lampe de chevet au mur pour qu'il ne la fasse pas tomber la nuit quand il veut l'allumer.
4. Choisissez un système facile pour l'allumer et l'éteindre (un cordon plutôt qu'un interrupteur).
5. Installez une veilleuse pour qu'il n'ait pas peur la nuit en se réveillant.
6. Fléchez avec des bandes fluorescentes le chemin des toilettes.
7. Enlevez ou cachez les glaces et miroirs.

Les pièces dangereuses

La cuisine (Figure 13)

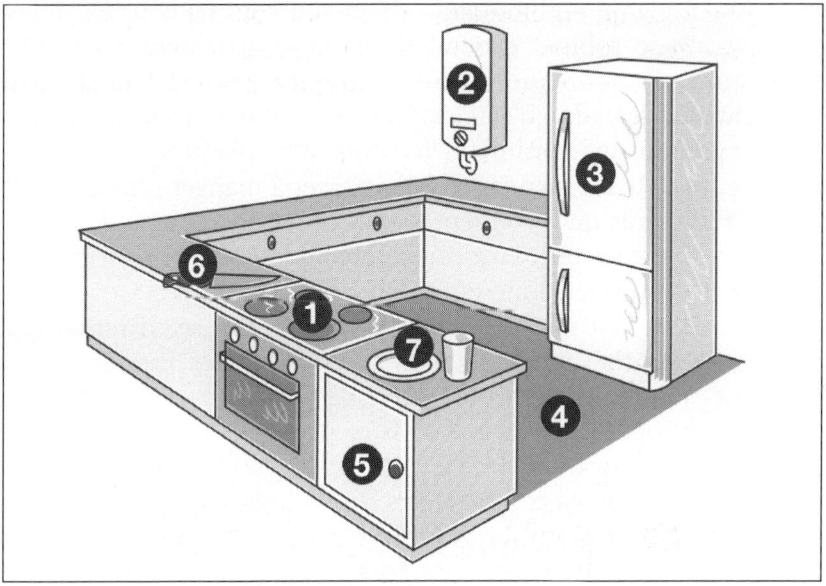

Figure 13. Les points dangereux de la cuisine.
1. La cuisinière et le four surtout s'ils marchent au gaz. Trouvez un système pour bloquer le robinet d'arrivée quand vous ne vous en servez pas.
2. Le chauffe-eau. Bloquez le thermostat sur la température adéquate pour éviter que l'eau soit bouillante.
3. Le frigo. Équipez-le avec un système de fermeture.
4. Le sol. Toujours propre et sec pour éviter les chutes.
5. Les produits d'entretien. Toujours sous clé.
6. Les objets coupants et tranchants. Hors de portée.
7. La vaisselle. En plastique ou incassable.

C'est une pièce très importante.

D'abord, parce que beaucoup l'utilisent comme pièce à vivre. C'est à la fois la cuisine (on y prépare les repas), la salle à manger, parfois la salle de bain et souvent le dernier salon ou l'on cause.

C'est aussi une pièce potentiellement dangereuse : le sol peut être glissant, les appareils électriques à portée de la main, les produits de nettoyage sous l'évier, la cuisinière et le four à gaz, les couteaux dans les tiroirs et... le frigidaire ne demande qu'à s'ouvrir.

- La cuisinière et le four (surtout s'ils sont à gaz). Le malade peut ouvrir le robinet du gaz et oublier de l'allumer, d'autant que par prudence vous avez caché les allumettes. Trouvez un système pour en bloquer la clé quand vous ne vous en servez pas. Si le robinet général de gaz est facilement accessible, fermez-le après utilisation (n'oubliez pas qu'il peut aussi chauffer le ballon d'eau chaude). Si vous le pouvez, remplacez le gaz par une cuisinière électrique avec plaques protégées.
- Le frigo. Il aura tendance à l'ouvrir et à manger sans contrôle les aliments qu'il contient. Faites poser un système de fermeture que vous utiliserez principalement quand vous n'êtes pas là et quand personne ne le surveille.
- Le sol. Il faut toujours veiller à ce qu'il soit sec d'autant que votre proche aura tendance à renverser des liquides (eau, lait...), à l'oublier et bien sûr à ne pas nettoyer. De plus, les projections de graisse de la cuisine peuvent rendre le sol encore plus glissant.
- Les appareils électroménagers. Il est préférable de les mettre hors de portée en les plaçant, par exemple, sur des étagères hautes qu'il ne peut pas atteindre ou dans une armoire fermant à clé.
- Les objets coupants et tranchants (couteaux, ciseaux...), ceux qui peuvent se briser (bouteilles en verre, carafes...) sont également à mettre sous clé comme les produits d'entretien (lessive, eau de Javel, décapants).
- La vaisselle. Il vaut mieux s'équiper de plats, de verres et de couverts en plastique. Ils sont moins dangereux, faciles à laver et ne se cassent pas.
- Il existe aussi des plats à base large ou muni d'une ventouse (qui se fixe sur la table) pour empêcher qu'ils ne se renversent à l'occasion d'un faux mouvement. Équipez votre table avec une toile cirée ou utilisez-en une en formica.
- Le ballon d'eau chaude ou cumulus. S'il est situé dans la cuisine, faites en sorte qu'il ne puisse pas manipuler le thermostat.
- Achetez un petit extincteur et installez-le dans la cuisine. C'est la pièce de la maison où les départs de feu sont les plus fréquents.

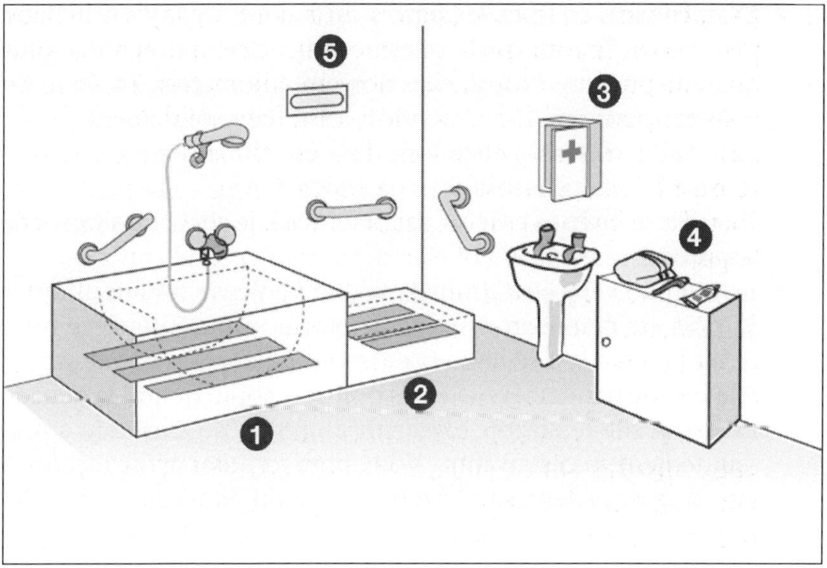

Figure 14. L'équipement de la salle de bains.
1. La baignoire :
- des bandes antidérapantes collées sur le fond,
- une douche à tuyau flexible, plus maniable pour le laver,
- une barre pour faciliter l'accès,
- plus de tapis de bain.
2. La douche :
- des bandes antidérapantes collées sur le fond de la cuvette,
- des barres latérales pour se tenir.
3. L'armoire à pharmacie : à vider de tous les médicaments.
4. Les objets de toilette réduits au strict minimum et toujours à la même place.
5. Une veilleuse allumée en permanence la nuit.

La salle de bains (Figure 14)

Là encore, il s'agit d'une pièce potentiellement dangereuse. Il est facile d'y glisser, de trouver des médicaments, de se cogner la nuit.

- L'armoire à pharmacie. Elle doit être vidée de tous les médicaments, alcool, eau oxygénée et même des substances qui peuvent vous semblez sans danger (par exemple, l'aspirine) ;
- le bain et la douche. D'une part, il est souhaitable de disposer sur le sol de la baignoire et de la douche des bandes antidérapantes, si possible de la même couleur que le sol.

D'autre part, équipez les parois du bain et de la douche avec des barres d'appui qui lui permettent de rentrer et sortir plus facilement. Dans l'idéal, elles doivent être placées à 1,50 m du sol et inclinées à 45 °. Attention à les fixer solidement ;

- la lumière. Si les toilettes sont dans la salle de bains, une veilleuse est indispensable pour la nuit ;
- les tapis de bain. À enlever par peur qu'il ne glisse ou s'y prenne les pieds ;
- les WC doivent être équipés : d'une veilleuse restant allumée la nuit, de deux barres fixées de part et d'autre du siège pour aider le malade à se lever et s'asseoir. Ces barres seront posées à la bonne hauteur (vérifier les points d'appui quand le malade est assis sur le siège), selon un angle de 45 ° avec le sol et solidement fixées au mur. Vous pouvez aussi avoir recours à un siège de toilette surélevé (en vente ou en location dans les magasins d'orthopédie) ;
- les objets nécessaires à la toilette. Ils seront réduits au minimum (une serviette, un savon, une brosse à dents, un tube de dentifrice) pour en faciliter l'utilisation. Les autres objets seront remis au moment où ils sont nécessaires : le shampoing, le rasoir (électrique si possible), la brosse à cheveux... Ces objets seront toujours à la même place (la fameuse routine) pour que le malade puisse les trouver de façon quasi automatique... et les remettre en place ;
- la chaise de douche. Elle est très utile pour faire asseoir le malade en attendant que tout soit près, pour lui laver ou lui sécher les cheveux, pour le doucher en position assise. On la trouve dans les magasins de matériel orthopédique. Elle est en général giratoire et imperméable à l'eau ;
- un tuyau flexible pour la douche (plus facile qu'avec un pommeau fixé au mur).

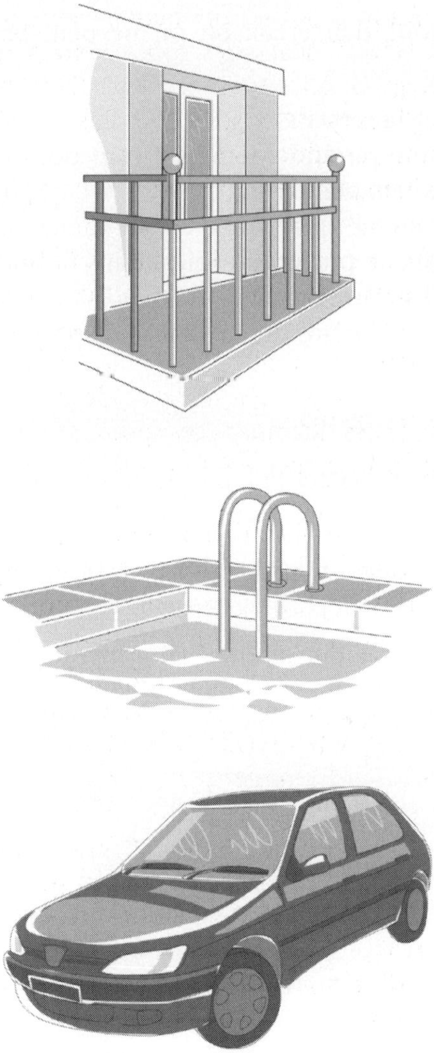

Figure 15. Les endroits où il ne faut jamais le laisser seul.
Le balcon et la terrasse.
Le bord de la piscine.
La voiture.

Les endroits où il ne faut jamais le laisser seul

Il y a des endroits dangereux où on ne peut pas le laisser seul (Figure 15) :

- le balcon et la terrasse,
- le bord d'une piscine. Même s'il était bon nageur, il peut se noyer dans très peu d'eau,
- la voiture, même quand elle est au garage. Il peut enlever le frein à main, se pincer les doigts dans la boîte à gants, se les coincer dans une portière,
- le bord d'une fenêtre dont la barre d'appui est basse.

Être prêt en cas d'urgence

Le meilleur moyen d'éviter la panique en cas d'urgence, c'est d'être déjà préparé à la situation, savoir ce qu'il faut faire.

Posez-vous les questions suivantes et faites un simulacre de réactions :

- Que faire en cas d'incendie ? (Il a mis le feu à la maison en renversant une poêle d'huile bouillante).
- Que faire en cas d'inondation ? (Elle a laissé ouvert le robinet de la baignoire).
- Que faire s'il y a une fuite de gaz ? (Il a ouvert le robinet du gaz de la cuisinière sans l'allumer).
- Que faire si elle tombe dans l'escalier ?

Vous vous rendrez compte que vous pouvez agir avec réalisme et avec efficacité. Ayez à portée de la main (préparez une liste que vous fixerez avec un aimant sur la paroi de votre frigo) le numéro de téléphone :

- de Police-Secours,
- du SAMU,
- des pompiers,
- du commissariat le plus proche ou de la gendarmerie,
- de votre médecin de famille,
- de SOS médecins,

- d'un parent, un ami proche, un voisin qui puisse venir rapidement vous aider,
- de la ligne téléphonique d'assistance de l'association de familles Alzheimer la plus proche de votre domicile*.

Sachez où se trouvent les clés générales d'admission d'eau, de gaz et le disjoncteur de votre compteur électrique de façon à pouvoir les fermer rapidement en cas de nécessité.

Parlez avec vos voisins. Expliquez-leur quelle est la maladie de votre proche (utilisez le mot Alzheimer). En cas d'urgence, vous n'aurez pas le temps de donner des explications.

Respecter trois règles fondamentales

- **Règle n° 1 :** Ne pas croire ce que vous dit votre proche sans l'avoir vérifié.
  Il vous a dit qu'il a éteint sa cigarette. Vérifiez !
  Il vous dit qu'il a bien mangé. Vérifiez !
  Il vous dit qu'il s'est bien essuyé après avoir été au WC. Vérifiez !
- **Règle n °2 :** Conservez votre calme.
  Les accidents arrivent, en général, quand vous êtes fatigué, nerveux, anxieux, à la limite de la résistance.
  Prenez le temps de dominer la situation. On peut recouvrer son calme en moins d'une minute. De votre calme dépend le calme de votre malade.
- **Règle n° 3 :** Sachez que votre malade peut mal prendre vos initiatives.
  Il peut se débattre, se rebeller, vous accuser de le tuer quand vous essayez de le sauver. Venant d'un être cher à qui l'on dédie tout son temps, ces reproches sont douloureusement ressentis.
  Soyez prêt à supporter cette situation... et continuez à faire ce que vous étiez en train de faire.

* Voir la carte à découper sur le rabat de la couverture de ce Guide.

8. Comment gérer avec succès les activités de base de la vie quotidienne ?

Les activités concernées par ce chapitre sont les « activités de base de la vie quotidienne » liée aux soins personnels (Figure 16).

Ce sont des activités que l'on réalise tous les jours et qui répondent à une « routine » personnelle que nous nous sommes créée au fil des années. Nous avons l'habitude de manger aux mêmes heures, nous faisons notre toilette toujours dans le même ordre (par exemple, se brosser les dents, se raser, se laver la figure, se peigner).

Ce sont des activités de base que nous réalisons sans l'aide de personne puisque nous sommes autonomes.

Que suppose, pour une personne normale, le bon déroulement de ces activités ?

D'abord, il y a l'apprentissage. L'enfant apprend de ses parents à se laver, à se servir des couverts pour manger, à aller aux toilettes... Nous apprenons aussi à manier des appareils électriques : sèche-cheveux, rasoir, appareil à épilation...

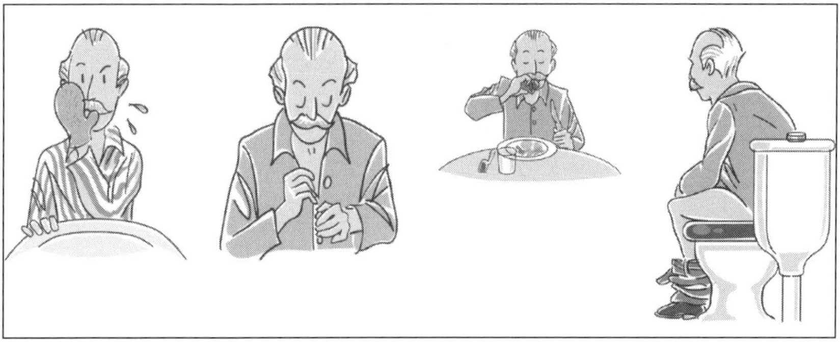

Figure 16. Les activités de base de la vie quotidienne.

Nous savons où trouver les choses, nous connaissons les fonctions des différentes pièces de la maison (la salle de bains, les toilettes, la cuisine...).

Nous réalisons ces activités sans problème et presque sans y penser. Elles sont quasi automatiques et nous paraissent simples dans leur exécution alors qu'elles sont, en réalité, plus complexes et nécessitent la réalisation de séquences successives.

Prenons l'exemple de se brosser les dents, ce que nous faisons au moins une fois par jour.

- Nous avons besoin de la brosse à dents, du tube de pâte dentifrice, d'un verre avec de l'eau et d'une serviette.
- Avant de se laver les dents, il faut : ouvrir le tube de dentifrice, étendre le dentifrice sur la brosse, fermer le tube.
- Se brosser les dents de haut en bas et de bas en haut.
- Prendre le verre d'eau, se rincer la bouche, cracher l'eau dans le lavabo.
- S'essuyer avec la serviette.
- Remettre en place le matériel pour s'en servir la prochaine fois.

Une activité apparemment aussi simple que de se laver les dents nécessite, en fait, de nombreuses séquences qui se déroulent dans un ordre bien déterminé.

Tant que nous sommes « normaux », ces activités ne nous posent pas de problème. Nous sommes autonomes et indépendants.

Il n'en est plus de même pour la personne atteinte par la maladie d'Alzheimer à partir d'un certain stade de l'évolution.

La toilette et l'hygiène personnelle

- Connaître les règles générales à suivre.
- Le bain et/ou la douche.
- Les soins particuliers.
- L'usage des produits d'hygiène.
- Aller aux toilettes.
- Faire de la toilette un moment privilégié.
- Comment gérer des situations particulières ou conflictuelles ?

Au début de la maladie, votre proche peut encore prendre soin de lui.

Progressivement, il marque de moins en moins d'intérêt pour se laver, d'autant que les difficultés pour qu'il puisse le faire vont s'accroître :

- il perd le souci d'être présentable,
- il est plus facile de ne pas se laver que de prendre un bain ou une douche,
- il a perdu la notion du temps et une semaine est équivalente à un jour.

Le rôle de l'aidant est fondamental pour que le malade puisse faire face à ces activités avec l'objectif de :

- lui conserver sa dignité et son estime personnelle,
- prévenir l'apparition d'infections qui peuvent avoir un retentissement grave sur sa santé.

Une situation habituelle

« Il répond "OUI" quand je lui demande s'il s'est lavé alors que je sais que ce n'est pas vrai », « Elle a oublié ce qu'est un peigne et à quoi il sert », « Il ne sait plus trouver son rasoir ou sa brosse à dents », « Elle refuse de prendre un bain et se met en colère si j'insiste ».

Que faire ?

Connaître les règles générales à suivre

Suivre la routine de votre proche

Vous avez vécu avec lui des années. Vous connaissez ses habitudes. Vous savez comment il fait sa toilette, s'il préfère prendre un bain ou une douche.

La première règle est de conserver cette routine qui lui est personnelle :

La toilette doit se faire :

- toujours dans la même pièce : salle de bains, cuisine...
- toujours à la même heure,
- toujours suivant les mêmes séquences : par exemple, se laver les dents, se laver le visage, se brosser les cheveux, se maquiller.

Rappelons que chacun de nous a élaboré sa propre routine en ce qui concerne sa toilette. Votre proche aussi.

S'il a l'habitude de prendre une douche par jour, adoptez ce rythme.
S'il a l'habitude de prendre un bain par semaine, ne vous y opposez pas.
Si votre proche est une femme qui a l'habitude de se maquiller, maquillez-la.

Préparer tout le matériel nécessaire avant de commencer

Le moment de la toilette est souvent, pour votre proche, l'un des moments les plus agréables de la journée. Il vous a tout à lui.

Faut-il gâcher cet instant de plaisir en le laissant demi-nu sur sa chaise ou sur son lit pendant que vous préparez le matériel nécessaire à sa toilette ?

Avant de le déshabiller, préparez dans la salle de bains tout ce dont vous aurez besoin : savon, gant de toilette, shampoing, serviette de toilette, brosse à dents...

Tout doit être prêt quand vous lui direz : « *Allez, on va prendre le bain.* »

Les objets destinés à la toilette seront :

- réduits au strict minimum pour faciliter leur utilisation : serviette, savon, brosse à dents, tube de dentifrice, peigne. Le reste sera sorti au fur et à mesure des nécessités : shampoing, rasoir électrique, appareil à épilation...
- toujours remis à la même place de façon à ce qu'il puisse les retrouver facilement.

Prendre son temps et ne pas précipiter les séquences

Votre proche a besoin de plus de temps que nous pour achever sa toilette. Laissez-lui le temps qu'il désire, sans le presser. Sinon, il manifestera son rejet en s'agitant, en pleurant, en criant. Vous y aurez gagné un « jour difficile » !

Si vous, vous êtes pressé, laissez le bain ou la douche pour un autre moment.

Lui parler tout au long de la toilette

La toilette est un bon moment pour lui rappeler comment s'appellent les différentes parties du corps et mémoriser le schéma corporel.

Dites-lui : « *Maintenant, je te lave la figure... les oreilles* », « *Avec l'éponge, je te rince la jambe* »...

Posez-lui des questions et réalisez ainsi une véritable stimulation verbale : « *Donne-moi* la *main droite...* (et s'il se trompe)... *non, l'autre. Celle-la c'est ta main droite* », « *Mets-toi un peu de savon autour du cou* ».

Ne le grondez pas s'il se trompe ou s'il ne répond pas correctement à ce que vous lui demandez. Dites-lui gentiment qu'il ne s'en préoccupe pas et trouvez une excuse pour qu'il n'ait pas de sentiment de frustration.

Adapter l'aide aux capacités que votre proche possède encore

Il est fondamental, pour le moral et l'estime personnelle, de maintenir un certain contrôle sur notre vie. Il en va de même pour le malade. S'il a besoin de votre aide pour faire sa toilette, il existe une grande différence entre :

- faire les choses à sa place (ce qui représente un gain de temps mais accroît la dépendance),
- l'aider à ce que ce soit lui-même qui les réalise. L'aider à contrôler sa vie, c'est favoriser son indépendance, diminuer son stress et augmenter son estime personnelle.

Adaptez votre aide aux capacités fonctionnelles que votre proche conserve. Transformez les activités complexes en séquences plus simples à réaliser.

Prenons l'activité de se brosser les dents chez trois malades qui sont à un degré différent d'évolution de la maladie.

- **Jeanne** ne comprend pas ce qu'elle doit faire quand on lui demande de se laver les dents. Mais si son aidant fait le geste de se brosser les dents, elle est capable de réaliser seule cette opération.
- **Arlette** ne sait plus comment ouvrir (dévisser le bouchon) le tube de dentifrice et étaler la pâte sur la brosse à dents. Il est indispensable que son aidant le fasse à sa place. Mais une fois la brosse prête, elle est capable de se laver les dents seule.
- **André** est totalement perdu quand on lui demande de se laver les dents. Cette opération est trop complexe pour lui. Son aidant la divise en séquences plus simples :
  - Séquence 1 : « *C'est le moment de te laver les dents. Viens avec moi à la salle de bains* ».
  - Séquence 2 : « *Voilà le tube de dentifrice. Ouvre-le* »
  - Séquence 3 : « *Voilà la brosse à dents. Mets le dentifrice dessus* ».
  - Séquence 4 : « *Ferme le tube et mets-le sur l'étagère* ».
  - Séquence 5 : « *Brosse-toi les dents* » (faire le geste).

Trois personnes qui souffrent de la même maladie. Trois types d'aide différents. Mais dans les trois cas, une partie au moins de l'activité reste la responsabilité du malade.

Le bain et/ou la douche

Prendre un bain ou une douche représente pour le malade une opération difficile. Il est nécessaire de se déshabiller, d'ouvrir les robinets de la baignoire ou de la douche, de se laver, de se rincer, de se sécher et de se rhabiller.

Aussi n'est-il pas étonnant que votre proche refuse de se laver plutôt que de commencer une opération complexe qu'il sait ne pas pouvoir mener à bien.

Basez-vous sur ses habitudes. Il a coutume de prendre des bains. Continuez. Sachez toutefois qu'il arrive un moment où il est plus facile de le doucher (au besoin, assis sur une chaise à douche) que de le baigner.

Il a l'habitude de prendre des douches. Qu'il le fasse. Rappelez-vous enfin qu'il n'est pas nécessaire de le baigner ou de le doucher tous les jours.

Le bain ou la douche comporte trois phases différentes : la préparation, la réalisation et la finalisation.

Phase de préparation

Tout doit être prêt avant que vous appeliez votre proche pour qu'il prenne un bain ou une douche.

- Préparez le matériel que vous allez utiliser en le disposant de façon bien visible toujours à la même place : le savon (le savon liquide est plus facile à utiliser), le gant de toilette, l'éponge, la serviette.
- Préparez les vêtements qu'il va mettre une fois lavé en les disposant dans l'ordre où il va les enfiler.

- Préparez la baignoire avant de le faire entrer dans la salle de bain (Figure 17). Évitez de trop la remplir. Trop d'eau peut l'effrayer.
- Contrôlez la température de l'eau afin d'éviter qu'elle soit trop chaude et qu'il se brûle. Si vous utiliser un thermomètre de bain, la température de l'eau doit être de 37 °C.
- Prévenez les chutes en plaçant un tapis en caoutchouc antidérapant (avec des petites ventouses ou des bandes antidérapantes) au fond de la baignoire, sous la douche ou sur le sol de la salle de bain.

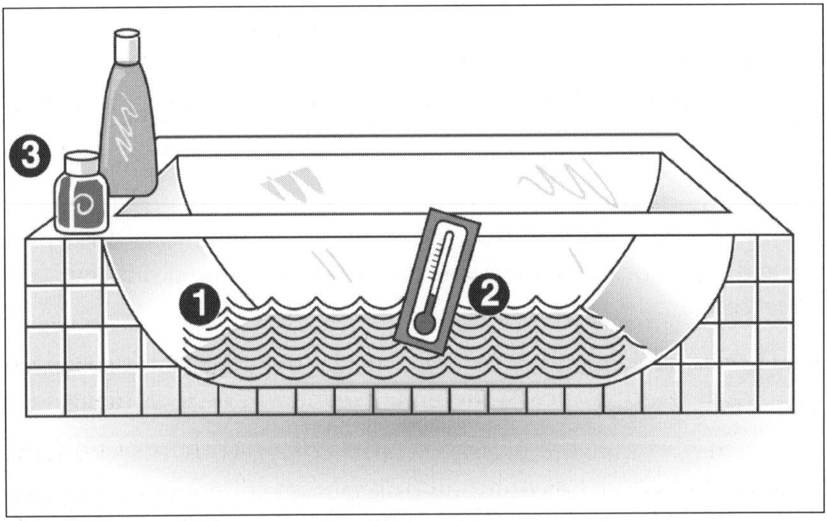

Figure 17. La préparation du bain.
- 1. Pas beaucoup d'eau.
- 2. De l'eau à 37 °C.
- 3. Pas de gel de bain ou de douche.

Phase de réalisation

Suivez toujours les mêmes étapes, en les lui commentant :

- prévenez-le qu'il va prendre un bain ou une douche,
- demandez-lui s'il veut aller aux toilettes avant de se laver (ou emmenez-le systématiquement),
- aidez-le à se déshabiller par stimulation verbale *(« enlève ta veste »)*, par démonstration (faire le geste) ou par assistance physique (c'est vous qui le déshabillez),

- aidez-le à entrer dans la baignoire et à s'installer,
- demandez-lui de s'asseoir,
- demandez-lui de se savonner : aidez-le pour les parties du corps qu'il a du mal à atteindre,
- rincez-le,
- tendez-lui la serviette et demandez-lui de se sécher. Aidez-le à le faire, si nécessaire.

Phase de finalisation

- aidez-le à s'habiller, vêtement par vêtement,
- amenez-le dans sa chambre,
- félicitez-le : « *Te voilà plus propre qu'un bébé* », « *Regarde comme tu es belle* ».

Les soins particuliers

Les cheveux

Laver et brosser les cheveux est un moment très agréable et relaxant pour votre proche à condition de suivre les conseils suivants :

- assurez-vous qu'il a bien compris ce que vous allez lui faire. Expliquez-lui avant de commencer,
- il est parfois plus facile de lui laver les cheveux dans une cuvette (sinon utilisez le tube flexible de la douche),
- ne lui mettez pas d'eau ni de shampoing dans les yeux,
- une fois rincé, enveloppez-lui la tête dans une serviette chaude. Si vous utilisez un sèche-cheveux, assurez-vous que l'air n'est pas trop chaud,
- peignez-le comme il vous le demande ou comme il a l'habitude de le faire,
- dites-lui qu'il est très beau et approchez un miroir pour qu'il se voie (« *regarde comme tu es bien coiffé* »).

Il est possible de prendre rendez-vous chez le coiffeur ou de le faire venir à la maison. Prévenez-le avant de l'état de votre proche et de sa maladie.

Rappelez-vous l'importance, pour l'image de soi, d'être bien coiffé et d'avoir les cheveux bien coupés.

Le visage

Le rasage

La plupart des hommes se rasent tous les jours. Il est important que le malade, s'il a cette habitude, continue à le faire tant que c'est possible.

Pour plus de sécurité, il vaut mieux qu'il utilise un rasoir électrique (au besoin, c'est vous qui le brancherez et le débrancherez).

Si c'est vous qui le rasez avec un rasoir mécanique, tirez bien la peau et, une fois celle-ci savonnée, passez le rasoir dans le sens contraire à la croissance des poils.

Prenez tout votre temps.

La pilosité faciale des femmes

Il est fréquent que les femmes d'un certain âge présentent une pilosité faciale peu esthétique. Elle peut s'éliminer avec une crème dépilatoire. Demandez-lui l'autorisation de l'utiliser. Faites-le toujours avec discrétion et jamais en public.

Le maquillage

La plupart des femmes se maquillent tous les jours. Aidez-la à se maquiller :

- apprenez à connaître ses goûts, les couleurs qu'elle préfère,
- sachez si elle est allergique à certains produits de beauté,
- n'innovez pas. Maquillez-la comme elle s'est toujours maquillée,
- une fois la séance terminée, dites-lui combien elle est belle.

L'hygiène buccale

Elle est trop souvent oubliée.

Il est important d'examiner la langue, la face interne des joues et les dents à la recherche de lésions ou de saignement, d'autant que votre proche aura du mal à préciser ce dont il souffre.

S'il est porteur d'une prothèse dentaire, nettoyez-la soigneusement, les mains protégées par des gants stériles (en pharmacie) :

- brossez-la après chaque repas,
- déposez-la, pour la nuit, dans un verre d'eau tiède avec un produit désinfectant (demandez conseil à votre pharmacien).

Assurez-vous que la prothèse tient bien en place et qu'elle ne le blesse pas. Sinon contactez le prothésiste ou le dentiste.

La peau

La peau nous protège des agressions externes et elle doit être examinée régulièrement avec attention.

Après le bain ou la douche, il est très important de la sécher correctement, y compris dans les plis cutanés (sous les seins, les aisselles, les plis inguinaux, entre les doigts de pieds...) car l'humidité favorise l'apparition de mycoses (infections dues aux champignons).

Profitez de la toilette, du bain ou de la douche pour examiner la peau à la recherche d'une rougeur ou de toute lésion cutanée débutante.

Les ongles

Il faut examiner les ongles des mains tous les jours et veiller à ce qu'ils soient propres.

Si votre proche est diabétique, demandez à votre médecin quelles sont les précautions à prendre pour les lui couper. De toute façon, évitez de lui couper les ongles trop court.

Les pieds

Rappelez-vous qu'il est très agréable de se plonger les pieds dans une cuvette remplie d'eau chaude. Cette opération peut se faire à n'importe quelle heure de la journée. Elle a l'avantage d'amollir les ongles des pieds, ce qui permet de les couper plus facilement.

Examinez ses pieds le matin, lors de la toilette et le soir lors du coucher à la recherche d'une plaie (sans oublier de regarder entre les doigts de pieds). Coupez les ongles régulièrement (pas trop court).

L'hygiène intime

Les zones génitales sont propices au développement des infections (la prolifération bactérienne est facilitée par l'humidité), surtout si votre proche souffre d'incontinence.

Les zones génitales (y compris les plis et replis) doivent être lavées tous les jours.

S'il s'agit d'une femme, il faut séparer doucement les grandes lèvres, puis laver la zone avec une éponge imprégnée d'eau tiède savonneuse.

S'il s'agit d'un homme, il faut lui décalotter le pénis et le laver avec de l'eau tiède savonneuse, puis le recalotter.

Si le malade est porteur d'une sonde vésicale, il faut nettoyer la zone d'union de l'urètre et de la sonde avec une solution antiseptique. Demandez conseil à votre pharmacien.

N'utilisez jamais d'alcool.

Du bon usage des produits d'hygiène

- Les poudres à base de talc sont très agréables mais elles ne remplacent pas un bon séchage. Elles sont utiles dans les plis et les replis cutanés : sous les bras, sous les seins, sous les aisselles.

- Méfiez-vous des déodorants en aérosols qui peuvent créer une sensation de froid... et qui peuvent s'avaler. Utilisez plutôt des déodorants solides.
- Les crèmes destinées au corps sont utiles en petites quantités. Quand vous les utilisez, profitez-en pour faire un massage.

Faire de la toilette un moment privilégié

La toilette peut être un moment très agréable et relaxant pour le malade et pour son aidant :

- pour le malade. C'est le moment où vous êtes entièrement à sa disposition. C'est un moment de profonde intimité ;
- pour l'aidant. C'est un moment où vous pouvez le faire participer à des activités. C'est le moment où vous pouvez examiner attentivement sa peau, ses ongles, sa bouche... et l'état d'esprit dans lequel il se trouve.

Rappelez-vous !

– Suivez ou créez une véritable routine de la toilette.
– Préparez tout ce dont vous avez besoin avant de commencer le bain ou la douche.
– Prenez toujours le temps nécessaire et ne bousculez pas votre proche.
– Utilisez au maximum les capacités qu'il possède encore.
– N'oubliez pas les « détails » : bouche, ongles, pieds...
– Faites de la toilette un moment de relaxation et de plaisir.

Aller aux toilettes

Que suppose cette activité apparemment simple ?

À priori, il s'agit d'une activité simple à réaliser que nous avons appris enfant. En fait, les choses sont plus compliquées. Il faut :

- savoir localiser les toilettes dans la maison et les trouver si nous sommes dehors,

- y arriver à temps. En général, la coordination entre le besoin d'uriner et l'arrivée aux toilettes est automatique,
- fermer le verrou ou la targette, une fois à l'intérieur et l'ouvrir une fois qu'on a fini,
- déboutonner son pantalon et le baisser ou soulever sa jupe,
- se rhabiller avant de sortir,
- connaître l'usage du papier toilette, savoir tirer la chasse ou pousser sur le bouton de la chasse.

En fin de compte, aller aux toilettes n'est pas si simple... et lorsque la maladie s'aggrave, cette activité devient une véritable épreuve, souvent difficile à surmonter.

Comment résoudre les problèmes pratiques ?

Aménager les toilettes

C'est une étape indispensable à mesure que la maladie évolue car votre proche aura de plus en plus de difficultés pour s'en servir.

- Enlevez ou immobilisez le système de fermeture intérieur. Il faut éviter qu'il reste enfermé parce qu'il a oublié comment s'ouvre la porte.
- Indiquez clairement la porte des toilettes par une pancarte sur laquelle vous avez dessiné la cuvette des WC.
- Dégagez le parcours qui conduit aux toilettes ou à la salle de bains. Enlevez les obstacles (chaise, tapis, objets) qui peuvent ralentir le trajet.
- Laissez une lumière allumée la nuit, ou mieux, installez une veilleuse pour en faciliter l'accès.
- Utilisez un siège surélevé avec des barres d'appui incorporées.
- Sinon posez des barres d'appui latérales sur les deux murs adjacents pour qu'il puisse s'asseoir et se lever plus facilement. Posez-les à bonne hauteur.
- Enlevez le tapis de bain si les WC sont dans la salle de bains.

L'aider à s'orienter

Ce qu'il faut faire à la maison pour l'aider à s'orienter a déjà été décrit (pancarte sur la porte, bandes de signalisation fluorescentes sur le trajet...).

Mais vous et lui n'y passez pas toute votre journée. Vous sortez. Vous allez vous promener. Avant de sortir, prenez vos précautions.

Si vous prévoyez un long trajet, évitez de le faire boire deux heures avant de partir. Dès que vous êtes arrivés, localisez tout de suite les toilettes (restaurant, train, centre commercial...) pour l'y emmener rapidement en cas de besoin.

Évaluer sa vitesse de déplacement

Les sujets âgés ne bougent pas aussi vite que nous. Ils peuvent souffrir d'arthrose, de douleur de hanche, de déformations des pieds qui ralentissent leur déplacement.
Ils peuvent aussi porter des pantoufles qui ne prennent pas bien le pied et les retardent (à changer !).

Prenez en compte le temps qu'il met pour gagner les toilettes afin d'éviter une fuite urinaire intempestive.

Ayez idée de sa capacité à se dévêtir et à s'habiller

Une fuite peut survenir alors que votre proche est déjà dans les toilettes parce qu'il n'arrive pas à se déshabiller assez vite. Si vous voyez qu'il a du mal, aidez-le.

Disposez les objets dont il aura besoin bien en vue

Le papier hygiénique sera découpé en petites feuilles. Il s'en servira plus facilement que d'un rouleau.
Indiquez par un dessin où se trouve la chasse d'eau.
S'il y a un lavabo, disposez un savon et une serviette.

Comment bien aider votre proche ?

Le type d'aide que vous allez lui apporter dépend du degré d'autonomie qu'il conserve, c'est-à-dire de ses capacités physiques et mentales actuelles.

Prenons trois exemples de malades à des stades différents de la maladie :

- celui de **René** qui est au début de sa maladie,
- celui d'**Anne** qui est à un stade modéré,
- celui de **Victor** qui présente une maladie évoluée.

Comment adapter votre aide à l'état actuel de votre malade ?

Au début de la maladie (René)

René sait très bien aller aux toilettes quand il en ressent le besoin. Il ouvre la porte, allume la lumière, se déshabille, s'assoit et se lève, utilise correctement le papier qu'il jette dans la cuvette, tire la chasse, éteint la lumière et ferme la porte.

Rôle de l'aidant

- Lui rappeler :
  - de se laver les mains,
  - de se nettoyer correctement, surtout s'il souffre d'hémorroïdes,
  - d'aller aux toilettes avant de sortir de la maison.
- Faire attention à ce que tous les objets nécessaires soient à leur place.
- L'aider, éventuellement, la nuit, quand il se réveille pour trouver les WC.
- Surveiller qu'il va régulièrement à la selle.

À la phase modérée (Anne)

Anne indique clairement quand elle a envie d'aller aux toilettes en portant sa main au pubis si elle a envie d'uriner et à son derrière si elle a envie de déféquer. Elle a du mal à repérer les WC et un certain temps lui est nécessaire pour y arriver : elle a des difficultés pour se déshabiller mais elle utilise correctement le papier hygiénique et tire la chasse. En général, elle comprend bien ce que l'aidant lui demande de faire.

Rôle de l'aidant

- L'emmener aux WC quand elle en manifeste l'envie.
- L'aider par stimulation verbale en lui disant gentiment : *« Baisse ta jupe »*, *« Baisse ta culotte »*, *« Assieds-toi »*, *« Prends du papier et essuie-toi »*, *« Jette le papier dans la cuvette »*, *« Remonte ta culotte... et ta jupe »*, *« Tire la chasse »*.

Si les indications que vous lui donnez ne suffisent pas, aidez-la :

- Tendez-lui la feuille de papier, aidez-la à remonter sa culotte et à baisser sa jupe.
- Substituez-vous à elle pour : ouvrir la porte des WC, allumer la lumière, donner le savon (liquide si possible) pour qu'elle se lave les mains, tendre la serviette, éteindre la lumière, fermer la porte.
- Vérifiez qu'elle ne reste pas plus de 10 minutes assise sur le siège.
- Accompagnez-la régulièrement aux WC et soyez attentif la nuit quand elle se lève.

À la phase avancée (Victor)

Victor a du mal à comprendre ce qu'on lui dit et à suivre les indications de son aidant, même si elles sont simples et répétitives. Il a oublié où sont les WC. Il fait comprendre qu'il a envie d'uriner en mettant sa main sur ses testicules. S'il n'attire pas l'attention de son aidant, il s'agite, crie et se met à pleurer. Il ne sait plus se déshabiller et est incapable de se nettoyer seul.

Rôle de l'aidant

- Être attentif au signal que donne Victor quand il a envie d'aller aux WC.
- Procéder calmement dans l'ordre suivant :
  - ouvrir la porte des WC... et la laisser ouverte,
  - allumer la lumière,
  - mettre Victor debout, tournant le dos à la cuvette,
  - lui baisser le pantalon et le caleçon,
  - lui dire : « *assieds-toi* »,
  - l'aider à le faire (poser ses mains sur les barres d'appui),
  - vérifier qu'il urine bien dans la cuvette,
  - lui laisser le temps nécessaire pour faire ses besoins sans dépasser 10 minutes... Tout en gardant la porte ouverte pour pouvoir le surveiller,
  - lui dire : « *lève-toi* » et l'aider à le faire en le prenant par les bras,
  - le nettoyer avec le papier hygiénique,
  - vérifier qu'il soit bien propre,
  - lui remonter le caleçon et le pantalon,
  - tirer la chasse,
  - l'aider à se laver les mains,
  - le faire sortir, éteindre et fermer la porte.

Agir dans des circonstances spéciales

- **Quand vous allez sortir avec votre proche.**

Sortir de la maison pour se promener, aller faire des courses, prendre l'air est un plaisir intense pour lui... et pour vous. Pour ne pas gâcher cette sortie, il y a quelques précautions à prendre :

- Ne sortez pas sans l'avoir conduit au préalable aux toilettes. Ne vous contentez pas de lui demander : *« as-tu envie de faire pipi ? »* mais emmenez-le systématiquement aux WC.
- Vérifiez qu'il porte les vêtements adéquats.
- Préparez un sac en plastique où vous mettrez une jupe ou un pantalon, un slip, en cas de fuite urinaire pendant le trajet.
- Quand vous arrivez à destination, localisez les toilettes les plus proches.
- Pensez qu'il doit uriner toutes les 2 heures.

- **Quand votre proche porte des couches.**

Avant de sortir, mettez dans un sac plastique le matériel dont vous aurez besoin pour le changer (une couche propre, des serviettes de papier absorbant, des serviettes humidifiées pour le nettoyer).

- **Quand il est porteur d'une sonde vésicale.**

Le fait d'avoir une sonde vésicale n'empêche pas de sortir. Il existe des systèmes qui permettent d'accrocher la poche qui collecte l'urine au mollet ou à la jambe (en vente dans les magasins d'orthopédie ou dans les pharmacies). Elle est dissimulée par le pantalon ou la jupe. N'oubliez pas de vider la poche de l'urine qu'elle contient avant de sortir.

Rappelez-vous !

– Aller aux toilettes est pour le malade une opération complexe.
– Aménagez les toilettes (ou la salle de bains). C'est fondamental.
– Adaptez votre aide (votre intervention) à l'état des facultés mentales et physiques qu'il possède encore.
Ce qu'il ne faut **jamais** faire :
– Le presser.
– Le laisser plus de 10 minutes assis sur le siège.
– Le gronder s'il se salit.
– Le laisser sortir de la salle de bains sans s'être lavé les mains.
– Sortir de la maison sans l'avoir, d'abord, conduit aux toilettes.

Comment gérer des situations particulières ou conflictuelles ?

Au cours de la toilette, vous pouvez être confronté à des situations inhabituelles qui sont susceptibles de générer des conflits. Apprenez à les gérer.

Que faire si votre proche refuse de se laver ?

C'est une situation qui crée des tensions entre lui et vous.

- Utilisez la communication (voir chapitre 11) pour créer, autour de lui, une ambiance agréable qui génère confiance et sécurité.
- Agissez toujours avec patience et empathie (en vous mettant à sa place).
- Rappelez-lui qu'il est nécessaire de se laver pour se sentir bien et être beau.
- Ne le forcez jamais. On peut rester un ou plusieurs jours sans se laver.
- Essayez de savoir pourquoi il refuse de se laver :
    - Est-ce un problème technique ? Température de l'eau (trop

chaude, trop froide), peur du bruit que fait l'eau en coulant du robinet, sensation de froid quand il se déshabille ?

- Rejette-t-il une routine qui n'est pas la sienne ? Quelqu'un qui a l'habitude de se doucher une fois par semaine ne comprend pas qu'il faille le faire tous les jours.

- S'il persiste dans son refus plusieurs jours de suite, emmenez-le dans une pièce (par exemple la cuisine ou sa chambre) où vous allez pouvoir le laver par « petits bouts » pendant que vous lui parlez pour le tranquilliser :
  - Commencez par le visage.
  - Retirez-lui les vêtements d'en haut et lavez la partie découverte (torse, bras...). Mettez-lui une chemisette pour qu'il ne se sente pas nu.
  - Faites la même chose avec les pantalons, la jupe, le caleçon ou le slip, les chaussettes ou les bas.
  - Passez-lui à mesure le vêtement correspondant à la partie du corps que vous venez de laver.
  - Donnez-lui un peigne et demandez-lui de se coiffer.
  - Félicitez-le à la fin de la toilette.

Comment faire sa toilette quand votre proche ne peut plus se lever ?

C'est une situation fréquente à un stade avancé de la maladie. Il faut tenir compte des éléments suivants :

- le degré de mobilité que conserve votre proche dans son lit et la collaboration qu'il manifeste,
- l'existence d'une sonde vésicale ou de tout autre dispositif.

Avant de commencer la toilette, préparez tout le matériel dont vous aurez besoin :

- les objets de toilette dont une éponge,
- une cuvette avec de l'eau tiède,
- une serviette,
- la crème ou le liquide antiseptique (si votre médecin vous l'a conseillé),
- des gants en plastique ou en latex,
- des draps propres,
- le pyjama ou la chemise de nuit.

Vérifiez que la température de la pièce soit la bonne (ni trop chaude, ni trop froide), les fenêtres fermées et qu'il n'y ait pas de courants d'air. Fermez la porte de la chambre s'il y a d'autres habitants dans la maison pour respecter son intimité.

Procédez à sa toilette par « morceaux » en débutant par le haut : le visage, le thorax et le dos, les bras, le ventre et les fesses, les membres inférieurs, sans oublier les talons.

Arrangez-vous pour ne pas mouiller le lit. Lavez-le d'une main et séchez-le avec une serviette de l'autre. Recouvrez-le au fur et à mesure qu'une zone est propre pour qu'il ne prenne pas froid.

Terminez la toilette par l'application d'une crème hydratante qui vous permettra de faire, en même temps, un petit massage.

Profitez de la toilette pour examiner sa peau surtout aux endroits où les os reposent sur le lit : fesses, dos, talons. Recherchez l'existence d'une rougeur, d'une irritation qui peut être le début d'une escarre. Si vous en découvrez une, n'attendez pas. Parlez-en à votre médecin.

Si vous devez le mobiliser, faites-le de la façon suivante (Figure 18) :

- placez-le sur le dos,
- amenez-le sur le bord du lit en vous aidant du drap de dessous,
- placez le pied qui est près de vous sur son autre pied,
- placez-vous de l'autre coté du lit. Prenez-le à la fois par l'épaule et la hanche. Tirez vers vous pour le placer de façon à ce qu'il repose sur le côté, au centre du lit.

Quand votre proche est porteur d'une sonde

Une série de précautions sont à prendre si une sonde vésicale ou nasale a été placée à demeure (à éviter dans la mesure du possible).

En cas de sonde vésicale

La poche contenant l'urine ne doit jamais être située au-dessus de la vessie par crainte de reflux de l'urine contenue dans la poche, ce qui peut favoriser l'apparition d'une infection.

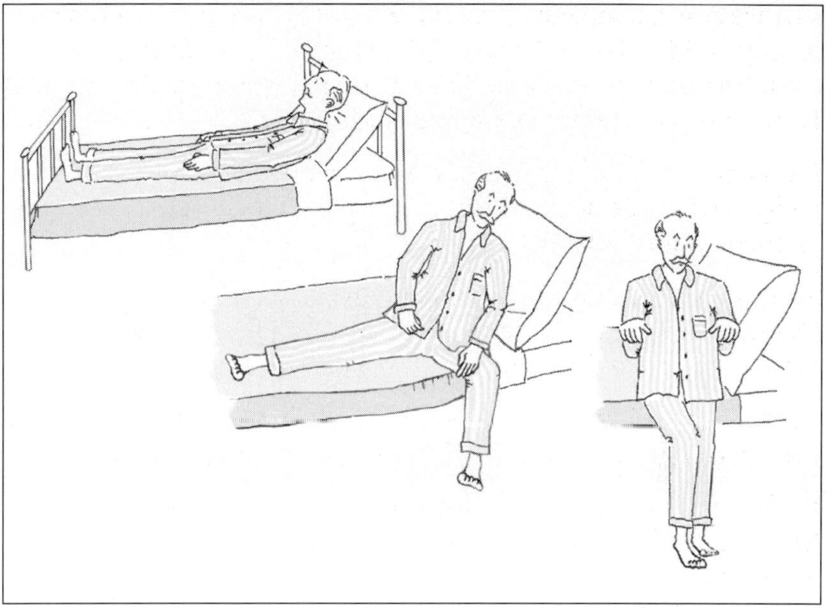

Figure 18. Comment mobiliser un malade alité.

En mobilisant la poche, il faut faire attention à ne pas étirer la sonde, en particulier quand on tourne le malade sur le côté.

La toilette du malade comporte le nettoyage de la partie externe de la sonde avec un liquide antiseptique. Il faut éviter l'utilisation d'alcool (demandez conseil à votre médecin ou à votre pharmacien).

Si votre malade prend un bain ou une douche, n'oubliez pas de refixer la sonde (Figure 19).

En cas de sonde nasale

Faites attention de ne pas accrocher la sonde nasale quand vous mobilisez votre proche (Figure 20).

Avant de lui donner son bain ou sa douche, assurez-vous que le bouchon de la sonde est bien enfoncé.

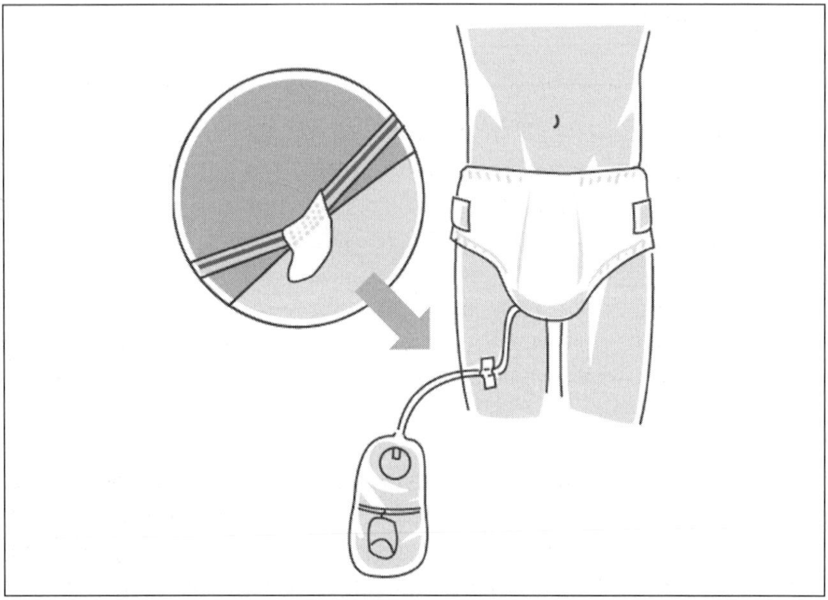

Figure 19. Fixation de la sonde vésicale.

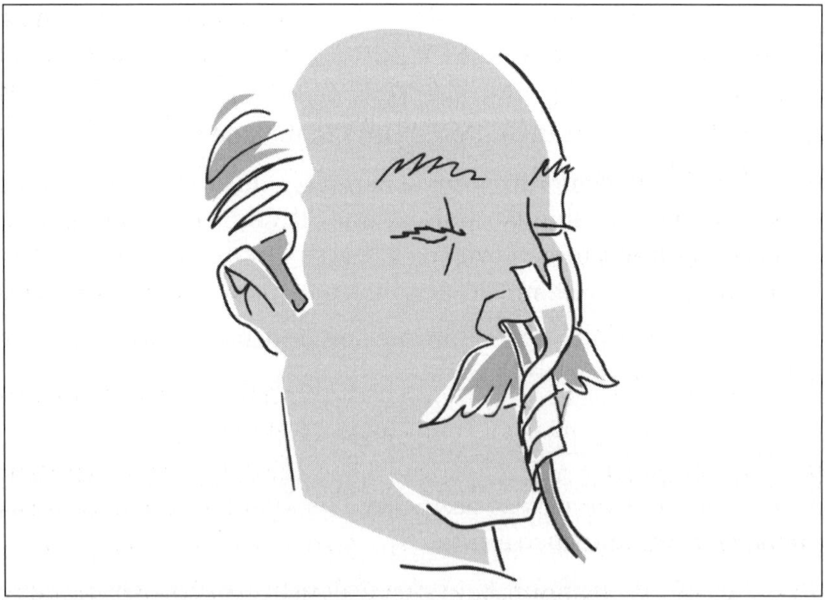

Figure 20. Fixation de la sonde nasale.

L'habillage

- Éliminez ou simplifiez les possibilités de choix.
- Disposez ses vêtements dans l'ordre où il les mettra.
- Éliminez les vêtements difficiles à enfiler.
- Choisissez des vêtements faciles à laver et qui ne se repassent pas.
- Réaménagez son armoire.
- Montrez-lui comme il est beau quand il est habillé.

S'habiller est aussi un acte complexe qui comporte des séquences précises (mettre tel vêtement avant tel autre), nécessite une orientation correcte de son propre corps, une habilité gestuelle pour boutonner ses boutons ou ouvrir-fermer une fermeture éclair.

La façon de s'habiller a une relation directe avec les saisons et le type d'activités que nous prévoyons de réaliser pendant la journée. On ne s'habille pas de la même façon quand il fait chaud ou quand il fait froid, quand il y a du soleil ou quand il pleut. On ne s'habille pas le dimanche comme en semaine (surtout les gens de plus de 65 ans).

Le fait de s'habiller suppose :

- une planification de ce que l'on va faire dans la journée,
- une évaluation de temps qu'il fera,
- une sélection de nos vêtements qui répond aux deux critères que nous venons de décrire,
- une gestuelle bien précise,
- une connaissance de la façon dont nous devons placer nos bras et nos jambes pour enfiler les vêtements.

De plus, nous savons où sont rangés nos habits : les chemises dans tel tiroir, les chaussettes et les caleçons dans tel autre, les jupes pendues à droite dans l'armoire, les souliers en bas de celle-ci.

Enfin, nous savons boutonner une chemise, boucler une ceinture, mettre un soutien-gorge, lacer nos chaussures.

Ce sont des opérations que nous réalisons tous les jours, presque sans y penser... mais nous avons appris à les faire... et nous n'avons pas oublié.

Ce n'est plus le cas de la personne atteinte par la maladie d'Alzheimer. Pour elle, tout devient plus difficile. Elle a du mal à choisir, à décider comment elle va s'habiller aujourd'hui. Elle ne se rappelle plus où sont rangés ses vêtements. Elle ne sait plus comment enfiler les vêtements (apraxie de l'habillage).

Il n'est pas étonnant qu'elle ait peur de s'habiller, peur de se tromper et se sente perdue. Il est plus facile, pour elle, de remettre les habits de la veille et... même de ne plus se déshabiller pour dormir. Elle évite ainsi les multiples problèmes qui peuvent surgir.

Chacune des séquences qui ont été décrites pouvant être perturbée, il est fondamental que l'aidant repère la difficulté précise que rencontre son malade. Il lui sera plus facile de l'aider.

Une situation habituelle

« Elle porte trois paires de bas, l'une sur l'autre, et deux vestes depuis une semaine ». « Il enfile son veston à l'envers. Il ne peut pas boutonner sa chemise et la laisse ouverte ». « Elle refuse de s'habiller ».

Que faire ?

Quelles sont les règles générales à appliquer ?

Laissez-lui toujours le temps nécessaire

Votre proche a besoin de plus de temps que nous pour s'habiller. Ses mouvements sont lents et souvent maladroits. Il ne domine plus correctement la coordination de ses mains, de ses bras, de ses jambes.

Ce qui prend normalement 10 minutes, il le fait en une demi-heure.

Le presser ne sert à rien si ce n'est augmenter sa confusion. En se voyant incapable de vous satisfaire, il peut se mettre à pleurer ou piquer une colère et devenir agressif.

Si vous êtes pressé, demandez à quelqu'un d'autre de l'aider ou retardez le moment de l'habiller.

Évitez de le placer devant des choix

À mesure que la maladie évolue, il lui devient de plus en plus difficile de faire des choix. Quand il commence à se rendre compte de cette difficulté, il peut refuser de s'habiller ou porter toujours les mêmes vêtements.

Vous aurez à choisir à sa place ou à lui proposer des choix très simples.

Disposez les vêtements dans l'ordre où il les mettra

C'est une précaution simple qui facilite l'habillage. Encore faut-il déterminer quelle est l'étape la plus perturbée. Il a du mal à sortir ses vêtements de l'armoire, aidez-le ou sortez-les à sa place. Il a du mal à enfiler sa veste ou son pantalon, aidez-le à trouver la position de ses bras, de ses jambes.

Félicitez-le toujours une fois qu'il est habillé

Il est très important pour sa dignité et pour son estime personnelle d'être bien habillé. C'est important pour lui, mais aussi pour les autres membres de la famille, les voisins et les amis.

Une fois terminé l'habillage, amenez-le devant un miroir et dites-lui : « *Regarde comme tu es beau. Regarde comme tu es bien habillé.* »

Comment choisir ses vêtements ?

Conseils généraux

- Éliminez tout ce qui est inutile : cravates, colifichets, accessoires...
- Éliminez tout ce qui est difficile à mettre ou à enfiler (Figure 21A) :
  - les vêtements qui s'attachent dans le dos,
  - les vêtements qui ont beaucoup de petits boutons,
  - les ceintures dont le système de fermeture est difficile à manier,
  - les souliers avec lacets,
  - les vêtements étroits ou collants (difficiles à enfiler),
  - les pyjamas avec cordon.
- Sélectionnez des vêtements faciles à mettre :
  - qui s'attachent par devant,
  - si possible, d'une seule pièce,
  - d'une taille légèrement supérieure à la sienne pour pouvoir les enfiler plus facilement. S'il a perdu du poids, réajustez deux ou trois pièces d'habillement à sa nouvelle taille.
- Choisissez des systèmes de fermetures simples : boutons de grande taille ou boutons pression, ceinture ajustable élastique, fermeture Velcro®, tirant pour les fermetures éclair (passer un fil en plastique dans le trou du tirant de la crémaillère et faites un nœud. Il suffit de tirer sur le fil pour la fermer ou pour l'ouvrir).
- Choisissez des vêtements facilement lavables et qui ne doivent pas se repasser. Vous gagnerez du temps.

Pour une femme

- Utilisez un soutien-gorge qui s'attache et s'ouvre par devant.
- Remplacez les « pantys » par des bas sans talon.
- Choisissez des culottes/slips qui puissent se mettre et s'enlever facilement.
- Utilisez des jupes croisées.

Pour un homme

- Éliminez les cravates, les cols qui serrent, les chemises qui collent au corps.
- Utilisez chemisettes, chandails avec col en V, survêtements...

Chaussures et pantoufles

- Éliminez les chaussures et pantoufles qui peuvent faire glisser et tomber, en particulier les savates et les chaussures qui ne prennent pas complètement le talon.
- Choisissez des chaussures et pantoufles à semelles « antiglisse » (pas de semelles en cuir).
- Achetez-lui des chaussures sans lacets, type mocassin, ou des chaussures de sport qui se ferment avec un Velcro®.
- Donnez-lui des chaussures ou pantoufles avec semelle de caoutchouc pour éviter qu'il fasse du bruit quand il se promène la nuit.

Comment réaménager son armoire ?

Au fil des ans, on a tendance à augmenter le contenu de l'armoire, y compris avec des vêtements qu'on ne met plus. Nous-mêmes pouvons avoir du mal à nous y retrouver.

Il convient d'aménager son armoire selon les principes suivants (Figure 21B) :

- Sélectionnez, selon la saison, deux ou trois pièces de vêtements que votre proche à plaisir à porter. Changez-les quand change la saison.
- Mettez tout ce qui est nécessaire à l'habillement dans l'armoire de façon à ne pas être obligé de courir de l'armoire à la commode puis au placard du vestibule.
- Gardez une étagère pour les bas et les chaussettes, une autre pour les caleçons et les slips. Les souliers et les pantoufles seront rangés en bas de l'armoire.

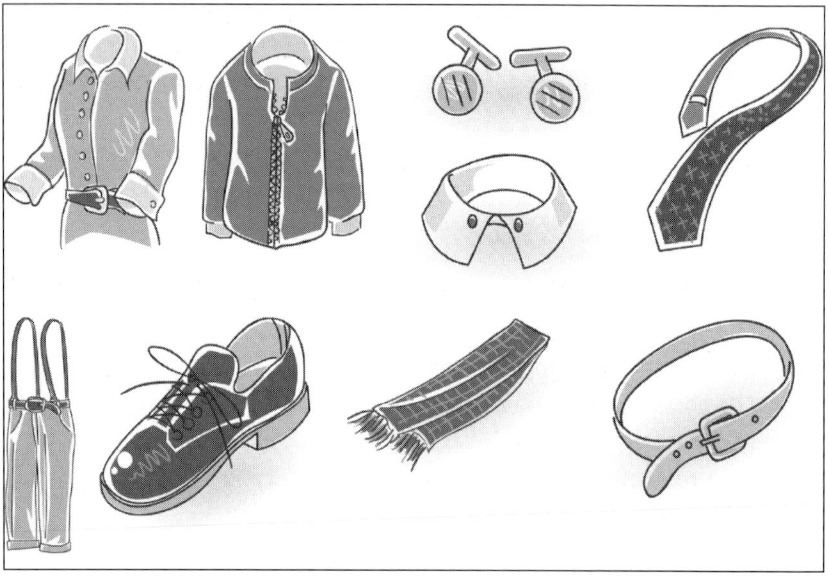

Figure 21A. Les vêtements qu'il faut éviter.

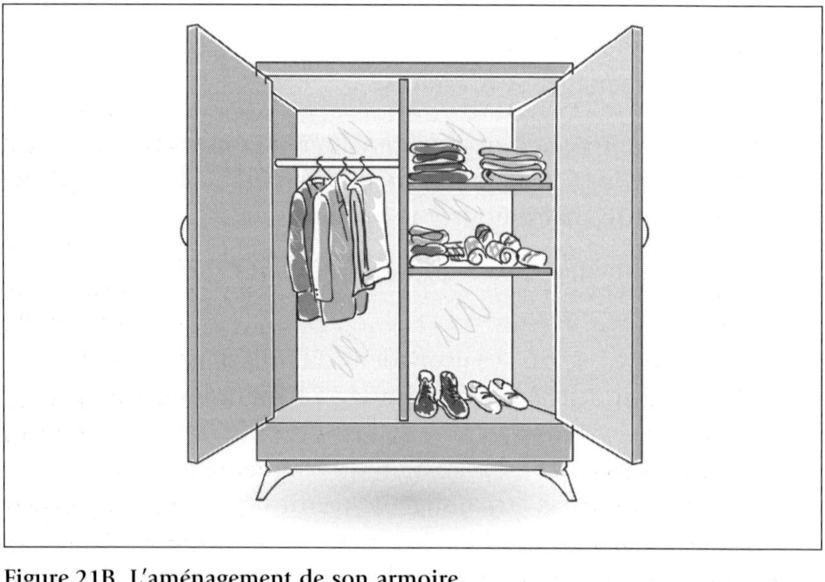

Figure 21B. L'aménagement de son armoire.
Peu de vêtements, bien sélectionnés et bien visibles. Il est conseillé de regrouper tous les vêtements (jupes, pantalons, vestes, chemises, chaussettes, chaussures...) dans la même armoire.

- Il est souhaitable que chaque pièce de vêtements soit visible sans avoir besoin d'ouvrir un ou plusieurs tiroirs. Vous pouvez aussi aider à leur identification en collant de petites affichettes portant le dessin de la pièce vestimentaire.
- Sur la porte de l'armoire, mettez une pancarte portant le dessin d'un vêtement. Elle doit être d'une taille suffisante (par exemple, 20 x 30 cm) et le dessin bien identifiable.

Une armoire correctement adaptée facilite la vie de votre proche et vous offre deux avantages :

- il se lève la nuit, veut s'en aller de la maison, ouvre son armoire et en sort le contenu qu'il jette par terre. Vous rangerez plus facilement une armoire qui contient peu de choses ;
- il peut y cacher des objets ou de la nourriture. Vous les retrouverez plus facilement.

N'oubliez pas de la réviser aux changements de saison.

Comment l'habiller pendant la journée ?

- Essayez au maximum de conserver le « style » de votre proche. C'est une partie de sa personnalité. Il y a des vêtements qui nous plaisent et que l'on met souvent et d'autres que l'on évite. C'est la même chose pour lui.
- Évitez qu'il reste en pyjama, en chemise de nuit, en robe de chambre pendant la journée même si vous avez prévu de ne pas sortir. Être habillé est positif pour son estime personnelle et tend à diminuer sa confusion entre le jour et la nuit.
- Si vous avez prévu de faire une promenade, des courses..., habillez-le d'emblée en vue de sortir. Vous n'aurez pas besoin de le faire deux fois dans la même journée.
- S'il a l'habitude de porter sa montre, mettez-la lui au poignet même s'il ne sait plus lire l'heure. Si elle a l'habitude de mettre un collier, des boucles d'oreilles, aidez-la à se les mettre. Si vous avez peur qu'elle perde ou égare ses bijoux, faites-en faire une copie.

Comment adapter votre aide à l'état de votre malade ?

La capacité de s'habiller ne disparaît pas soudainement. Au début de la maladie, votre proche conserve des facultés suffisantes pour s'en charger tout seul.

Ne l'aidez pas systématiquement. Surveillez discrètement que tout se passe bien. Attendez qu'il vous demande de l'aide. Il sait quand il en a besoin.

Mais, à mesure que la maladie évolue, il aura plus de mal à s'habiller et vous devrez adapter votre aide à son état, c'est-à-dire à ce qu'il est encore capable de faire.

Voici trois exemples à des moments différents de l'évolution :

- celui de **George** qui est au début de la maladie,
- celui de **Simone** qui est dans une phase modérée,
- et celui de **Fernand** qui est dans la phase avancée.

Au début de la maladie (Georges)

Georges sait encore s'habiller seul. Il est capable de choisir entre deux ou trois vêtements celui qu'il portera aujourd'hui mais il a du mal à les adapter au temps qu'il fait. Si on le laisse faire, il sortira en chemise quand il pleut. Il sait enfiler son pantalon, le boutonner et fermer sa ceinture.

Rôle de l'aidant

- Lui rappeler le matin qu'il doit s'habiller et choisir ses vêtements pour certaines circonstances particulières (dimanche, fête familiale...).
- Superviser son armoire pour que les vêtements (2 ou 3) qui s'y trouvent correspondent à la saison.
- Intervenir s'il a du mal à choisir.
- Le féliciter quand il est habillé.

À la phase modérée (Simone)

Quand elle se lève, Simone ne prend pas l'initiative de s'habiller. Elle resterait en robe de chambre toute la journée. Elle connaît le nom des différents vêtements et les prend quand on lui demande de le faire. Elle sait les retirer du porte-manteau mais a du mal à les raccrocher. Elle a oublié comment on se sert des boutons. Souvent, elle confond les vêtements : il lui arrive de mettre des bas dépareillés ou d'enfiler deux jupes l'une sur l'autre.

Rôle de l'aidant

- Sortir les vêtements et les disposer sur le lit dans l'ordre ou elle les mettra.
- L'appeler pour qu'elle s'habille.
- L'aider verbalement lors des différentes étapes : « *Simone, enfile ton chemisier* », « *maintenant, mets ta jupe* »...
- L'aider à agrafer son soutien-gorge.
- Lui laisser le temps de s'habiller et de faire ce qui lui a été demandé.
- Ne pas la gronder si elle se trompe.
- Vérifier qu'elle est convenablement habillée.
- La féliciter.

À la phase avancée (Fernand)

Fernand a oublié comment on s'habille et comment on se déshabille. Il sait exprimer sa contrariété quand il se sent inconfortable. Il grogne, il crie, il frappe sa chaise ou son lit, s'accroche aux vêtements qu'on veut lui mettre. Il a du mal à se tenir debout et, en particulier, sur un pied pour enfiler son pantalon. Il n'a aucune idée de la façon dont il faut l'attacher.

Rôle de l'aidant

Fernand ne sait plus s'habiller. Il a besoin d'une aide physique et d'une assistance totale de la part de son aidant.

S'habiller, à cette phase, pose des problèmes divers. Fernand ne comprend pas ce qu'on est en train de lui faire. Il se sent victime de son aidant. Fernand ne se rappelle plus quelles sont les postures qu'il doit adopter pour s'habiller. Son aidant devra le mobiliser.

- Il faut d'abord lui choisir les vêtements qu'il mettra.
- Le faire asseoir sur une chaise. L'aidant s'assiéra sur une autre chaise lui faisant face et gardera avec lui un contact visuel constant. Il faut procéder calmement pour mobiliser les jambes, les bras, la tête et les mettre dans la position adéquate.
- Lui enfiler les chaussettes ou les bas :
  - appuyer son pied sur votre jambe,
  - rouler la partie supérieure du bas ou de la chaussette jusqu'à la moitié de la partie qui correspond au pied,
  - enfiler le bas ou la chaussette ainsi roulée sur ses doigts de pied,
  - dérouler le bas ou la chaussette vers le haut de façon à prendre le pied, le talon et la jambe.
- Lui mettre la chemise ou la blouse :
  - replier la manche de la chemise ou du chemisier jusqu'au poignet,

- passer la main à travers le poignet et la manche roulée,
- saisir sa main et la faire passer à travers le poignet et la manche roulée,
- maintenir sa main pendant que l'on remonte la manche sur son avant-bras, son coude, son bras jusqu'à l'épaule,
- passer la chemise ou la blouse derrière son dos et faire la même chose de l'autre côté. Il est important de prendre une chemise ou un chemisier d'une taille supérieure à celle qu'il porte d'habitude. Une chemise ou un chemisier ample facilite l'opération.

• Lui enfiler le pantalon :
  - appuyer son pied sur votre jambe,
  - rouler la jambe du pantalon pour qu'il puisse voir clairement l'espace où il devra passer la jambe,
  - lever son pied et le passer dans la jambe du pantalon en utilisant la même technique que pour la manche de la chemise (passer votre main dans la jambe du pantalon roulée, prenez son pied et le passer par l'orifice),
  - procéder de la même façon pour l'autre jambe,
  - le lever lentement en le prenant par les mains ou les bras,
  - relever le pantalon, le boutonner et lui passer sa ceinture.

Comment gérer des situations particulières ou conflictuelles ?

Votre proche est dans une chaise roulante

Pour des questions de sécurité et de commodité, il est recommandé :

- d'éviter les manches larges qui pourraient se prendre dans les roues,
- d'utiliser, pour les femmes, des jupes amples. Elles couvrent facilement les genoux,
- de choisir des chaussures qui s'adaptent bien et dont les semelles sont antidérapantes,
- d'utiliser des manteaux courts (style trois-quart) pour éviter de s'asseoir dessus.

Votre proche refuse de s'habiller

Cette attitude est celle qu'il a choisi pour attirer votre attention, pour vous dire qu'il y a quelque chose qui ne va pas :

- gardez votre calme,
- essayez de savoir à quoi est due cette réaction de refus :
  - il ne reçoit pas l'aide dont il a besoin. Il a le sentiment de ne pas y arriver,
  - il n'aime pas le vêtement que vous avez choisi,
  - il fait froid dans la chambre,
  - il sait que, dans la journée, il va se passer quelque chose qu'il n'aime pas (visite d'un ami, promenade, consultation médicale...) et vous le fait savoir. En fait, vous êtes la seule personne capable de détecter la ou les raisons de son attitude,
- calmez-le, caressez-le... et essayez à nouveau un peu plus tard.

Votre proche se déshabille pendant la journée

Il a perdu la notion du jour et de la nuit ainsi que la notion des conventions sociales.

Il peut se déshabiller parce qu'il a chaud, parce qu'il se sent fatigué, ou simplement parce qu'il veut aller se coucher :

- ne le grondez pas,
- n'essayez pas de le raisonner,
- conduisez-le dans sa chambre et s'il ne veut pas se rhabiller, mettez-lui son pyjama ou sa chemise de nuit,
- si cette attitude se manifeste en présence d'autres personnes, n'ayez pas honte. Expliquez que son comportement est lié à sa maladie, en faisant explicitement référence à la maladie d'Alzheimer.

Rappelez-vous !

– S'habiller est une opération complexe.
– Créez une « routine », ce qui ne veut pas dire lui mettre tous les jours les mêmes vêtements.
– Laissez-lui le temps nécessaire et ne le pressez jamais.
– Choisissez les vêtements à sa place.
– Aménagez son armoire.
– Adaptez votre aide à son état. Évitez de faire à sa place des opérations qu'il est encore capable de faire.
– Félicitez-le toujours à la fin de la séance d'habillement.

L'alimentation

– Organisez ses repas selon une routine bien établie
– Équilibrez son alimentation
– Veillez à ce qu'il boive suffisamment
– Définissez la forme sous laquelle les aliments seront présentés : normale, mixée ou liquide ?
– Tirez le meilleur parti des repas
– Sachez gérer les situations particulières ou conflictuelles

Manger et boire sont des actes fondamentaux de notre vie quotidienne : la faim et la soif rythment notre journée. On fait habituellement trois à quatre repas par jour et on boit quand on a soif.

Mais les repas sont plus que la satisfaction de besoins purement physiques. Deux dimensions sont importantes :

- Pour beaucoup de personnes, bien manger, boire un bon vin sont un vrai plaisir de la vie.
- Les repas possèdent une dimension sociale très importante. C'est le moment où la famille se réunit autour de la table. C'est

un moment de détente et de convivialité qui facilite la communication entre les convives, l'échange d'idées et d'opinions.

Il ne faut pas oublier ces deux dimensions qui restent pleinement valables pour votre proche.

Le repas peut devenir un moment très difficile pour l'aidant à mesure qu'évolue la maladie et que diminue l'autonomie du malade. Plusieurs facteurs entrent en jeu :

- le manque d'appétit. C'est un problème habituel chez les personnes âgées. Réduisant leur activité, elles réduisent leur dépense énergétique et mangent moins ;
- l'oubli progressif de l'utilisation correcte des couverts. Le malade ne sait plus à quoi sert un couteau, comment utiliser une fourchette, ce qui explique sa tendance à manger avec les doigts ;
- la difficulté à avaler, surtout les aliments solides ;
- le peu d'attrait des aliments mixés ;
- le refus de s'alimenter.

Il existe très souvent un amaigrissement dès le début de la maladie, même chez des malades qui mangent normalement et gardent une activité importante. Les causes en sont inconnues.

Au cours de l'évolution, il est nécessaire de surveiller le poids de votre proche. Une trop grande perte de poids peut être le témoignage d'une maladie associée ou d'une forme à évolution sévère.

Le manque d'appétit peut également être en rapport avec le traitement.

Si vous constatez que votre proche maigrit, parlez-en à votre médecin.

Une situation habituelle

« Elle oublie de manger mais elle répond "oui" quand je lui pose la question "as-tu déjeuné ?" ». « Il ne se rappelle plus à quoi sert la cuillère et tente de manger sa soupe avec une fourchette ». « Elle jette les aliments par terre et renverse son assiette ». « Il ne se sert plus des couverts et mange avec les doigts ». « Elle recrache la nourriture ».

Que faire ?

Organiser ses repas selon une routine bien établie (Figure 22) :

- faites manger votre proche toujours à la même heure, toujours dans la même pièce (veillez à ce que le sol soit facile à nettoyer : la cuisine peut être mieux adaptée que la salle à manger ou sa chambre),
- servez le repas toujours dans le même ordre en apportant les plats (dont vous aurez contrôlé la température) les uns après les autres, jamais ensemble.
  Il est, en général, plus facile de lui apporter son assiette déjà servie (sans trop de nourriture dans l'assiette ; au besoin, vous le resservirez) plutôt que de le laisser se servir à table,
- réduisez les couverts au minimum et donnez-lui ceux qui sont nécessaires au fur et à mesure que se déroule le repas : la cuillère avec la soupe, le couteau avec la viande, la petite cuillère au dessert. Il existe des couverts à gros manche qui sont plus faciles à manier,
- évitez de mettre sur la table des bouteilles, une carafe ou des pots en verre qui sont susceptibles de tomber et de se casser. Pour l'eau, utilisez une bouteille en plastique que vous remplirez en fonction des besoins,
- ne mettez pas à table les condiments (sel, poivre, moutarde...). Salez avant d'apporter les plats,
- mettez-lui une serviette ample qui s'attache derrière le cou,
- utilisez une toile cirée facile à nettoyer, une vaisselle incassable et des couverts en plastique. Il existe des assiettes (avec ventouse) qui ne se renversent pas. Tout ce matériel vous facilitera la tâche,
- créez une ambiance de calme et évitez ce qui peut le distraire : radio, télévision, cri des enfants,
- ne le forcez pas à manger. Essayez de le persuader gentiment, laissez-lui toujours le temps nécessaire. Respectez son rythme. Ne l'obligez pas à manger plus vite,
- évitez de le coucher tout de suite après le repas.

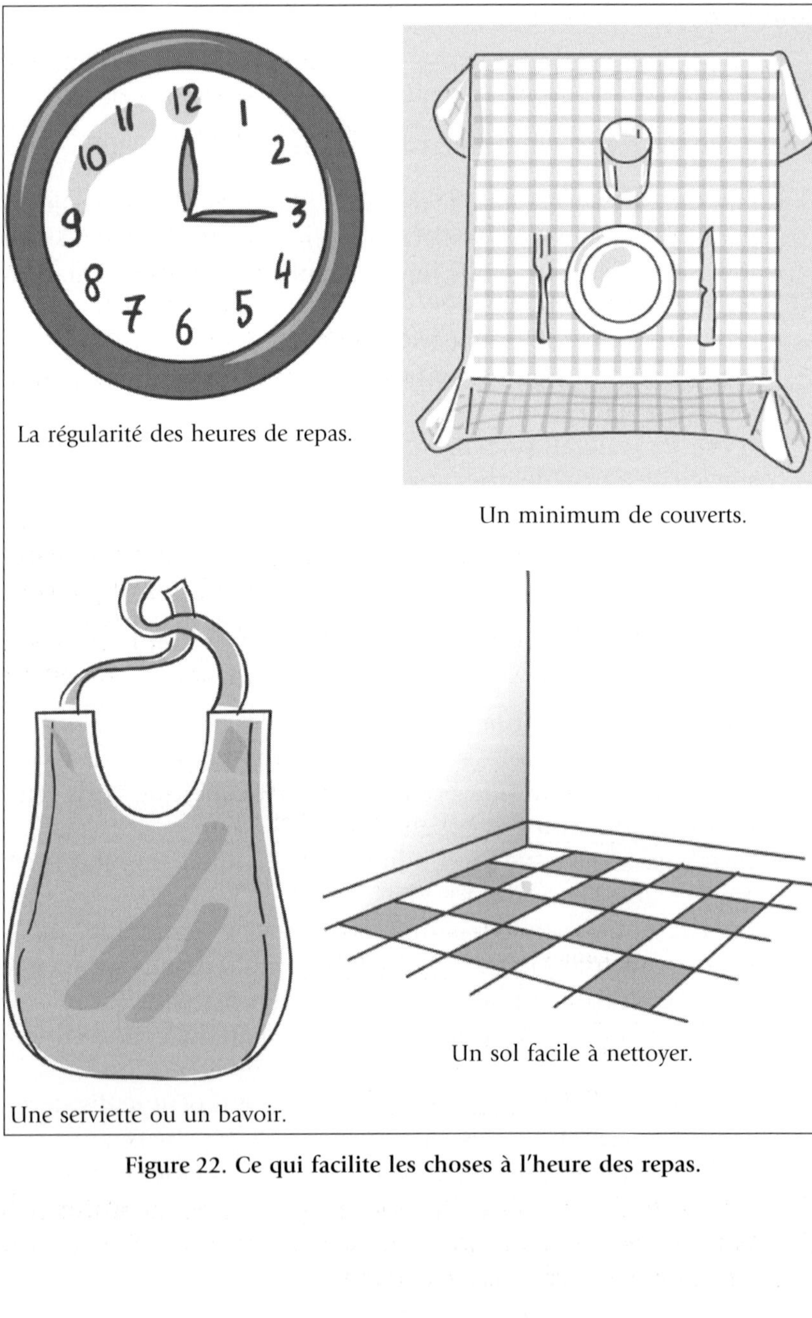

La régularité des heures de repas.

Un minimum de couverts.

Une serviette ou un bavoir.

Un sol facile à nettoyer.

Figure 22. Ce qui facilite les choses à l'heure des repas.

Équilibrer son alimentation

- Tenez compte de ses goûts antérieurs. Il n'est pas conseillé d'avoir recours à des aliments que votre proche n'a pas l'habitude de manger. Notez les plats qui lui plaisent et ceux qu'il n'aime pas.
- Faites une liste de menus pour une semaine en variant les plats : un jour du poulet, un jour du jambon, un jour du poisson, un jour de la viande... C'est un effort de planification que vous ferez une fois par semaine et qui vous évitera de vous poser tous les jours la question « *Qu'est-ce que je lui fais à manger ?* »

Voici quelques informations simples et pratiques pour bien équilibrer son alimentation.

Les fibres

Elles doivent figurer en bonne place dans l'alimentation parce qu'elles aident le transit intestinal et préviennent la constipation.

On les trouve dans les fruits, les légumes, les salades, les céréales et le pain complet. À titre d'exemple, voici la quantité de fibres contenue dans 30 grammes d'aliments :

Aliments	**Fibres en grammes (pour 30 g d'aliments)**
Fruits	2 g
Salades	2 g
Légumes	8 g
Céréales	3 g
Pain complet	2 g
Fruits secs	3 g

Il est conseillé de combiner l'apport en fibres à partir d'aliments différents. Consultez votre médecin si vous pensez qu'un apport supplémentaire en fibres est nécessaire.

Le calcium

Le calcium est un élément fondamental de la solidité des os. Rappelons que l'ostéoporose (fragilité osseuse par perte de calcium) est fréquente chez les femmes ménopausées, donc chez les femmes atteintes par la maladie d'Alzheimer (concordance des âges entre les deux pathologies).

Le calcium se trouve dans le lait, les yaourts, le fromage, les fruits et les légumes. L'apport quotidien est de 800 mg, en sachant que seulement les deux tiers de cette quantité seront absorbés par l'organisme.

Les compléments protéiques

Il existe des apports protéiques sous forme liquide (faciles à boire, à aspirer avec une paille ou à mélanger avec des purées, des crèmes ou des yaourts). Demandez conseil à votre médecin ou à votre pharmacien.

Veillez à ce qu'il boive suffisamment

La quantité de liquides nécessaire par jour est de deux litres et demi (plus en cas de grandes chaleurs), ce qui représente 8 verres d'eau approximativement :

- utilisez de l'eau, des jus de fruits, du lait, des bouillons (achetez une machine à faire les jus de fruits, vous ne le regretterez pas),
- vérifiez qu'il boive pendant le repas,
- veillez aussi à ce qu'il boive en dehors des repas (par exemple, toutes les deux heures),
- ne remplissez pas son verre à ras bord,
- s'il s'agit d'une boisson chaude, vérifiez qu'elle ne soit pas brûlante.

Déterminez la forme sous laquelle les aliments lui seront présentés : normale, mixée ou liquide ?

Il est possible de présenter les aliments sous des formes différentes en fonction de l'appétit et des capacités de mastication de votre proche. On peut individualiser quatre cas.

Cas n° 1

Il a de l'appétit, mange bien et mastique sans problème.

Il peut manger ce que mangent les autres membres de la famille, indépendamment du fait qu'il soit nécessaire ou non de l'aider à manger.

Cas n° 2

Il a de l'appétit, mange bien mais a du mal à mastiquer.

- S'il a un dentier ou une prothèse dentaire, vérifiez qu'elle tient bien en place. Si vous avez des doutes, consultez le dentiste. Il est fréquent qu'une raison technique rende la mastication difficile.
- S'il n'existe pas de raison technique pour expliquer les difficultés, choisissez des aliments de texture molle qui se mastiquent facilement et coupez-lui la viande en petits morceaux.

Cas n° 3

Il conserve son appétit, mange bien mais ne peut plus mastiquer.

Passez les aliments au mixeur pour obtenir la consistance d'une purée (pas trop liquide).

Cas n° 4

Il n'a plus d'appétit, ou a de grandes difficultés à se servir des couverts (il mange avec les doigts).

Pour solutionner ce problème, il existe des « finger foods », c'est-à-dire des aliments que l'on peut facilement manger avec les doigts. Ils se servent à température ambiante, ce qui permet à chaque malade de manger à son rythme.

Si votre malade a beaucoup de mal à mastiquer, passez les aliments au mixeur jusqu'à obtenir une consistance liquide.

Vous pouvez aussi utiliser des compléments protéiques. Parlez-en avec votre médecin ou votre pharmacien.

Votre proche	A de l'appétit	Mange bien	Mastique bien	Forme conseillée d'alimentation
Cas 1	Oui	Oui	Oui	Normale
Cas 2	Oui	Oui	Difficultés	Normale à texture molle
Cas 3	Oui	Oui	Non	Normale passée au mixer (consistance purée)
Cas 4	Non	Non	Non	Passée au mixeur (consistance liquide) ou « finger foods »

Résoudre les problèmes qui peuvent surgir pendant les repas

Il renverse son assiette ou jette la nourriture par terre

Si la quantité jetée est importante, il faut le resservir (et le surveiller soigneusement) ou utiliser des « finger foods ».

Il ne finit pas son assiette

- Essayez, avec douceur de le convaincre de continuer à manger.
- Si le plat est froid, faites-le réchauffer.
- Compensez ce que le malade n'a pas mangé par des aliments qu'il aime (fruits, crèmes, gâteaux...).

Il détourne la tête quand vous lui donnez à manger

- Parlez-lui au moment de lui donner à manger pour attirer son attention.
- Appelez-le par son prénom.
- Effleurez ses lèvres avec le bord de la cuillère à moitié pleine.
- Attendez dix minutes avant de tenter un nouvel essai.
- Ne le forcez jamais.

Il recrache la nourriture

- Évitez les grosses bouchées. Coupez-lui sa viande en tout petits morceaux.
- Passez à la forme liquide.
- Attendez 10 minutes avant de recommencer.

Tirer le meilleur parti des repas

Le repas peut être une épreuve pour l'aidant. C'est à lui de la transformer en un moment agréable :

- c'est un moment privilégié pour les contacts et la communication entre vous et votre proche (comme la toilette, le bain ou la douche),
- c'est maintenir un intérêt pour les choses qu'il aime,
- c'est un moment où les capacités qu'il possède encore peuvent être pleinement utilisées. Laissez-le se débrouiller dans la mesure du possible même s'il mange avec les doigts,
- c'est le moment où les relations sociales avec le reste de la famille s'établissent spontanément.

S'il y a des enfants ou des adolescents, il faut leur parler, leur expliquer que leur grand-mère/grand-père est malade et que si elle/il mange avec les doigts, c'est qu'elle/il ne peut pas faire autrement. Il ne faut pas la/le considérer avec dégoût, ne pas la/le gronder... mais au contraire l'aider.

Comment gérer les situations particulières ou conflictuelles ?

Quand vous avez décidé de l'emmener au restaurant

Aller au restaurant est un plaisir pour tout le monde. Pour votre proche aussi.

Pour que tout se passe bien :

- choisissez un restaurant situé près de la maison,
- emmenez-le aux toilettes avant de sortir,
- une fois dans le restaurant, localisez les WC à l'avance,
- choisissez des aliments qu'il peut manger facilement, éventuellement avec les doigts : canapés, petits sandwiches, frites...,
- faites que le repas soit court... et ne traînez pas trop avant de rentrer à la maison.

Quand il s'étrangle ou s'étouffe

Les personnes âgées ont souvent du mal à mastiquer et ont tendance à avaler des bouchées trop grosses avec lesquelles elles peuvent s'étrangler.

La bouchée se bloque dans la trachée (par laquelle on respire) au lieu de passer par l'œsophage. Ceci peut avoir des conséquences graves et l'aidant doit connaître les manœuvres d'urgence à réaliser.

Pour éviter cette situation :

- coupez-lui sa viande en petits bouts,
- proposez-lui de la purée plutôt que des morceaux de pommes de terre,
- passez ses aliments au mixer pour triturer les gros morceaux.

S'il s'étouffe ou s'étrangle :

- s'il peut tousser, parler, respirer, ne faites rien. Cela passera tout seul,
- s'il ne peut pas tousser, parler, respirer, il faut agir vite (Figure 23). En général, le malade est assis à table :
  - passez derrière-lui,

- entourez-le de vos deux bras en croisant vos mains sur son ventre, juste sous les côtes,
- tirez fortement vers vous.

Cette manœuvre expulsera brutalement l'air qu'il a dans les poumons et libérera la trachée de son contenu.

Procédez de la même facon s'il est debout.

Rappelez-vous !

Avant de procéder à cette manœuvre, ouvrez-lui rapidement la bouche, retirez la nourriture s'il y en a et la prothèse dentaire s'il en porte une.

Quand il demande à manger une fois qu'il a fini

Il oublie qu'il a pris son repas et demande à manger. Si vous refusez de le servir, il peut se mettre en colère, pleurer, devenir agressif et essayer de vous frapper. Soyez prêt à lui présenter un plateau avec des galettes, des chocolats ou des petits gâteaux d'apéritifs (salés) pour qu'il satisfasse son envie.

Quand il refuse systématiquement de manger

Il ne s'agit pas du « mauvais jour » occasionnel où il refuse de manger. Il s'agit d'un refus systématique de la nourriture jour après jour. C'est une situation dont il faut parler à votre médecin sans perdre de temps car elle peut témoigner d'une dépression qu'il faut soigner ou d'une maladie associée.

Une hospitalisation de quelques jours peut être nécessaire pour évaluer l'utilité de passer à un mode d'alimentation assisté (par sonde).

Rappelons que les malades peuvent élaborer au moment où ils sont encore en état de le faire (au début de la maladie) des « directives anticipées » par lesquelles ils font part de leur décision vis-à-vis des moyens artificiels d'alimentation (en général, pour les refuser).

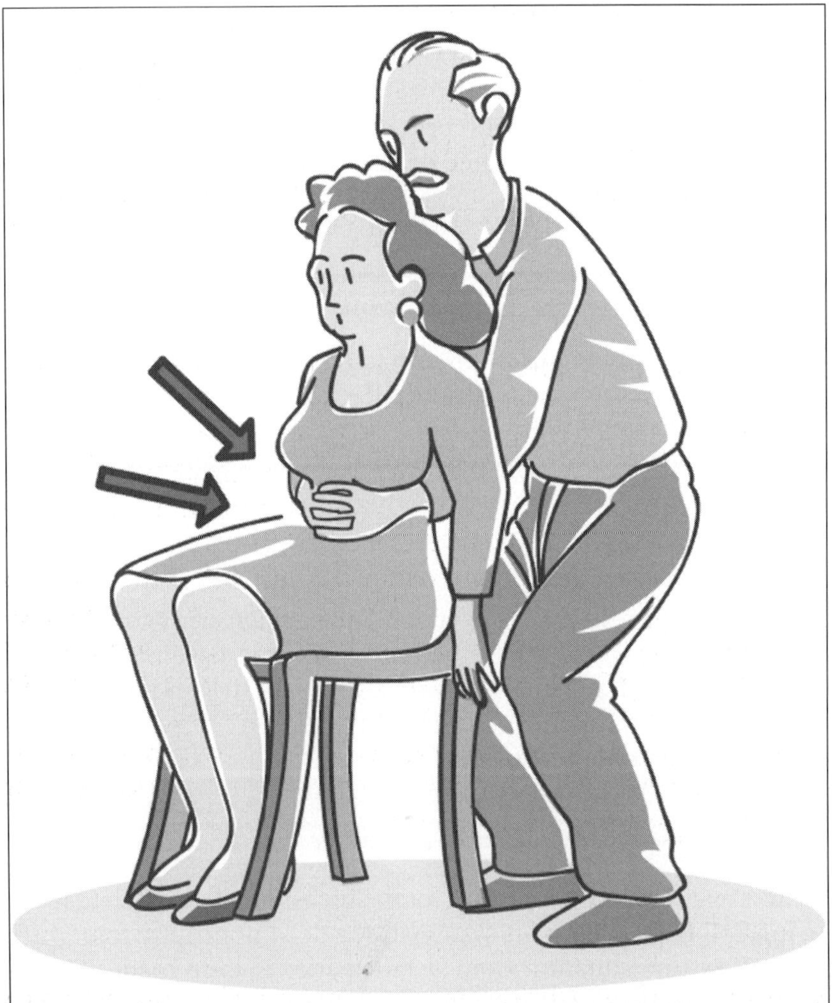

Figure 23. Manœuvre à pratiquer si le malade s'étrangle ou s'étouffe (quand il ne peut pas tousser, parler, respirer).

Quand il est totalement dépendant

Il arrive un moment, au cours de l'évolution, où votre proche deviendra totalement dépendant de vous pour s'alimenter.

Rappelez-vous les points suivants :

- mettez-le en position assise et non à demi couché. La position assise est nécessaire pour mastiquer, avaler et digérer correctement,
- assurez-vous qu'il est bien calé sur les côtés et ne risque pas de tomber,
- disposez sur lui une serviette large pour protéger les vêtements,
- asseyez-vous à son côté et dédiez-lui toute votre attention :
  - appelez-le souvent par son prénom,
  - soyez attentif à chaque bouchée : un mot, l'effleurement de ses lèvres avec le bord d'une tasse ou d'une cuillère est suffisant pour déclencher le réflexe de manger,
  - prenez le temps nécessaire : le temps de lui mettre les aliments dans la bouche, le temps qu'il mastique, le temps qu'il avale... et le temps de respirer entre deux bouchées,
- soyez attentif aux signes qui traduisent son plaisir ou sa satiété,
- soyez prêt à changer de plat s'il ne lui plaît pas,
- parlez-lui : de ce qu'il mange, de ce qui se passe ce jour-là, de sa vie, de ses meilleurs souvenirs. Recréez la dimension sociale des repas même en cas de dépendance totale.

Comment planifier une journée ?

Chacun organise sa journée comme il l'entend. Elle comporte, bien sûr, les activités de base de la vie quotidienne mais aussi des activités de loisirs (voir chapitre 10).

Il est utile d'essayer de planifier la journée pour mieux vous organiser... en vous rappelant que la notion de routine est importante.

Chaque journée comporte des « passages obligés » (la toilette, l'habillage, les repas...) et des espaces de temps que vous occuperez en fonction des possibilités du malade... et des vôtres.

Voici la planification d'une journée-type qui peut servir de référence.

- Au moment de se lever :
  - dites-lui affectueusement bonjour et demandez-lui s'il a bien dormi,
  - demandez-lui d'aller aux WC ou conduisez-le systématiquement,
  - aidez-le à faire sa toilette et à s'habiller.
- Petit-déjeuner : demandez-lui de vous aider à préparer le petit-déjeuner (par exemple, mettre et débarrasser la table).
- Pendant la matinée :
  - faites-le participer, dans la mesure de ses moyens, aux activités domestiques : peler les légumes, enlever la poussière, aider à faire le lit...,
  - parlez-lui et commentez ce que vous faites,
  - ne le perdez pas de vue,
  - faites-lui faire quelques exercices physiques (voir chapitre 10),
  - demandez-lui de vous aider à mettre la table pour le déjeuner.
- Après le déjeuner : prévoyez une sieste (pas assez longue pour qu'elle l'empêche de dormir le soir).
- Dans l'après-midi :
  - programmez une sortie : une promenade, des courses, une visite à un ami... (voir chapitre 10),
  - au retour, commentez avec lui ce qui s'est passé,
  - faites-le participer à la préparation du repas du soir (pas trop copieux),
  - prévoyez une séance de télé...
- Au moment de le coucher :
  - demandez-lui d'aller aux WC ou conduisez-le systématiquement,
  - aidez-le à se déshabiller, à mettre son pyjama ou sa chemise de nuit et à ranger ses vêtements dans l'armoire,
  - rappelez-lui les événements agréables de la journée,
  - dites-lui bonsoir en l'embrassant tendrement.

Rappelez-vous !

- Organisez ses repas selon une routine bien établie.
- Équilibrez et variez son alimentation.
- Faites-le boire suffisamment.
- Ne passez aux aliments mixés ou liquides qu'en cas de réelle nécessité.
- Laissez-le au maximum se débrouiller seul même s'il mange avec les doigts.
- Faites des repas un moment qui favorise les relations sociales avec le reste de la famille.

9. Comprendre et gérer les modifications du comportement

- Quelles sont les modifications du comportement et de l'humeur qui peuvent se manifester dans la journée ?
- Que sont les activités nocturnes ?
- Comment gérer les réactions violentes et les agressions ?
- Comment diminuer les risques de fugue et d'errance ?
- Peut-on changer ses comportements ?

Avec les troubles de mémoire, les modifications du comportement sont présentes dès le début de la maladie. Elles vont s'accentuer progressivement au fil de l'évolution.

À ce stade, votre proche ne peut plus exprimer ses sentiments et ses émotions comme le font les gens normaux. Il a recours à des comportements inhabituels et étranges, parfois dangereux, souvent difficiles à supporter pour vous faire comprendre que quelque chose ne va pas.

Il est important de comprendre la signification de ces comportements. Elle est complexe.

Les lésions de la maladie, lorsqu'elles touchent certaines régions du cerveau entraînent des perturbations de la vie affective dont le malade n'est pas responsable.

Mais il faut considérer deux éléments qui sont également importants.

- Les difficultés créées par la maladie sont plus ou moins bien acceptées par le malade en fonction de sa personnalité. Elles vont générer de l'angoisse, des réactions dépressives. Sa dépendance vis-à-vis de vous est souvent mal vécue et source d'irritabilité. Certains comportements témoignent de sa façon à lui de vous faire savoir qu'il a besoin de vous, qu'il se sent dépassé par la situation qu'il est en train de vivre, qu'il se sent perdu.
- D'autre part, ces comportements sont plus ou moins bien supportés par vous-même. Votre attitude face à ces difficultés, votre humeur va retentir sur la sienne. Êtes-vous fatigué, irrité, en colère (souvent à juste titre), votre proche le sera aussi. Êtes-vous calme, détendu, lui aussi le sera. Ainsi, il existe un lien étroit entre malade et aidant, le moral de l'un retentissant sur le moral de l'autre et réciproquement.

Ces modifications du comportement et de l'humeur ne sont jamais intentionnelles et dirigées contre vous. Il ne le fait pas « exprès » pour vous embêter.

Certaines modifications sont simplement gênantes pour ceux qui entourent le malade, d'autres peuvent avoir des conséquences graves. Mais toutes peuvent poser des problèmes, rendre difficile la convivialité et augmenter les tensions et le sentiment de stress.

Il faut les connaître et savoir comment les gérer.

Ce chapitre envisage les modifications du comportement et de l'humeur les plus habituelles. Mais chaque malade est un cas particulier. Des modifications peuvent se manifester chez lui qui n'apparaîtront jamais chez d'autres.

Dans tous les cas, ne restez pas seul face à ces nouveaux comportements, souvent déroutants, toujours irritants, parfois dangereux. Ouvrez-vous en à vos proches et n'hésitez pas à consulter votre médecin. Il peut vous aider à comprendre, à gérer la situation et, dans certains cas, prescrire des médicaments qui pourront améliorer la condition de votre proche.

Pendant la journée

Une situation habituelle

« Il essaye de cacher ses oublis en donnant de fausses raisons ». « Elle chemine sans cesse d'un côté à l'autre de la pièce... pendant des heures, elle refait toujours le même trajet ». « Il demande l'heure à chaque instant... même quand on lui a répondu ». « Elle vous suit à travers la maison sans jamais vous laissez en paix ». « Il est triste ou inquiet ». « Elle a pris l'habitude de cacher les choses, les clés, les ciseaux, le carnet du téléphone... et quand je l'interroge, elle dit qu'elle ne les a jamais pris ».

Que faire ?

Quand votre proche minimise ou refuse d'accepter ses oublis et ses pertes de mémoire

La minimisation des troubles est fréquente, dès le début de la maladie. Elle augmente avec sa progression pour se traduire, parfois, par une négation complète de la maladie.

Cette méconnaissance peut être une bonne chose parce qu'elle lui permet de garder le moral. Mais elle est très difficile à vivre par l'entourage car le malade refuse de reconnaître ses difficultés et d'être aidé.

Mais, attention ! Il peut brusquement prendre conscience de sa déchéance et manifester sa souffrance.

Quelle stratégie adopter ?

Ne tentez pas de le raisonner

Il essaie de donner de fausses justifications à ses oublis, voire d'en faire porter la responsabilité à d'autres.

Il ne sert à rien de le raisonner.

Rappelez-lui systématiquement où sont les objets qu'il utilise plusieurs fois par jour : ses lunettes, son livre, son ouvrage, ses habits.

Mais attention ! Multiplier les exercices, lui poser sans cesse des questions pour faire travailler sa mémoire, c'est aussi lui rappeler ses déficits et le mettre en échec, donc accroître son irritabilité et la baisse de l'estime de soi. Il est préférable que ce travail se fasse sous le contrôle de professionnels (psychologues, orthophonistes, centres de jour).

Il va et vient sans cesse (déambulation)

C'est un comportement très fréquent. Pendant des heures, il se livre à un va-et-vient incessant, toujours sur le même trajet. Cette déambulation peut exprimer son inquiétude, son sentiment d'insécurité, la perte de ses repères ou l'absence d'exercices physiques.

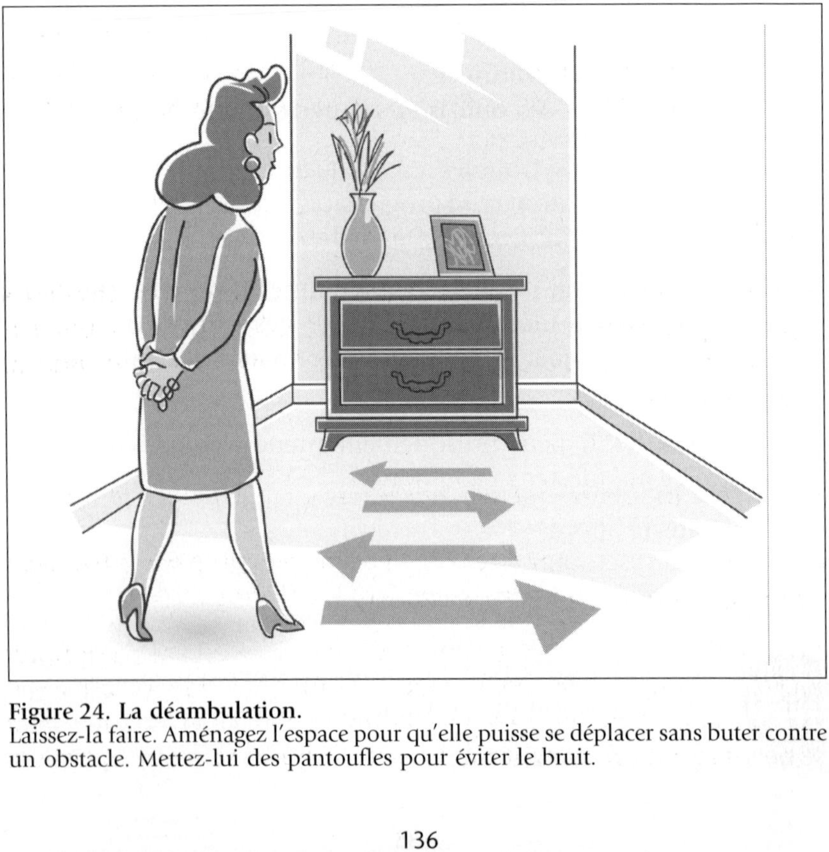

Figure 24. La déambulation.
Laissez-la faire. Aménagez l'espace pour qu'elle puisse se déplacer sans buter contre un obstacle. Mettez-lui des pantoufles pour éviter le bruit.

Quelle stratégie adopter ?

Laissez-le faire

C'est un comportement qui peut énerver l'aidant et les autres membres de la famille mais qui ne présente aucun danger. Laisser votre proche déambuler.

Si ce comportement se manifeste la nuit, prenez la précaution de lui mettre des pantoufles (qui prennent bien le pied) à semelles de caoutchouc. Ni vous ni les les voisins ne seront dérangés par le bruit.

Aménagez-lui l'espace nécessaire

Quand vous réorganiserez votre maison ou votre appartement, pensez à dégager un espace, libre de meubles et d'obstacles (un tapis, un tabouret...), soit dans sa chambre soit dans le couloir pour qu'il puisse y déambuler sans problème.

Prévoyez des promenades

Souvent, la déambulation traduit un besoin d'exercices physiques qui n'est pas satisfait. Prévoyez des promenades régulières, une par jour si possible (voir chapitre 10). Le meilleur moment se situe au cours de l'après-midi.

Il répète toujours les mêmes questions ou les mêmes gestes

Voilà encore un comportement de votre proche particulièrement irritant pour tous ceux qui vivent avec lui (Figure 25).

Pourquoi vous pose-t-il toujours la même question ? Pourquoi répète-t-il toujours le même geste ? D'abord, il fait ce qu'il sait encore faire. Pour lui, c'est une façon de s'affirmer, de dire qu'il existe, d'être dans la réalité. S'il répète toujours la même question, il est manifeste que le sujet l'intéresse et, dans la mesure du possible, il faut répondre à son inquiétude.

Quelle stratégie adopter ?

Laissez le faire

Il ne sert à rien de lui expliquer l'inutilité de ses questions ou de ses gestes. Laissez-le faire.

C'est un comportement, certes irritant, mais qui ne présente aucun danger.

S'il vous demande l'heure, répondez en terme d'activité. Plutôt que de répondre « *il est midi* », dites-lui : « *il est l'heure de déjeuner* » ou, suivant le moment de la journée : « *il est l'heure de se laver, de dîner, de se promener...* ».

Ces activités quotidiennes sont pour lui un point de repère et de référence dans le déroulement de la journée alors que l'heure a perdu toute signification concrète.

S'il vous demande : « *est-ce que ma mère va venir me voir ?* », parlez-lui de sa mère (même si elle est décédée depuis longtemps).

Trouvez un substitut

Pour lui, vous êtes le garant de sa sécurité dans un monde qui lui est hostile. Il vous suit partout dans la maison : quand vous allez d'une chambre à l'autre, quand vous allez aux toilettes, quand vous désirez vous isoler pour souffler (Figure 26) :

- proposez-lui une activité de substitution qu'il aime bien réaliser. Pendant ce temps, il vous laissera tranquille. Faites-le sans avoir de remords. Le simple fait qu'il sache que vous êtes dans la maison l'apaise,
- essayez de trouver d'autres personnes (parents, amis, voisins...) qui puissent vous aider (quelques heures par semaine) et en lesquelles votre proche aura confiance. Peu à peu, il se sentira en sécurité avec elles.

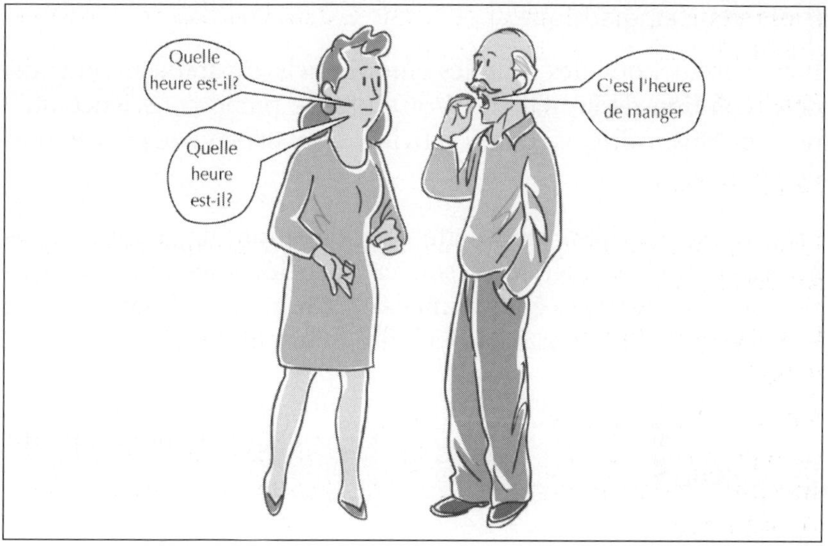
Quelle
heure est-il?
Quelle
heure
est-il?
C'est l'heure
de manger

Figure 25. La répétition des questions.
Répondez brièvement. Prenez des points de référence avec les activités de la journée.

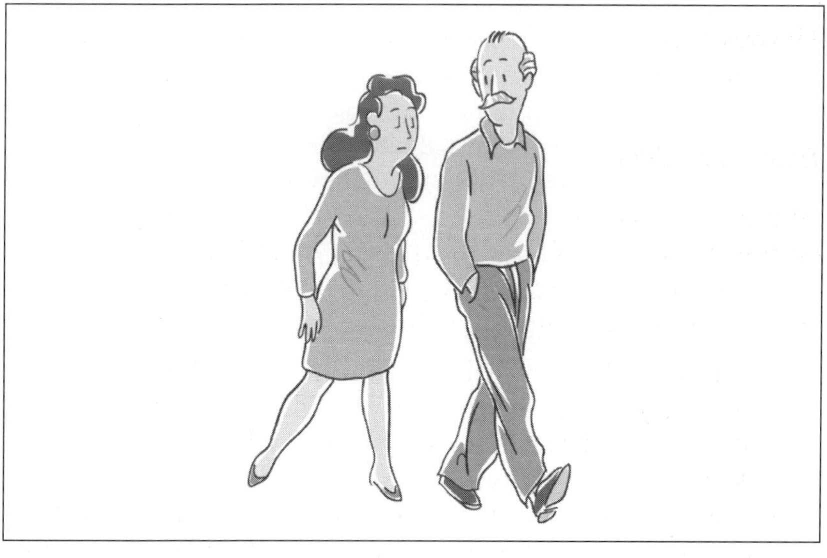

Figure 26. La répétition des gestes.
Elle vous suit partout. Trouvez-lui une activité de substitution. À moyen terme, cherchez quelqu'un qui puisse vous aider.

Il est triste et apathique

Il est habituel que des troubles émotionnels apparaissent au cours de l'évolution de la maladie. Votre proche prend conscience qu'il ne peut plus réaliser certaines activités, qu'il dépend de plus en plus de vous.

Très tôt, se manifeste une perte de motivation, un désintérêt vis-à-vis des activités antérieures, souvent associés à une moindre réaction aux circonstances émotionnelles. Cette apathie s'aggrave au fur et à mesure : il ne veut plus rien faire, refuse de sortir.

Cette situation peut être très éprouvante pour l'aidant car elle accentue l'isolement social tout en constituant pour lui une frustration.

Quelle stratégie adopter ?

- Proposez-lui des activités programmées pour remonter son estime personnelle, pour qu'il se sente utile et intégré dans la vie (voir chapitre 10).
  Il est important de le pousser à réaliser toutes les activités dont il est capable, en faisant attention à ne pas le mettre dans des situations d'échec qui raviveront son angoisse. Si l'apathie est une conséquence de la maladie, elle est aussi une mesure de protection contre l'échec et la détérioration de l'image de soi par rapport aux autres.
- Parlez-en à votre médecin si l'état de son humeur persiste malgré vos tentatives de l'animer.
  L'anxiété, les réactions dépressives sont fréquentes au cours de la maladie d'Alzheimer. La survenue d'une vraie dépression est plus rare. Il s'agit d'une autre maladie qui peut se traiter (avec des antidépresseurs). N'attendez pas.
- Attention ! Son refus de participer à certaines activités peut témoigner qu'elles sont vécues comme un danger ou un échec. Autant il est utile de le stimuler pour des activités qu'il est capable de faire, autant il faut éviter de le pousser à faire ce qu'il ne se sent pas capable de faire.

Il est nerveux et inquiet

C'est aussi un état habituel au cours de l'évolution de la maladie.

Quelle stratégie adopter ?

- Évitez de le raisonner. Souvent, il n'y a pas de raison apparente qui explique ce trouble. Il faut réaliser que les difficultés que rencontre le malade du fait de sa maladie modifient la perception qu'il a de lui-même et sont sources d'angoisse. « *Que vais-je devenir ? Je ne suis plus bon à rien* ».
  La désorientation (dans le temps et dans l'espace) génère un sentiment d'insécurité et d'anxiété. Il ne sert à rien d'essayer de lui expliquer qu'il n'a rien à craindre. Vous perdrez votre temps et vous risquer de le mettre en colère.
- Transmettez-lui calme et tranquillité. Essentiellement par votre attitude, le son de votre voix. S'il sent votre inquiétude et votre nervosité, il sera inquiet et nerveux.
  Si le trouble persiste, parlez-en avec votre médecin. Il existe des médicaments qui peuvent le soulager. C'est à votre médecin de décider le traitement et de choisir le médicament adéquat.
  Mais attention, les médicaments qui calment l'angoisse ont aussi un effet sédatif qui n'améliore pas les choses. Il faut y avoir recours avec précaution, en les réservant aux moments les plus difficiles et en évitant une administration permanente.

Il présente des hallucinations ou des idées délirantes

Votre proche peut voir, entendre ou sentir des choses qui n'existent pas (hallucinations) ou exprimer des craintes ou des pensées qui ne sont pas en rapport avec la situation vécue (idées délirantes).

Quelle stratégie adopter ?

- Ne paniquez pas. La plupart des hallucinations sont sans danger.

- Consultez votre médecin si elles sont, pour lui, source d'angoisse et de menaces car il existe des traitements pour le soulager.
- En tout cas, ne tentez pas de le conforter en lui donnant raison ni de nier l'existence de ce qu'il ressent. Contentez-vous de le tranquilliser.

Il cache les objets

Il est fréquent que le malade prenne des objets, les place dans les endroits les plus inattendus, les oublie et ne réponde pas ou nie quand vous le questionnez. Gardez ce comportement en tête quand vous aménagerez la maison (voir chapitre 7).

Quelle stratégie adopter ?

- Ne laissez pas à sa portée des objets importants. Les clés de la voiture, celles de la maison, le chéquier, les factures, les reçus, votre portefeuille... Tout doit être mis hors de sa portée et, si possible, sous clé. La disparition d'un ouvre-boîtes ne vous préoccupera pas comme celle de vos papiers d'identité.
- Aménagez la maison pour réduire le nombre des cachettes... et retrouver plus facilement les choses. Enlevez les coussins, fermez vos armoires à clé, éliminez les tiroirs trop faciles à ouvrir.
- Apprenez à regarder sous les matelas, sous les meubles, dans ses pantoufles. Vous pouvez retrouver ce que vous cherchez dans les endroits les plus incongrus.
- Ne jetez pas la poubelle sans en avoir examiné le contenu.
- Ne le grondez pas. Pensez toujours qu'il ne le fait pas de façon intentionnelle pour vous ennuyer.

Il ne reconnaît plus son aidant et les membres de sa famille

Il arrive, au cours de l'évolution de la maladie, que le malade ne reconnaisse plus les personnes qui l'entourent, y compris son aidant principal, et qu'il déclare vouloir rentrer chez lui vous retrouver alors que vous êtes à son côté chez vous.

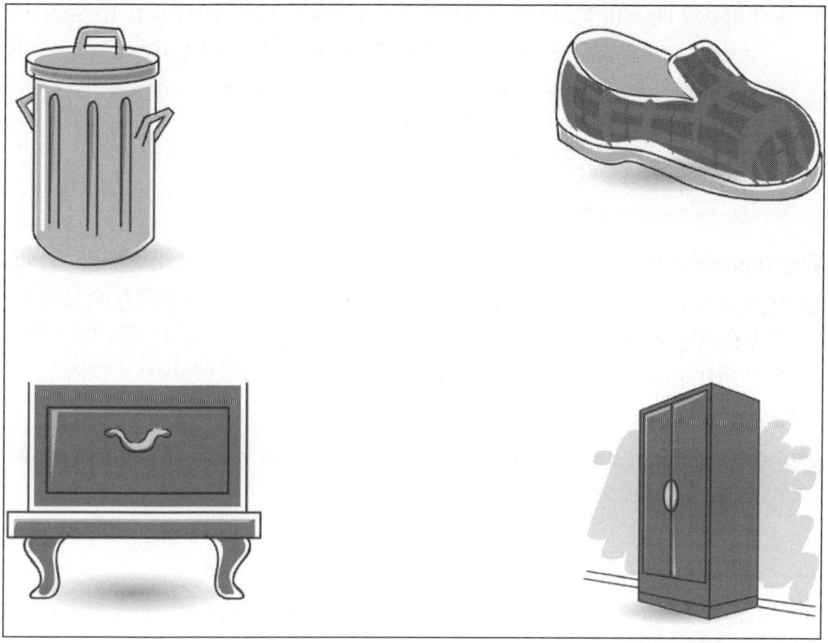

Figure 27. Les endroits où il faut chercher en cas de disparition d'un objet. Votre proche peut cacher les objets dans les endroits les plus inattendus. Essayez de réduire le nombre des cachettes possibles. Ne jetez rien (en particulier les sacs poubelle) sans en avoir vérifié le contenu.

Quelle stratégie adopter ?

- Ne le vivez pas comme un échec. C'est un moment particulièrement douloureux *(« et toi, qui tu es ? »)* que l'aidant ne doit pas vivre comme un échec. C'est un trouble lié à la maladie.
- Il ne sert à rien de lui rappeler le nom des personnes qu'il a oubliées. Le plus souvent ce trouble est transitoire, il suffit de sortir quelques instants de la pièce et de revenir pour que tout se rétablisse.

Pendant la nuit

Le malade fait souvent passer des nuits difficiles à ceux qui l'entourent. Plusieurs facteurs expliquent qu'il dorme moins :

- l'âge. Les sujets âgés dorment moins longtemps (en moyenne 5 heures) que les jeunes (en moyenne 7 à 8 heures),
- la diminution de l'exercice physique dans la journée,
- l'inquiétude et l'anxiété,
- les réveils nocturnes qui génèrent la peur,
- les périodes de somnolence pendant la journée.

On parle d'« activités nocturnes » ou d'inversion jour-nuit car, souvent il met à profit la nuit pour se livrer à toute une série d'agissements qui vont perturber le sommeil des autres (y compris celui des voisins). À ce rythme, personne ne résiste plus de 10 jours.

Or l'aidant principal doit pouvoir se reposer alors qu'il a passé une grande partie de la journée à s'occuper de son malade. Il faut donc trouver une solution.

Une situation habituelle

« Il se réveille brutalement, il a peur, il crie, se lève et se met à déambuler dans sa chambre ». « Elle se lève, va à la cuisine pour boire, remplit le verre d'eau, en répand la moitié par terre ». « Il se lève, vient dans votre chambre, vous réveille, vous demande qui vous êtes et ce que vous faites là ». « Elle se lève et décide de rentrer chez elle, sort une valise et commence à y entasser ses vêtements ». « Il fait du bruit. Je vais le voir et je le trouve à moitié habillé parce qu'il veut rentrer chez sa mère ».

Que faire ?

N'attendez pas pour en parler avec votre médecin

La personne qui dédie toute la journée à la prise en charge de son proche doit dormir et se reposer pour pouvoir continuer sa tâche.

Il n'y a pas que le fait d'être réveillé. Il faut aussi ranger tout ce qu'il a pu mettre en désordre.

Le meilleur moyen pour lutter contre cette situation est de lui faire pratiquer une activité physique suffisante pendant la journée : fatigué, il s'endormira mieux.

Il faut également veiller à ce que l'endormissement soit précédé d'une période de calme, qu'il ne fasse pas trop chaud dans la chambre.

Lorsque tous ces moyens échouent, parlez-en sans attendre à votre médecin. Il existe des médicaments (voir chapitre 16) qui peuvent faciliter le sommeil.

Pour aider votre médecin à choisir le médicament le plus adéquat, notez les heures où votre proche se réveille le plus souvent et précisez-lui :

- s'il a du mal à s'endormir,
- s'il se réveille au début ou au milieu de la nuit,
- s'il se réveille très tôt le matin.

Quelle stratégie adopter ?

Prévenez les conséquences, parfois potentiellement graves, de ses réveils nocturnes :

- fermez les portes qui donnent sur l'extérieur de façon à ce qu'il ne puisse pas les ouvrir (mais, vous, vous devez pouvoir les ouvrir facilement),
- fermez les fenêtres avec un système similaire,
- équipez le frigidaire d'un système de fermeture pour qu'il ne puisse pas y accéder la nuit (ou en votre absence),
- installez dans sa chambre une veilleuse de façon à ce qu'il voie où il est en cas de réveils nocturnes (voir chapitre 7), car l'obscurité facilite l'angoisse et l'agitation.

Agissez pendant la journée pour préparer une bonne nuit

- Proposez-lui dans la journée un programme d'exercices physiques (voir chapitre 10),

- planifiez une promenade, peut-être un peu plus longue que d'habitude, dans l'après-midi, selon un itinéraire et un horaire toujours identiques,
- réduisez les périodes de somnolence pendant la journée. Ne le laissez pas s'assoupir dans son fauteuil. Il vaut mieux une sieste de 20 à 30 minutes après déjeuner que des quarts d'heure répétés de somnolence tout au long de l'après-midi.

Rappelez-vous que la somnolence dans la journée peut résulter des médicaments qui lui ont été prescrits (par exemple, certains tranquillisants). Mentionnez ce fait à votre médecin.

Faites-le uriner avant de se coucher

Les gens âgés, en particulier les hommes, urinent fréquemment pendant la nuit. C'est une des raisons pour laquelle ils se réveillent. Emmenez-le systématiquement aux WC avant de se coucher.

Prenez certaines précautions quand vous lui parlez la nuit

La nuit lui fait peur. L'ombre du rideau qui bouge, un bruit inhabituel, sont suffisants pour qu'il devienne nerveux, anxieux et agité.

Quand vous l'abordez (par exemple dans la cuisine où il est allé pour manger), faites-le :

- de face,
- les yeux dans les yeux,
- en lui rappelant qui vous êtes,
- en lui parlant doucement.

Rappelez-lui que c'est la nuit

Il a perdu la notion du temps. Le mot « nuit » n'a plus de signification. Montrez-lui qu'il fait noir dehors et que c'est l'heure de dormir, que tout le monde dort.

Raccompagnez-le dans sa chambre si vous l'avez découvert dans une autre pièce

Parlez-lui gentiment et calmement. Essayer de le recoucher. Si vous n'y parvenez pas, proposez-lui une activité de substitution (voir chapitre 10).

Comment gérer les réactions violentes et les agressions ?

- Contrôlez la situation.
- Abandonnez tout raisonnement logique.
- Mettez-vous hors d'atteinte s'il veut vous frapper.
- Cherchez ce qui les déclenche.
- N'ayez pas honte.
- Consultez votre médecin.

La personne atteinte de la maladie d'Alzheimer perd la notion du temps (les heures de la journée, le rythme jour-nuit), la notion d'espace (elle ne sait plus bien où elle est) et celle de réalité.

Elle réagit de façon disproportionnée à des situations qui, pour nous, sont anodines. Tantôt en pleurant, criant, tapant du pied, tantôt en devenant irritable, agressive.

Cette agressivité demeure le plus souvent verbale (elle se met en colère, elle utilise des gros mots, lance des injures...). Elle est beaucoup plus rarement physique (elle essaie de frapper ceux qui l'entourent et d'abord son aidant), la violence physique ne survenant que dans des situations particulières de confrontation.

Le malade n'est plus capable d'adapter sa réaction à la situation qu'il vit : il perçoit une menace, un danger là où ils n'existent pas.

Ces réactions ont trois conséquences :

- elles perturbent l'aidant qui se demande ce qu'il a bien pu faire pour les déclencher ou les motiver,
- elles créent une situation de stress qui rend la vie à la maison intenable,
- elles peuvent être potentiellement dangereuses pour l'aidant, pour le malade et pour les autres membres de la famille.

Une situation habituelle

« Je l'emmène se promener en voiture. Elle ouvre la fenêtre, crie au secours en disant qu'on l'enlève ». « Il crie, pleure, se met à donner des coups de pied dans la porte ». « Elle m'injurie (avec des gros mots qu'elle n'utilise pas d'habitude) et m'accuse de vouloir la tuer ». « Il ne me reconnaît plus, me prend pour un étranger et veut me frapper ».

Que faire ?

Pour celui ou celle qui a pris en charge le malade, ces réactions sont difficiles à supporter ; elles le révoltent et lui font de la peine, sans parler de la fatigue et du stress qu'elles génèrent.

Contrôlez la situation

Il faut considérer votre proche comme un enfant qui a des peurs incontrôlables. Prenez-le dans vos bras, parlez-lui doucement, caressez-le. Consolez-le s'il est triste.

Ne vous éloignez pas. Restez dans son champ visuel.

Dites-vous que ce n'est pas la personne que vous aimez qui vous agresse, mais le malade.

Abandonnez tout raisonnement logique

Il ne sert à rien de lui expliquer qu'il s'est trompé, que vous, vous avez raison, que ce que vous faites est pour son bien. Ne tentez pas de vous justifier. Le seul résultat serait d'augmenter son irritation et sa colère.

Mettez-vous hors de portée en cas de tentative d'agression physique

Si votre proche tente de vous frapper, mettez-vous hors de sa portée de telle façon qu'il puisse continuer à vous voir sans vous atteindre. En général, son agressivité se calmera rapidement et il oubliera le motif de sa colère.

Oubliez, vous aussi, cet instant et n'en faites jamais état devant lui.

Cherchez ce qui les déclenche

Votre proche utilise ce genre de réactions pour vous faire savoir que quelque chose ne va pas, qu'il a peur, qu'il est angoissé par un fait, un geste, une situation qu'il ne comprend pas.

Presque toujours, il y a une raison qui déclenche ces réactions. Cherchez-la.

La découvrir permet de prévenir l'apparition de ces moments particulièrement douloureux. Il faut éviter les situations de confrontation, par exemple, de s'opposer physiquement à son désir de quitter la maison *« pour retourner chez lui »*. Devant ce type de situation, il est préférable de vous éloigner... et d'avoir une porte fermée à clé.

Mais il existe d'autres causes possibles.

S'agit-il de la visite d'une personne qu'il n'aime pas ? D'une personne qui lui pose des questions auxquelles il se sent incapable de répondre ? Lui avez-vous demandé de faire quelque chose qu'il n'arrive pas à faire ? A-t-il eu peur d'un bruit insolite, d'une émission de télé particulièrement bruyante ? Prend-il les autres membres de la famille pour des étrangers qui lui veulent du mal ?

N'ayez pas honte

Si ces réactions se déclenchent en public ou devant témoins, vous pouvez vous trouver dans une situation à priori embarrassante. N'ayez pas honte. Gardez votre calme et expliquez brièvement qu'il s'agit d'une maladie. Dites qu'il a la maladie d'Alzheimer. Le mot « Alzheimer » est connu de presque tout le monde.

Consultez votre médecin

Ces réactions sont traumatisantes pour l'aidant et pour toute la famille. Elles créent une ambiance permanente de peur. Elles rendent la vie à la maison impossible.

Parlez-en à votre médecin. Certains médicaments peuvent aider à les calmer et les contrôler (voir chapitre 16).

Réduire les risques d'errance et de fugue

Ce qu'il faut faire avant que la situation ne se produise :

- prévenir les voisins et les commerçants du quartier
- munir votre proche d'un identificateur
- lui enlever tous les documents et papiers importants qu'il pourrait perdre

Ce qu'il faut faire si elle se produit :
- ne pas céder à la panique
- faire le tour du quartier
- être prêt à donner sa description à la police

Ce qu'il faut faire pour empêcher la situation de se reproduire :
- savoir ce qui s'est réellement passé
- programmer des sorties

Votre proche perd la notion du temps (heures, jour-nuit, mois, années...), mais aussi celle de l'espace. C'est ce qu'on appelle la « désorientation ».

Mais il les perd progressivement. Les automatismes (par exemple, le chemin de la maison au marché, à l'église, au parc, au bar-tabac...) qui sont longtemps conservés peuvent donner à l'aidant et à la famille une fausse notion des capacités de leur proche à s'orienter. Aussi n'est-il pas rare qu'il se perde et erre à un moment où personne ne s'y attend.

Une situation habituelle

« Il est sorti pour aller se promener dans le quartier qu'il connaît bien. Mais il ne rentre pas à l'heure prévue ». « Elle était à côté de moi dans le supermarché. D'un seul coup, elle a disparu ». « Il se lève la nuit, ouvre la porte de la maison, sort en pyjama et disparaît ».

Que faire ?

Les fugues et l'errance peuvent avoir des conséquences très différentes selon le contexte dans lequel elles se produisent. Se perdre dans un village où tout le monde se connaît et se perdre dans une ville où la circulation est intense, et l'anonymat la règle, ne comportent pas les mêmes dangers.

Le comportement erratique ou l'attitude bizarre du malade peuvent faire croire que l'on a affaire à un ivrogne ou un drogué. Il court des risques importants.

Mais ce n'est pas le seul aspect du problème. La disparition brutale du malade crée chez l'aidant un sentiment d'intense angoisse, voire de panique... et souvent de culpabilité : *« C'est ma faute. J'aurais dû mieux le surveiller ».*

Personne n'est à l'abri de ce type d'incident.

Il peut survenir quand on s'y attend le moins. Aussi faut-il prendre une série de mesures qui en limiteront l'apparition ou les conséquences (Figure 28).

Quelle stratégie adopter avant que cette situation ne se produise ?

- Prévenez vos voisins et les commerçants qui sont proches de votre domicile. N'ayez pas honte de leur dire que votre proche est malade (mentionnez la maladie d'Alzheimer) et qu'il peut se perdre. Choisissez les commerçants qui sont installés sur ses trajets habituels. Donnez-leur votre numéro de téléphone (y compris celui de votre mobile) et demandez qu'ils vous appellent s'ils aperçoivent votre proche seul dans la rue.
- Munissez-le d'un identificateur. Un bracelet ou une médaille, voire un identificateur qui puisse se coudre à l'intérieur du vêtement et qui donnera les informations nécessaires : prénom et nom, adresse et numéro de téléphone où l'on peut vous joindre.
  Il existe actuellement des systèmes qui permettent, par GPS, la localisation du malade en cas d'errance (informez-vous auprès de l'association de familles la plus proche de votre domicile).
- Évitez de lui confier des papiers importants ou des documents personnels (carte d'identité, passeport...). Il risque de les perdre.

Quelle stratégie adopter si elle se produit ?

- Ne cédez pas à la panique. Prenez les choses avec calme et logique (il est conseillé d'avoir déjà envisagé cette situation comme un scénario possible).
- Faites un tour rapide du quartier et des endroits où votre proche va habituellement. Demandez aux personnes que vous connaissez si on l'a aperçu.
- Soyez prêt à donner son signalement à la police.

Ayez à portée de la main les numéros de téléphone dont vous aurez besoin (commissariat le plus proche, gendarmerie...) pour communiquer sa disparition.

Soyez en état de fournir une photo récente qui puisse éventuellement être diffusée. Rappelez-vous comment il était vêtu au moment de sa disparition.

Quelle stratégie adopter après qu'elle se soit produite ?

Essayer de savoir ce qui s'est réellement passé

La fugue ou l'errance est une réaction dans laquelle intervient un facteur de panique. Il est fréquent que le malade quitte le domicile pour « revenir à la maison » car il ne reconnaît pas son domicile.

Essayez de savoir pourquoi.

Avez-vous changé de domicile récemment ? Avez-vous fait des modifications importantes de son cadre de vie ? Posez-vous la question de savoir si votre proche n'a pas l'impression d'être surveillé en permanence ? S'est-il échappé pour fuir les tâches quotidiennes que vous lui demandez de faire et qu'il ne se sent plus capable de réaliser ?

Interrogez-vous. La découverte d'une explication à son geste vous permettra de réduire les possibilités d'une nouvelle escapade.

Programmez des sorties

Promenez-le de façon régulière, en suivant un itinéraire bien défini. Les sorties le calmeront et l'effort physique favorisera son sommeil.

Tenez compte de ses goûts dans le choix des sorties. Certaines personnes préfèrent se promener dans un parc, d'autres dans un centre commercial (voir chapitre 10).

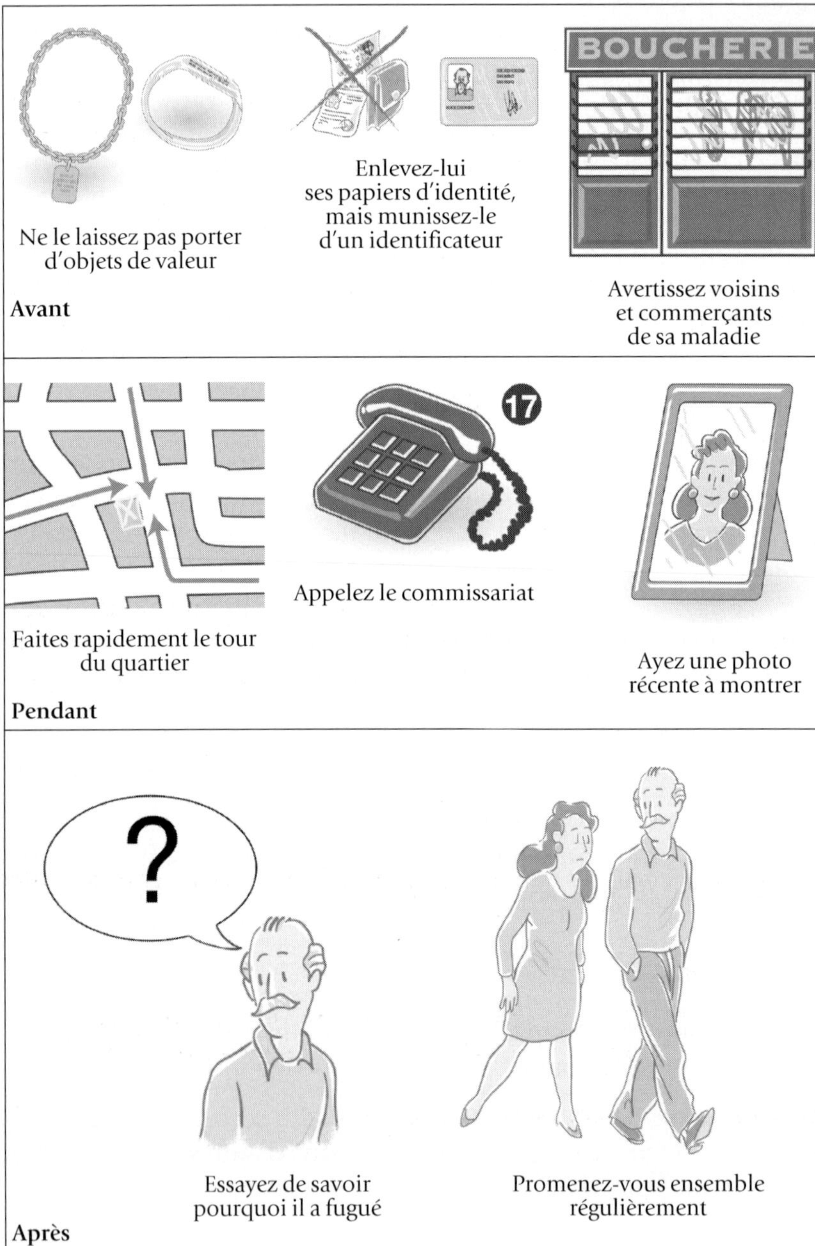

Figure 28. Ce qu'il faut faire avant, pendant et après une fugue ou une errance.

Peut-on changer ces comportements ?

Il existe certes des médicaments qui sont actifs pour contrôler certaines modifications du comportement : dépression, anxiété, hallucinations et, dans une certaine mesure, irritabilité.

En revanche, les médicaments sont peu ou pas actifs sur d'autres comportements : agitation, méconnaissance des troubles, fugues. Mais, dans l'ensemble, même les médicaments actifs ne sont pas dépourvus d'inconvénients, en particulier s'ils sont pris de façon continue. Il faut souligner que beaucoup de manifestations sont sensibles à la conduite de l'aidant.

Agissez de la façon suivante :

Ne discutez jamais

Il ne sert à rien d'essayer de lui démontrer qu'il doit changer d'attitude. Il ne raisonne plus selon votre logique et les arguments n'ont aucune prise sur lui. Au contraire, vous risquez de déclencher une réaction agressive.

Tenez-vous en à un seul comportement

Choisissez celui qui vous est le plus difficile de supporter pour tenter de le modifier. Ne vous dispersez pas.

Demandez aux autres personnes qui seront en contact avec lui d'adopter votre attitude et votre façon de faire

Obtenez leur collaboration sur ce point précis.

Persévérez

Vous n'obtiendrez rien si vous agissez de façon sporadique. Ou bien vous le laissez faire, ou bien vous adoptez toujours la même attitude quand se manifeste le comportement que vous désirez modifier. Sachez que cette stratégie prend du temps, qu'elle n'est pas une garantie de succès mais que la persévérance est votre seule arme.

Proposez-lui une activité de substitution

C'est encore la meilleure tactique. Si une grand-mère harasse un de ses petits-enfants, donnez-lui une poupée. Il y a de grandes chances qu'elle reporte sur elle son débordement d'affection.

S'il se réveille la nuit et se met à vous poser des questions, proposez-lui un jeu qu'il puisse faire seul, type solitaire.

De nombreuses activités de substitution sont possibles (voir chapitre 10). Utilisez votre imagination et tenez compte de ses goûts.

Ne culpabilisez pas

Si, néanmoins, il vous arrive de vous énerver contre lui, ne culpabilisez pas. Personne n'est parfait et il n'existe pas de relation, chez les gens les plus normaux, qui soit dépourvue de périodes de tension.

Rappelez-vous !

- Votre proche est désorienté dans le temps et dans l'espace.
- La fugue crée chez l'aidant un fort sentiment de culpabilité... tout à fait injustifié.
- Prenez vos précautions avant que l'incident ne survienne.
- Ne vous affolez pas : les cas de disparition sont rarissimes.
- Essayez toujours d'en discerner la cause éventuelle.

10. Comment occuper le temps libre de votre malade ? Les activités de loisirs

La journée : trop souvent une succession d'échecs

À quoi se résume la journée de quelqu'un qui souffre de la maladie d'Alzheimer ? À une succession d'oublis, à une série d'échecs dans les activités qu'il essayera de réaliser avec la conviction qu'il n'y arrivera pas.

Dans ces conditions, qui trouverait agréable de se lever le matin, de se bouger, de s'activer pour faire des choses ? Dans quel état se trouverait son estime personnelle ?

Mais quel n'est pas l'aidant qui s'est demandé, à propos de son proche : « *Qu'est-ce que je vais en faire cet après-midi ?* ».

Il y a des activités indispensables qui prennent beaucoup de temps : l'aider à faire sa toilette, l'habiller, le faire manger... Mais elles n'occupent pas la totalité de la journée.

Il y a des moments libres, surtout l'après-midi. Que faire ? Quelle activité choisir et lui proposer ? Comment arriver à ce qu'il l'accepte ? Comment faire pour qu'elle se termine bien et qu'il la ressente comme un succès ?

Enfin, pourquoi est-il meilleur de le stimuler à participer plutôt que de le laisser tranquille dans son fauteuil ou dans son lit ?

Quelles sont les répercussions de la maladie sur le déroulement des activités ?

La maladie d'Alzheimer provoque une dégénérescence des neurones. À mesure qu'ils meurent, les fonctions qu'ils assurent disparaissent (voir chapitre 3).

Mais cette évolution est très progressive. Les fonctions ne disparaissent pas brutalement. Pendant longtemps, le malade conservera des capacités mentales et physiques dont il faut tirer profit. Ce sont elles qu'il faut stimuler pour lui offrir une vie aussi proche que possible de la vie normale ou, au moins, lui en donner la sensation.

Pourquoi sont-elles importantes à réaliser ?

Le déroulement des activités offre de nombreux avantages :

- elles concourent au maintien de la capacité fonctionnelle, c'est-à-dire physique, du malade,
- elles diminuent la dépendance de celui-ci vis-à-vis de l'aidant,
- elles évitent l'ennui et, surtout, l'isolement,
- elles redonnent de l'estime personnelle quand le malade a le sentiment qu'elles sont réussies,
- elles minimisent les conséquences de la maladie sur la vie de tous les jours et lui donnent la possibilité d'utiliser les capacités mentales et physiques qui persistent encore.

En ce sens, elles peuvent être considérées comme faisant partie intégrante du traitement.

Les trois grandes règles de l'aidant

Pour que les activités répondent aux objectifs précédemment décrits, il est nécessaire que l'aidant applique trois grandes règles :

Règle 1 : les activités proposées doivent mettre en jeu les capacités mentales et physiques que votre proche possède encore

Il ne sert à rien de lui proposer des activités qu'il est incapable de réaliser. Le sentiment d'échec qu'il peut ressentir est susceptible de déclencher une réaction violente ou agressive motivée par la frustration de ne pas pouvoir les accomplir.

C'est le temps et l'expérience qui vous permetront de détecter les facultés mentales et physiques qui persistent chez votre malade et sur lesquelles vous vous baserez pour choisir et développer des activités. C'est la première clé pour en assurer le succès.

Marie a 68 ans et elle a été diagnostiquée de la maladie d'Alzheimer il y a trois ans. Elle a toujours été une bonne maîtresse de maison et elle aimait, en particulier, faire de la bonne cuisine.
Comme conséquence de sa maladie, son mari se substitue progressivement à elle pour les tâches domestiques et culinaires, tout en la faisant participer dans la mesure du possible.
En particulier, Marie a la responsabilité de faire la sauce de salade, parfois trop vinaigrée ou trop salée. Mais elle se sent si heureuse et si fière qu'il la laisse faire. Tous les jours, à l'heure des repas, il lui dit : « Marie, prépare la sauce de salade ». Marie sait quels sont les ingrédients qu'elle doit utiliser mais elle a du mal à se rappeler dans quel placard ils se trouvent. Aussi, son mari prend-t-il la précaution de les sortir et de disposer sur la table l'huile, le vinaigre, le sel, un bol et une cuillère.
Il a, spontanément, adapté l'environnement pour que l'activité de sa femme puisse se dérouler correctement.
L'autre jour, Marie n'a pas pu dévisser le bouchon de la bouteille d'huile. Elle a renversé la bouteille au-dessus du bol (le bouchon

toujours en place) et, voyant que l'huile ne coulait pas, elle l'a agitée dans tous les sens. La bouteille lui a échappé des mains et s'est brisée sur le carrelage. Marie est devenue nerveuse, s'est mise à crier et à taper des poings sur la table.
Après cet incident, son mari se charge lui-même de dévisser le bouchon avant d'appeler Marie pour qu'elle fasse la sauce. Il prend aussi la précaution de ne mettre dans la bouteille que la quantité d'huile nécessaire à la confection de la sauce du jour, ce qui évite un éventuel débordement et une sauce immangeable.
Marie est aussi contente qu'avant. À la maison, elle reste la « reine » des sauces de salade.

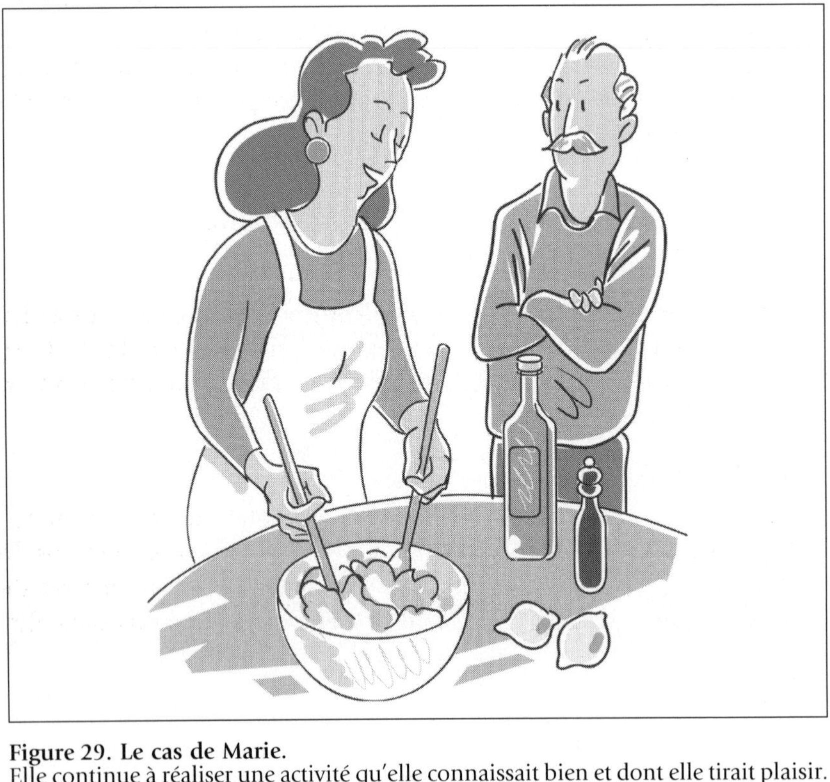

Figure 29. Le cas de Marie.
Elle continue à réaliser une activité qu'elle connaissait bien et dont elle tirait plaisir. Son mari a su l'adapter à l'évolution de la maladie.

Ce témoignage démontre que le mari de Marie :

- a choisi une activité que sa femme connaissait bien (elle n'a pas eu besoin d'apprendre quelque chose de nouveau) et qu'elle aimait réaliser. Faire la sauce de salade (et être utile à son mari) est très important pour son estime personnelle,
- s'est rendu compte qu'elle ne savait plus où se trouvaient les condiments dans la cuisine. Il a décidé de les préparer et de les mettre à sa disposition avant que sa femme ne commence à faire la sauce. En fait, il a fait disparaître une cause certaine d'échec et de frustration puisqu'elle n'est plus capable de les trouver seule (et elle s'en rend compte). Il a adapté l'activité aux capacités mentales et physiques que sa femme possède encore,
- a modifié la routine habituellement suivie à partir du moment où sa femme a été incapable de dévisser le bouchon de la bouteille d'huile. Il a adapté la routine à la progression de la maladie tout en sauvegardant sa participation à une activité qu'elle aime.

Règle 2 : l'aidant ne doit pas réaliser les activités à la place de son proche mais avec lui

À mesure que le degré d'autonomie diminue, que les gestes et les actes deviennent plus difficiles, il est tentant, pour l'aidant, de se substituer au malade pour les réaliser : on gagne du temps et on est sûr que cela sera bien fait.

C'est une erreur.

La personne atteinte par la maladie d'Alzheimer conserve pendant longtemps des facultés mentales et physiques qui lui permettent de participer au déroulement des activités. Le rôle de l'aidant est de l'aider à les réaliser sans se substituer à elle. Avec elle, pas sans elle.

*« **Jean-Pierre** a 71 ans et a été diagnostiqué de la maladie d'Alzheimer il y a deux ans. Il a toujours aidé sa femme dans certaines tâches ménagères, en particulier faire le lit, d'autant que sa femme souffre d'un lumbago et qu'elle apprécie l'aide de son mari.*
Depuis le début de sa maladie, Jean-Pierre n'a pas cessé de l'aider tous les jours mais ses gestes deviennent désordonnés. Il ne se rappelle plus l'ordre dans lequel il faut procéder : enlever les couvertures et les draps, remettre le drap du dessous, puis celui de dessus et enfin la couverture. Au bout de trois jours, excédée, sa femme lui dit : « Laisse-moi faire, je m'en occupe toute seule ».
Pendant toute la journée, Jean-Pierre a été triste. Il s'est réfugié dans son fauteuil et n'en a pas bougé. À midi, il a refusé de manger. Sa femme a fait la relation entre son changement d'humeur et le fait qu'elle lui avait enlevé une responsabilité qu'il avait toujours assumée.
Le lendemain, elle lui dit : « Viens, on va faire le lit ensemble ». Quand il s'approche, elle lui dit : « j'enlève la couverture. Tu m'aideras pour les draps ». « Jean-Pierre, prend le bout de ce drap, étale-le bien avec moi sur le lit ». « Maintenant, tu le bordes comme moi » (elle fait le geste de border le drap). « Maintenant, prends le drap du dessus (elle le lui tend) et on le borde de la même façon ». « Tire-le bien qu'il ne fasse pas de plis ». Et elle fait de même pour la couverture. « Eh bien Jean-Pierre, tu vois bien que tu sais faire le lit » lui dit-elle en souriant.
Le lit n'est pas très bien fait (elle reviendra l'arranger plus tard) et ils ont mis deux fois plus de temps. Mais Jean-Pierre est content. Il a retrouvé une activité et se sent utile. À midi, il mange sans problème ».

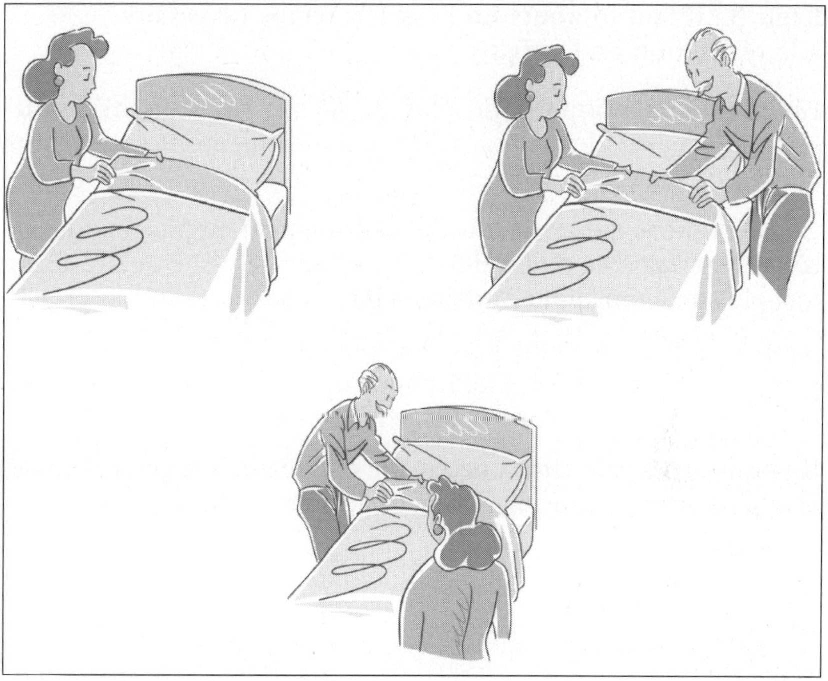

Figure 30. Le cas de Jean-Pierre.
Les activités domestiques font participer votre proche à la vie de tous les jours. Il se sentira intégré et responsable.

Ce témoignage démontre que la femme de Jean-Pierre :

- a eu le réflexe habituel : « *il n'est plus capable de faire correctement le lit : je m'en charge toute seule* »,
- s'est rendue compte que le priver de cette activité, importante pour lui, a des répercussions négatives sur son humeur et son comportement,
- a élaboré une nouvelle routine adaptée à l'état actuel de son mari. Elle commence à faire le lit mais lui donne ensuite les indications nécessaires à la poursuite de l'opération.

Quant à lui, il a retrouvé la joie de pouvoir aider sa femme. Il se sent utile. Les choses n'ont pas changé.

Règle 3 : il faut toujours lui laisser le temps nécessaire à la réalisation de l'activité

Les personnes normales de plus de 65 ans ne réalisent pas les activités aussi rapidement qu'à 20 ans. Simplement, elles ont besoin de plus de temps.

Ce phénomène qui existe lors du vieillissement est plus marqué au cours de la maladie d'Alzheimer. Le malade nécessite quatre à cinq fois plus de temps pour faire la même chose.

Rien n'est plus frustrant pour lui, pour sa dignité et son estime personnelle, que de voir interrompue une activité qu'il est en train de réaliser parce que son aidant perd patience.

Il faut lui laissez le temps nécessaire et ne jamais le presser ce qui augmenterait sa confusion et peut déclencher une réaction agressive.

Par contre, sachez arrêter l'activité quand il ne montre plus d'intérêt ou qu'il est fatigué.

***Anne** a 41 ans et s'occupe de son père **Édouard**, âgé de 73 ans et malade depuis 18 mois.*
Il a l'habitude de se lever vers 7 heures le matin et de rester en pyjama jusqu'au déjeuner. Il sait encore faire sa toilette et s'habiller seul.
Aujourd'hui, une visite chez le médecin est prévue à 11 heures et le rendez-vous a été pris il y a un mois.
Édouard, comme tous les matins, est resté en pyjama. « Papa ! Habille-toi. On va chez le docteur » lui rappelle sa fille. Édouard va dans sa chambre, ouvre son armoire et commence à sortir ses vêtements. Il a du mal à choisir ce qu'il va porter. Aller chez le médecin n'est pas une circonstance habituelle, c'est même totalement en dehors de sa routine. Il s'embrouille dans ses chemises, dans ses chaussettes. « Papa ! » lui crie sa fille depuis le couloir, « dépêche-toi, on va être en retard ». Alors, c'est la catastrophe ! Il est complètement désorienté : « Où est ma ceinture ? Où est mon caleçon ? Ce qu'il faisait très bien hier – avec le temps nécessaire –

il est incapable de l'accomplir aujourd'hui. Rendue nerveuse par le retard, Anne entre dans la chambre de son père : « Comment ! Tu n'es pas encore habillé ? ». Elle sort les vêtements et habille précipitamment son père.
Le lendemain, Édouard reste en pyjama toute la journée et refuse de s'habiller. C'est devenu trop difficile pour lui.

Ce témoignage démontre :

- qu'une activité complexe comme s'habiller reste possible quand on laisse le malade la faire à son rythme,
- qu'en le pressant, on ne gagne rien,
- que l'abandon définitif d'une activité peut se manifester quand le malade se rend compte qu'il est trop difficile, pour lui, de la réaliser.

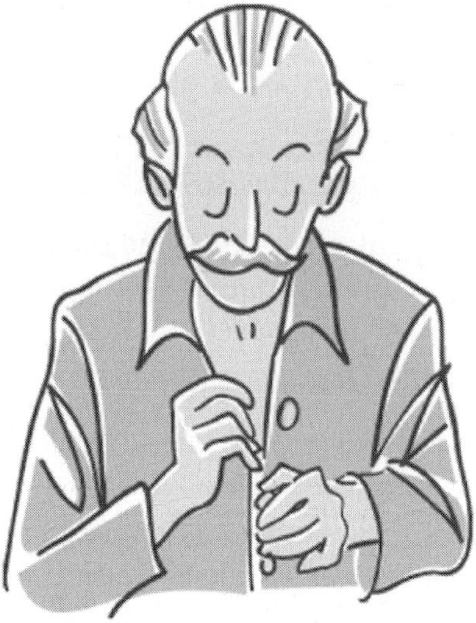

Figure 31. Le cas d'Édouard.
L'habillage est une opération complexe pour votre proche. Vous ne gagnerez rien à le presser... si ce n'est une attitude négative ou une réaction agressive.

Le choix des activités

À quels critères doivent-elles répondre ?

N'importe quelle activité n'est pas recommandable. Elles doivent répondre à un certain nombre de caractéristiques.

- Être conçues pour des adultes tant dans l'objectif qu'elles proposent que dans leur présentation. Trop souvent, le matériel utilisé, le principe de l'activité est manifestement destiné à des enfants, y compris de bas âge ce qui ne servira guère à améliorer l'estime personnelle du malade. Au contraire *(« on me prend pour un gosse »)*.
- Être concrètes et d'utilité reconnue. Toute activité proposée doit avoir un but concret, facile à identifier. Si vous lui tendez un balai, votre proche comprendra tout de suite que c'est pour balayer (même si vous devez faire le geste).
- Être centrées sur des choses qu'il savait faire et dont il tirait plaisir. C'est essentiel de proposer des activités que le malade a déjà faites souvent (il n'a pas à apprendre à les faire) et qui lui font plaisir (il faut tenir compte de ses goûts antérieurs).
- Être de réalisation facile et de durée relativement courte.

Quelques « trucs » pour qu'elles soient un succès

Même si elles répondent aux critères précédents, les activités que vous proposerez ne seront pas toujours une réussite. Mettez toutes les chances de votre côté pour qu'elles soient un succès en utilisant les petits trucs suivants.

- Sélectionnez des activités d'une durée courte (20 à 30 minutes).
- Divisez l'activité en petites séquences et donnez des indications claires pour le déroulement de chaque séquence.
- Préparez l'activité jusqu'au point où votre proche peut vous relayer pour la finaliser avec succès.
- N'hésitez pas à lui montrer les gestes à faire s'il hésite.

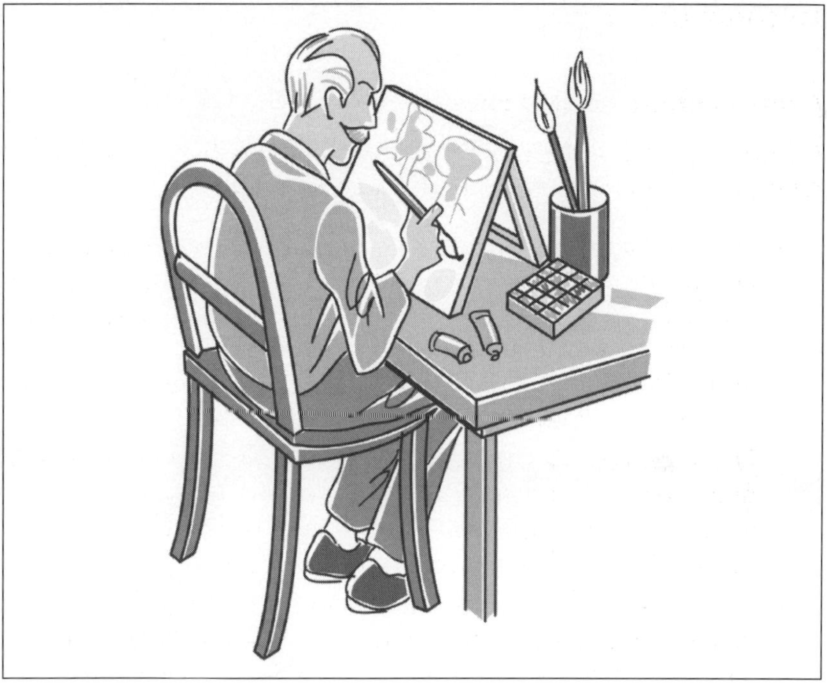

Figure 32. Peindre.
C'est une activité facile à réaliser et agréable. Elle stimule la créativité de votre proche. Préparez soigneusement le matériel avant de la commencer.

- Préparez tout le matériel avant de commencer.
- Contrôlez les sources d'inattention :
  - éteignez la radio ou la télé,
  - éloignez les enfants,
  - évitez de parler à d'autres personnes pendant que vous vous occupez de lui,
  - choisissez une pièce tranquille qui ne soit pas un lieu de passage.
- Ne regardez pas la qualité de la réalisation, mais jugez le degré de participation.
- Encouragez-le et félicitez-le à la fin, quel que soit le résultat. Votre proche dépend intimement de vous. Votre opinion compte. Si vous lui avez confié une tâche à faire, il s'attend à ce que vous lui disiez ce que vous en pensez.

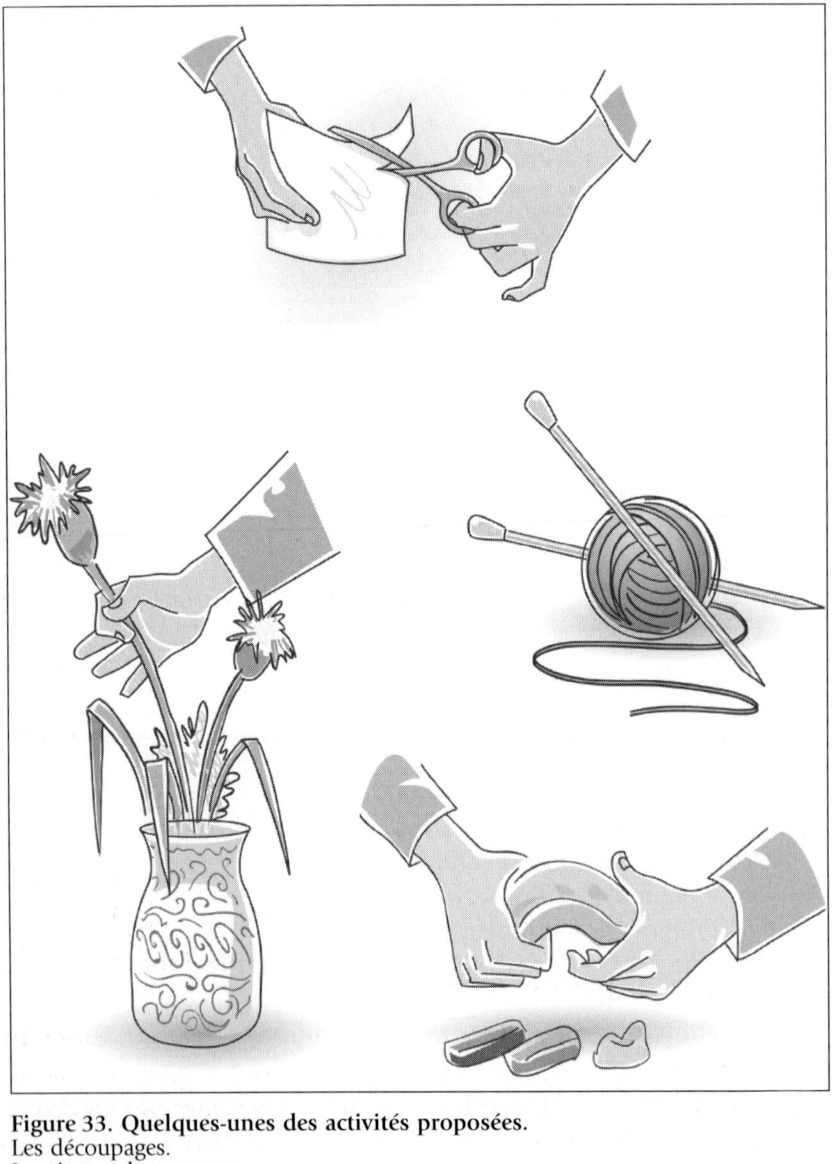

Figure 33. Quelques-unes des activités proposées.
Les découpages.
Le tricot et les ouvrages.
La réalisation de bouquets.
Le modelage.
En fait, il en existe bien d'autres. À vous de les découvrir en tenant compte des goûts de votre proche.

- Laissez-lui le temps dont il a besoin même si cela doit modifier vos projets.
- Félicitez-le toujours à la fin de l'activité, même si le résultat obtenu est décevant. Dites combien son aide vous est précieuse.
  Récompensez-le avec une caresse, un bonbon, une douceur...

Rappelez-vous !

– Sélectionnez des activités d'une durée courte (20 à 30 minutes) et d'une réalisation facile.
– Sachez reconnaître le moment où l'activité ne l'intéresse plus.
– N'insistez pas.
– Rappelez-vous qu'il s'agit d'un adulte (et pas d'un enfant) et traitez-le comme tel...
– Essayez de construire une routine autour d'une activité qui lui plaît : même activité, mêmes séquences, même pièce, même horaire.
– Félicitez-le toujours à la fin de l'activité quel qu'en soit le résultat.

La promenade

Se promener est une des activités les plus agréables et les plus riches en possibilités de communication. Elle ne présente pas de grands risques. Elle agit sur le malade comme un « tranquilisant »... sans avoir besoin de recourir à un médicament.

C'est une activité qui peut être quotidienne... quand le temps le permet. Elle réunit tous les avantages tant sur le plan physique (l'exercice) que sur le plan psychologique (les stimulations auditives et sensorielles) et social (les relations avec l'extérieur).

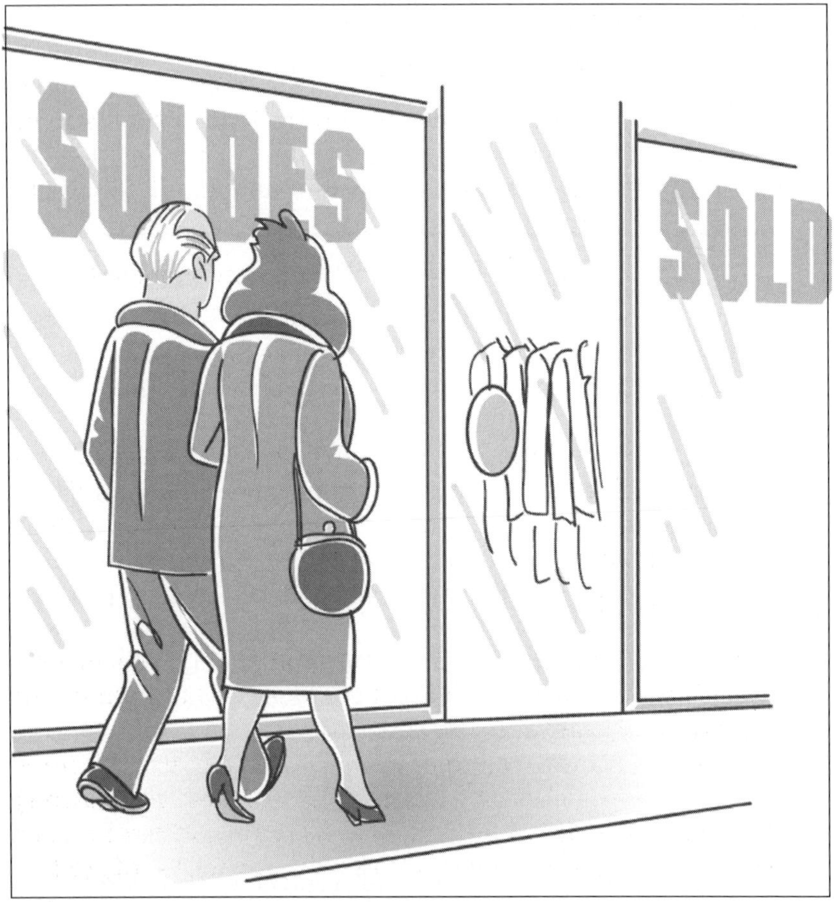

Figure 34. La promenade.
C'est un moment magique pour le malade et son aidant. Ils partagent la même joie.

Quand se promener ?

L'après-midi est le meilleur moment de la journée.

Le matin, les activités de la vie quotidienne sont nombreuses : lever votre proche, l'aider à faire sa toilette, l'habiller, lui donner le petit-déjeuner, préparer le repas de midi. La promenade doit s'insérer dans une période plus calme et détendue.

De plus, l'exercice physique que représente la promenade lui permettra de mieux passer la nuit.

Où aller ?

Il existe de nombreux endroits où se promener. Ils varient selon la localisation de votre domicile (ville, campagne...), le type de vie que vous et votre proche avez mené avant l'apparition de la maladie... et ses goûts personnels.

Vous pouvez choisir :

- un endroit tranquille, sans trop d'agitation ou de circulation, possédant des lieux où l'on peut se reposer, par exemple un jardin ou un parc avec des bancs publics,
- un centre commercial où l'on peut accéder en voiture et regarder les boutiques (il y a aussi des cafétérias où s'asseoir). En cas de mauvais temps, vous et votre proche serez à l'abri des intempéries. Encore faut-il que l'ambiance lui plaise !

C'est vous qui connaissez ses goûts. C'est à vous de définir le lieu de promenade qui lui sera le plus agréable.

Rappelez-vous qu'il est plus facile pour une personne confuse de faire toujours le même trajet, passer par les mêmes rues, aller au même endroit. Là encore, la routine est fondamentale !

Comment tirer le meilleur parti de la promenade ?

La promenade n'est pas qu'un exercice physique. Elle offre des possibilités infinies de stimulation : visuelles (les enfants qui jouent), auditives (le chant des oiseaux) ou olfactives (le parfum des fleurs).

Attirez son attention sur ces éléments. Dites-lui : « *Regarde les enfants qui jouent. Tu vois la petite fille* ». « *Écoute l'oiseau dans l'arbre* ». « *Écoute le chien qui aboie* ». « *Sens cette fleur* ».

La promenade permet d'attirer l'attention de votre proche (stimulation) sur ce qui se passe autour de lui. Tous ces éléments peuvent servir à lui rappeler la réalité de ce qui l'entoure.

À vous de faire de la promenade un exercice complet.

À quel rythme se promener ?

La promenade n'est pas une course. Prenez le temps de vous promener avec votre proche, tranquillement et à son propre rythme. S'il veut s'arrêter, faites une pause. Ne soyez pas obnubilé par l'heure de rentrer à la maison. Vous avez tout le temps.

Il y aura des promenades courtes et d'autres plus longues, selon le temps qu'il fait, sa disponibilité et son état d'esprit.

Rappelez-vous !

– La promenade est un vrai « tranquilisant ».
– La routine concerne l'horaire (l'après-midi est conseillée), l'itinéraire et l'endroit où vous allez vous promener. N'ayez pas peur de refaire tous les jours le même trajet.
– Profiter de la promenade pour stimuler ses sens.
– Adaptez la promenade à son propre rythme.

Les activités culinaires et domestiques

La majeure partie des femmes qui ont l'âge de développer une maladie d'Alzheimer a été des « femmes au foyer ». Pour elles, s'occuper de la maison était leur activité principale et leur rôle (reconnu) dans le noyau familial.

Pour elles, retrouver des activités routinières qu'elles ont réalisées pendant une partie de leur vie est une grande source de joie.

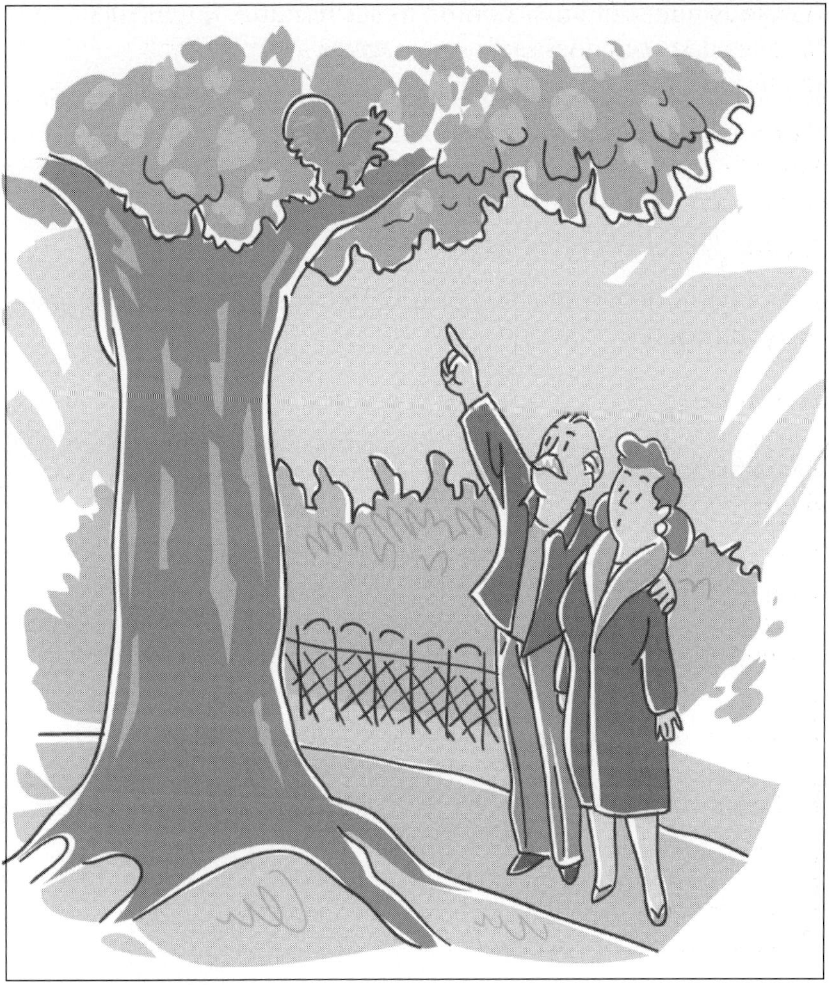

Figure 35. Tirer parti de la promenade.
La promenade n'est pas seulement un exercice physique (ce qui est déjà très important en soi). C'est l'occasion de multiplier les stimulations sensorielles, de remettre le malade dans le « monde » et d'évoquer les souvenirs qui peuvent surgir des rencontres, du hasard...

Ajoutons que sont aussi nombreux les hommes qui aidaient leurs femmes dans certaines tâches ménagères.

Les activités dites « culinaires » ou « domestiques » tirent leur intérêt de ces considérations.

Les activités proprement culinaires

Elles offrent de nombreuses possibilités et reposent sur des gestes bien connus.

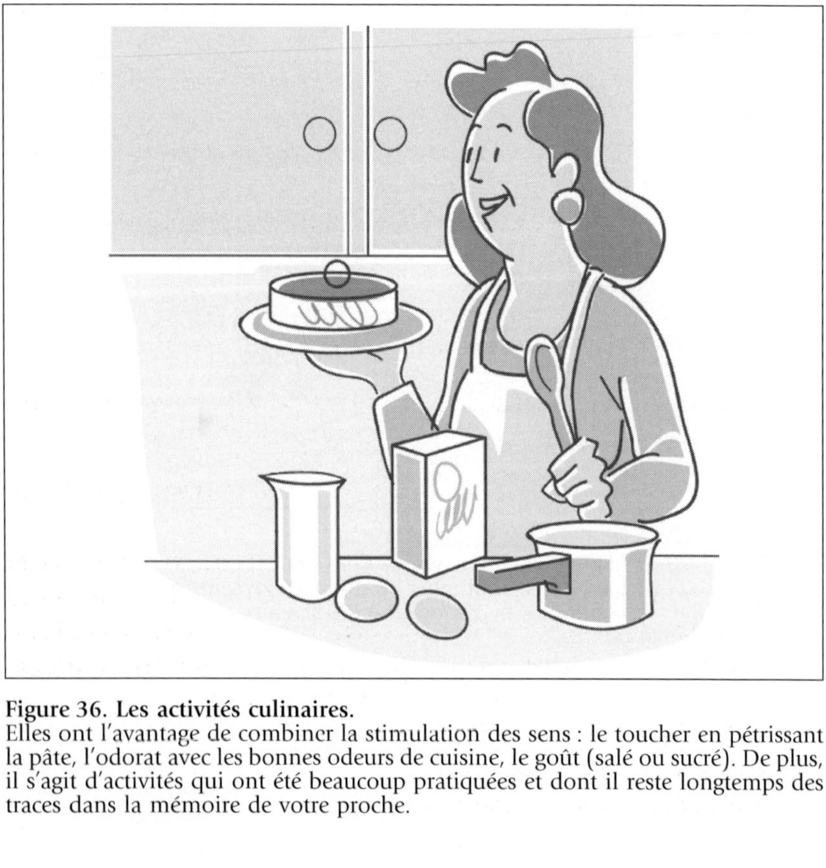

Figure 36. Les activités culinaires.
Elles ont l'avantage de combiner la stimulation des sens : le toucher en pétrissant la pâte, l'odorat avec les bonnes odeurs de cuisine, le goût (salé ou sucré). De plus, il s'agit d'activités qui ont été beaucoup pratiquées et dont il reste longtemps des traces dans la mémoire de votre proche.

Comment organiser la cuisine pour une activité culinaire ?

Vous savez que les gestes de votre proche ne sont plus très précis (il laisse tomber facilement les choses), qu'il peut se blesser avec des objets tranchants ou pointus (les couteaux) ou des appareils électroménagers et qu'il a parfois du mal à trouver les choses.

Prenez les précautions suivantes :

- utilisez une vaisselle incassable, en plastique, en particulier pour les assiettes, les verres, le saladier...,
- enlevez les couteaux métalliques et remplacez-les par des couteaux en plastique,
- mettez hors de sa portée les appareils électriques : batteur, mixeur, grille-pain, couteau électrique...,
- mettez des cache-prises sur les prises électriques pour éviter qu'il y introduise des objets,
- passez-lui un grand tablier qui couvre aussi la poitrine (comme les grands cuisiniers),
- ne le laissez pas ouvrir une boite de conserve, utiliser la cuisinière, ouvrir le gaz,
- soyez en permanence avec lui pendant toute la durée de l'activité culinaire.

Comment organiser la « session de cuisine » ?

Pour la réussir (ce qui est son but), il faut la préparer en éliminant les facteurs qui peuvent conduire à un échec :

- la session doit être courte (pas plus de 20 minutes) parce que votre proche a une capacité d'attention limitée,
- les éléments et ustensiles dont il aura besoin seront sortis et préparés avant de commencer : le bol, la cuillère, le sel et autres condiments... ; ils seront disposés dans l'ordre où ils seront utilisés,
- l'activité culinaire que vous allez réaliser sera divisée, si nécessaire, en séquences courtes et simples à exécuter :
  « *Prend l'œuf. Casse-le dans le bol* »
  « *Jette la coquille à la poubelle* »
  « *Prend la fourchette. Bats-le* »,

- le plat auquel il a participé sera présenté à table lors du déjeuner ou du dîner.

Les autres activités domestiques

Elles sont nombreuses et dépourvues de danger. Elles permettent au malade de se sentir intégrer dans la vie de la maison, de se sentir utile à quelque chose.

Voici quelques exemples :

- passer l'aspirateur... mais c'est vous qui le brancherez et le débrancherez,
- mettre la table et la desservir,
- faire la vaisselle (attention à la température de l'eau),
- lavez les petits vêtements, le linge de corps dans une cuvette ou un lavabo,
- étendre le linge,
- aider à faire le lit (attention au lumbago),
- nettoyer sa chambre,
- balayer...

Mais, il en existe bien d'autres.

Choisissez une activité qu'il connaît bien et qu'il a toujours réalisée avec plaisir.

Rappelez-vous que ce qui compte est sa participation aux activités. Il ne doit pas être jugé sur les résultats (qui laisseront souvent à désirer).

Félicitez-le pour ce qu'il a réalisé.

Rappelez-vous !

- Préparez à l'avance tout ce dont votre proche aura besoin.
- Restez avec lui jusqu'à ce que l'activité soit terminée.
- Dites-lui ce qu'il faut faire et, au besoin, montrez-lui le geste à faire.
- Jugez la participation, pas la réalisation.
- Ne vous fâchez pas s'il le fait mal.
- Félicitez-le et montrez-lui le résultat.

Les activités liées à la profession

La profession que l'on a exercée pendant des années laisse une trace profonde chez les personnes qui sont à la retraite. Elles se rappellent de leur travail et de leurs responsabilités. Souvent, elles se sentent devenues inutiles et isolées.

Il en est de même pour les personnes atteintes de la maladie d'Alzheimer qui, pendant longtemps, conservent le souvenir de leurs activités passées.

Les activités de classification

L'exemple le plus frappant est celui d'un postier qui était affecté au tri. Il a suffi de lui donner une série de vieilles enveloppes timbrées pour qu'il se mette à les classer par tas, occupant ainsi une partie de ses après-midis.

À un ancien comptable, on peut donner une calculatrice. À un ancien quincaillier, des bouchons, des vis (pas trop petites), des clous de charpentier pour qu'il les classe par genre. À un ancien professeur, des livres de classe...

Comment procéder ?

- Choisissez une activité que votre proche a réalisée pendant sa vie professionnelle. Au besoin, consultez d'anciens compagnons de travail pour avoir plus d'information.
- Préparez le matériel nécessaire (vous aurez peut-être besoin de plusieurs jours pour le réunir).
- Concevez une activité facile à réaliser (par exemple, le tri d'enveloppes).
- Montrez-lui comment faire.
- Félicitez-le à la fin de son « travail ».

Rappelez-vous !

– L'activité professionnelle correspond à des objectifs précis. Ce que vous lui proposez, bien que plus simple, doit y répondre aussi.
– N'ayez pas peur de répéter l'activité de façon routinière.
– N'oubliez pas de récupérer le matériel à la fin de la séance et de le ranger pour le lendemain.
– Félicitez-le à la fin de son « travail ».

Les activités artisanales et manuelles

C'est un type d'activités très intéressant par sa diversité et la mise en jeu de nombreuses fonctions, à la fois physique et intellectuelle. Elles sont très utilisées dans les résidences et les centres de jour. Mais on peut très bien les réaliser chez soi sans problème.

Tout prévoir pour que ce soit un succès

Lui choisir une activité :

- simple et facile à réaliser,
- pouvant se faire par étapes (qui seront définies par vous-même),
- en évitant les objets trop petits qu'il pourrait avaler,
- se réalisant en un temps relativement court (pas plus de 20 à 30 minutes),
- et que lui-même peut achever (et pas l'aidant).

Les thèmes à proposer

Ils sont nombreux mais c'est à vous de les choisir en tenant compte de la personnalité de votre proche, de ses goûts et de ce qu'il faisait avant d'être malade.

Voici quelques exemples.

Découpages et collages

C'est une activité simple dont le thème doit correspondre à une de ses sources d'intérêt :

- voitures,
- sports,
- acteurs de cinéma,
- personnages célèbres (actuels ou historiques),
- fleurs et plantes,
- événements familiaux (mariages, baptêmes...),
- voyages...

Prenez le matériel dans de vielles revues, des journaux, d'anciennes affiches, des catalogues (agences de voyages, vente par correspondance...).

Modelage

Le modelage avec de la plastiline est facile à réaliser, propre, attractif et ne suppose pas de grandes dépenses.

Travailler la plastiline met en jeu le toucher avec le matériel (contact agréable), l'agilité des mouvements de la main et... la créativité. De plus, la plastiline n'est pas dangereuse même si on la mastique et l'avale.

Cartes postales ou messages de félicitations

On peut créer des cartes postales pour célébrer un anniversaire, la Noël, le jour de l'an, la fête des mères, la Saint Valentin...

Cette activité vous permet de mieux resituer votre proche dans le temps en lui rappelant les grandes dates de l'année et les évenements marquants de sa vie. Elle combine aussi, à votre gré, le découpage, le collage, le dessin et la peinture à l'aquarelle.

C'est à vous de choisir la technique que vous jugerez la mieux adaptée.

Fleurs et bouquets

Achetez des fleurs artificielles de couleurs différentes (vous pourrez les réutiliser sans problème). Demandez-lui de les grouper par couleurs, de faire un bouquet... si c'est un thème qui lui plaît.

Couture, ouvrages, crochet, tricot et broderies

Une femme de plus de 65 ans a sûrement appris, dans sa jeunesse, à faire de la couture. Sachez ce qu'elle sait faire et ce qui lui fait plaisir (attention aux petites aiguilles).

La création de mobiles

Même si c'est vous qui, à la fin, assembler les pièces, c'est une activité intéressante car elle laisse des traces. Vous pouvez suspendre le mobile dans sa chambre et le lui montrer en lui disant : *« tu vois, c'est toi qui l'as fait »*.

Rappelez-vous !

- Elles mettent en jeu de nombreuses fonctions : intellectuelle et physique.
- Trouvez les thèmes qui l'intéressent.
- Utilisez ses connaissances antérieures.

Les activités de jardinage

Tout le monde n'a pas un jardin, surtout en ville. Mais il est courant d'avoir de plantes d'intérieur, sur le balcon ou l'appui de la fenêtre, plantes que l'on soigne, que l'on arrose, que l'on voit grandir et fleurir.

Soigner des plantes est agréable et ne nécessite ni grand effort physique ni connaissances particulières.

Quelques conseils pour que le jardinage soit un succès

- Choisissez des plantes résistantes faciles à soigner.
- Sélectionnez des plantes vertes qui ont déjà une certaine taille et des semences qu'il verra pousser.
- Si vous avez décidé de semer, choisissez des plantes saisonnières ce qui vous permettra de l'orienter dans le cycle des saisons.
- Si vous achetez des produits pour les plantes (engrais, désinfectants, produits anti-pucerons...), ne les laissez pas à sa portée.

Comment s'organiser ?

Le matériel

- un arrosoir de petite contenance, en plastique et avec un bec verseur fin,
- des pots de différentes dimensions et une ou deux jardinières,
- une petite pelle ou une vielle cuillère,
- un petit râteau à manche court,
- un petit sac de terre,
- des soucoupes pour mettre sous les pots,
- des gants de jardinier faciles à enfiler (c'est mieux que de lui nettoyer les ongles), mais le contact avec la terre peut être intéressant,
- un tablier de jardinier. C'est très utile pour éviter qu'il se salisse... et c'est le symbole qui identifie le jardinier.

Préparez une fois pour toutes le matériel dont vous aurez besoin. Rangez-le soigneusement à la fin de la séance de jardinage.

Les différentes possibilités

- Cultiver un jardin de plantes aromatiques en pot (romarin, basilic, thym, ciboulette...).

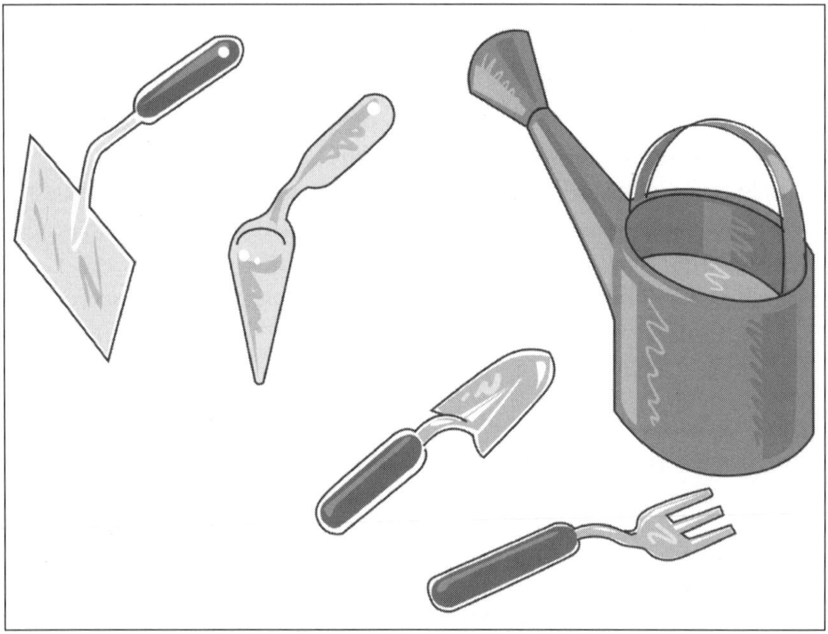

Figure 37. Le matériel nécessaire au jardinage.

- Planter des fleurs dans les jardinières.
- Construire un terrarium en utilisant un bocal en plastique transparent dans lequel on peut créer un paysage (terre, sable, petites plantes...).

Rappelez-vous !

- Ne faites pas tout à la fois. Choisissez un projet précis.
- Faites en sorte que soigner les plantes devienne une routine.
- Laissez-lui le temps de faire les choses.
- Ne le grondez pas s'il se salit.
- Félicitez-le à la fin de la séance de jardinage.

Les activités religieuses et spirituelles

La religion joue un rôle important chez des personnes de plus de 65 ans qui ont reçu une éducation religieuse et pratiqué une bonne partie de leur vie, quelle que soit leur religion.

Il est bon pour elles, pour leur bien-être et leur estime personnelle qu'elles continuent à la faire.

Comment s'organiser ?

- Utilisez les lieux (église, synagogue, mosquée...) et les signes de reconnaissance (chapelet, crucifix, missel...).
- Lorsque votre proche peut se déplacer, assistez au culte même si vous devez partir avant la fin.
- Récitez avec lui les prières qu'il a appris dans son enfance.
- Sortez les photos qui évoquent les événements religieux de sa vie : mariage, baptême de ses enfants et petits-enfants, première communion...

Rappelez-vous !

- Quelle que soit la religion, elle laisse des traces profondes.
- Utilisez les signes de reconnaissance.
- Partagez ses prières.

Les activités « solitaires »

Elles ont l'énorme avantage de permettre à l'aidant de « souffler », de se reposer ou de se dédier à d'autres tâches.

Quelles précautions prendre ?

- Utilisez un endroit sûr où vous pouvez laisse votre proche sans surveillance.
- Choisissez une activité qu'il connaît bien et qu'il aime faire.

- Sachez finaliser cette activité quand il perd de l'intérêt ou se sent fatigué.

Que proposer et comment procéder ?

Il existe de nombreuses activités à développer en « solitaire ». En voici quelques exemples.

La lecture

Sélectionnez des revues, livres, journaux... :

- dont le thème lui plaise,
- avec un texte facile à comprendre et pas trop long,
- avec beaucoup de photos,
- dont les caractères (les lettres) soient faciles à lire,
- d'un format type magazine plus facile à manier.

La télévision

C'est un média qui s'est fortement implanté dans notre façon de vivre. Il faut l'utiliser avec discernement.

Nous avons tous des programmes préférés. Votre proche aussi. Découvrez-les.

Faites attention à :

- ne pas le laisser assis devant le téléviseur ouvert pendant 5 à 6 heures tous les jours. Mettez la télévision en marche par programme ;
- évitez les programmes contenant une charge importante de violence et d'agressivité ;
- observez ses réactions pour voir ce qui lui plaît et ce qui lui déplaît. Faites une liste de programmes qui sont à son goût ;
- louez des DVD en fonction des sujets qui lui plaisent (vous pourrez ainsi choisir l'heure du programme TV).

La classification des objets

La seule précaution est de ne pas utiliser des objets trop petits qui puissent être avalés.

Vous pouvez demander à votre proche de trier les objets suivants selon leurs couleurs, leur forme, leur taille :

- des légumes secs : lentilles, haricots blancs, noirs ou rouges,
- des boutons (de grande taille) avec deux ou quatre trous, en plastique, en métal, recouverts de tissu…,
- des cartes (par exemple, le jeu des 7 familles),
- des pièces de monnaie,
- des vieilles clés (les rondes, les plates, les grandes) dont vous n'avez plus l'usage.

L'ouverture de fruits secs à coque

Il peut casser des noix, des noisettes, des amandes. Cette activité demande un peu de précision et un peu de force.

Donnez-lui un casse-noix facile à utiliser et deux bols. Dans le premier, il mettra les fruits décortiqués, dans le second, les coques.

Vous pouvez d'ailleurs enchaîner cette activité à celle d'un tri préalable, les noix d'un côté, les noisettes de l'autre.

Les jeux « solitaires »

Il existe de nombreux jeux qui permettent d'assembler des éléments de caractéristiques différentes : puzzles (à choisir simples), cartes à regrouper par famille (choisir un thème qu'il aime bien)…

Rappelez-vous !

– Les « activités solitaires » sont très utiles la nuit quand il se réveille.
– Elles servent aussi d'activités de substitution. Choisissez celle qu'il préfère.

Les jeux de table

Ils nécessitent, en général, plusieurs partenaires. Gardez-les éventuellement pour les réunions de famille. Organisez une séance avec vos amis ou vos voisins. Cette initiative favorisera le maintien de ses relations sociales... et les vôtres.

Prévenez vos amis ou partenaires de l'état de votre proche pour qu'ils ne soient pas surpris par sa façon de jouer.

Quels jeux proposer ?

- Les jeux de cartes. Si votre proche a l'habitude de jouer à la belote, continuez à le faire... même s'il se trompe dans ses annonces et ses cartes,
- les dominos,
- le loto,
- le jeu de dames, le jacquet...

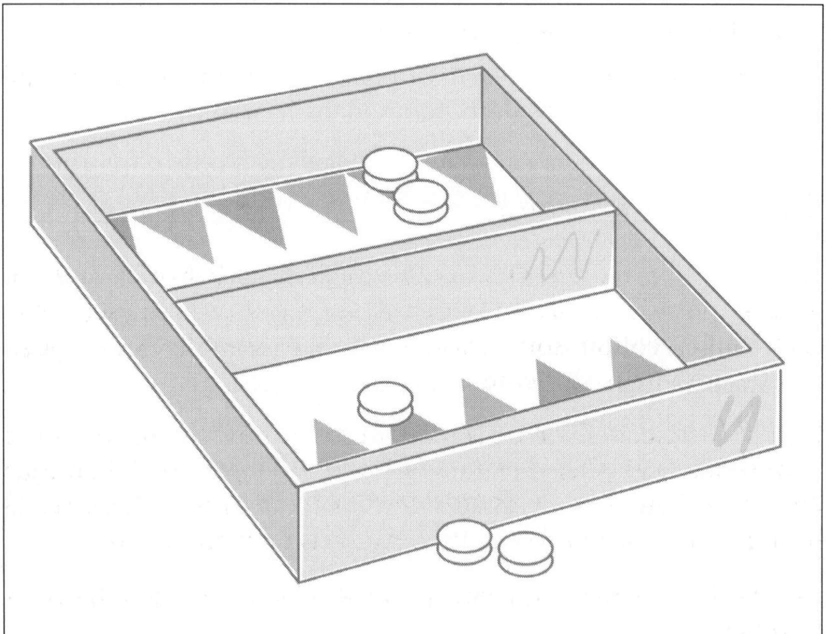

Figure 38. Les différents jeux de table.

Rappelez-vous !

- Ne tenez pas compte du résultat. Jugez la participation de votre proche.
- Ne proposez que des jeux auxquels il a déjà joué.
- Comme pour toute activité, la séance de jeux ne doit pas être trop longue.

La musique

Les activités centrées sur la musique (chanter, danser, jouer d'un instrument, se bouger en rythme) ont, pour l'aidant, trois avantages :

- elles sont faciles à réaliser avec succès parce que le malade apprécie les chansons de son enfance et de sa jeunesse,
- elles ne présentent aucun danger,
- elles peuvent se dérouler en tête à tête ou en groupe, ce qui favorise la socialisation.

Quelle musique choisir ?

Les personnes qui souffrent d'une maladie d'Alzheimer ont, en général, plus de 65 ans. La musique ou les chansons qui leur plaisent, sauf exception, sont celles de leur jeunesse. Elles leur rappellent de nombreux souvenirs.

Les goûts en matière de musique sont très variés : les uns préfèrent la musique classique, les autres la musique populaire, folklorique ou le jazz. Rarement, à ces âges, le rap ou la techno. Choisissez la musique en fonction des goûts personnels de votre proche.

Essayez aussi de savoir quelles étaient ses chanteurs et ses chansons favorites.

À vous de varier la musique d'un jour à l'autre.

Comment procéder ?

Il y a de nombreuses manières d'utiliser la musique : écouter de la musique d'ambiance (pas toute la journée), chanter, battre la mesure, jouer d'un instrument (simple), danser ou se balancer en rythme.

En général, le malade se rappelle bien des danses de sa jeunesse.

Comment faire ?

- s'il peut se lever, allez-le chercher quand la musique commence,
- prenez-le par les deux mains,
- faites qu'il se lève de son fauteuil ou de sa chaise,
- dites-lui : *« Viens, on va danser »*.

Il peut se souvenir des pas de dance ou simplement se balancer en rythme.

Rappelez-vous qu'il n'est pas nécessaire que votre proche soit debout pour participer à une activité musicale :

- une personne assise peut faire des mouvements simples et de peu d'amplitude (par exemple, taper dans ses mains en cadence),
- une chaise roulante peut se bouger au rythme de la musique.

Rappelez-vous !

– Il y a de nombreuses façons d'utiliser la musique : le chant, la danse, la rythmique.
– La musique qui lui plaît est celle de sa jeunesse.
– Variez l'utilisation de la musique d'un jour à l'autre.

La réminiscence ou le souvenir du passé

Au cours de la maladie, c'est la mémoire des faits récents qui disparaît la première : « *Qu'est-ce que j'ai fait hier ?* », « *Qu'est ce que j'ai mangé ce matin ?* », « *Qui est venu me voir ?* ».

La mémoire des faits anciens (l'enfance, la jeunesse, le travail) persiste longtemps. C'est toujours très étonnant de voir une personne qui ne se rappelle plus de ce qui s'est passé les jours précédents vous raconter, avec force détails, ce qui lui est arrivé il y a 40 ans.

La réminiscence est basée sur cette constatation.

Qu'est-ce que la réminiscence ?

C'est donner l'occasion à votre proche, en lui rappelant son passé de :

- raconter ses expériences,
- lui offrir le plaisir de parler de lui,
- remonter son estime personnelle en évoquant des moments positifs de sa vie,
- diminuer son sentiment d'isolement,
- retrouver son individualité, sa personnalité et sa dignité d'être humain.

Quel matériel utiliser ?

La liste en est longue. C'est à vous de choisir ce qui vous paraît le plus adapté pour lui rappeler son passé :

Du matériel graphique

- Chaque famille a son album de photos. Retrouvez les photos de son enfance, de ses frères et sœurs, de ses parents, de ses neveux et nièces, de ses classes (la traditionnelle photo de fin

d'année), de son travail, de son chien ou de ses chats, de sa voiture, de sa maison...,
- les films en super 8 (faites-les monter en vidéo),
- des cartes postales, des lettres, des images qu'il a conservées.

Du matériel sonore

- des disques anciens (78 et 33 tours),
- des cassettes,
- des objets lui ayant appartenu et qui peuvent lui rappeler son passé :
  - son dé à coudre,
  - ses aiguilles à tricoter,
  - sa bague de fiançailles ou de mariage,
  - son chapelet,
  - ses anciens chapeaux...

Comment procéder ?

La séance de réminiscence consiste à parler et à dialoguer avec votre proche sur des thèmes du passé en faisant revivre ses souvenirs. C'est une activité que tout aidant peut mener à bien sans problème et... à domicile.

Prenez une photo où, par exemple, il est en compagnie de sa fille et questionnez-le par paliers :

- « *Regarde cette photo* » (laissez-lui le temps nécessaire pour observer et pour répondre),
- « *Est-ce que tu connais cette personne ?* » Montrez-lui sa fille. C'est une question très ouverte. S'il ne répond pas, précisez qu'il s'agit de sa fille.
- « *Reconnais-tu ta fille ?* » C'est déjà une question plus centrée.
- « *Comment s'appelle-t-elle ?* » S'il ne s'en souvient pas, rappelez-lui qu'elle s'appelle Virginie.
- « *Quel âge avait-elle sur cette photo ?* »
- « *Où la photo a-t-elle été prise ?* »

- *« Est-ce que c'est ta maison que l'on voit derrière ? »*

C'est à vous de définir les questions en fonction des capacités mentales qu'il conserve encore. C'est à vous de sentir quand il est fatigué et à quel moment il faut arrêter la séance (toujours prévoir une séance qui ne dure pas plus de 20 minutes).

Quels thèmes évoquer ?

Le matériel précédent vous offre de nombreuses possibilités. Vous pouvez centrer votre dialogue sur :

- la famille,
- le temps où il allait à l'école,
- le service militaire ou sa participation à une guerre (une expérience dont les hommes se rappellent très bien),
- les vacances,
- les animaux domestiques,
- les moyens de transport : son vélo, sa mobylette, sa voiture...,
- sa profession, ses compagnons de travail.

La vie est riche en événements dont on se souvient. Choisissez celui ou ceux qui vous paraissent les plus adéquats (évitez les événements tristes).

Prenez-les comme point de départ de votre dialogue.

Rappelez-vous !

– Choisissez les événements importants (et agréables) de sa vie.
– Posez des questions courtes impliquant des réponses faciles.
– Donnez des pistes et des indications qui lui permettront de mieux se rappeler.
– Sachez détecter quand il est fatigué et qu'il faut arrêter l'activité.

L'orientation dans le temps et l'espace

Une des premières difficultés que crée la maladie d'Alzheimer est la perte progressive de la notion de temps et d'espace : c'est la « désorientation temporospatiale ».

Le malade perd la notion du jour de la semaine, de la date, de l'année, puis de la saison dans laquelle il vit.

Pendant la journée, il a de plus en plus de mal à lire l'heure et à se rendre compte de ce qu'elle représente. Les chiffres et la nomenclature *(« il est midi »)* n'ont plus de signification pour lui.

Petit à petit, il perdra aussi la notion de jour et de nuit ainsi que celle des activités qui se déroulent normalement pendant ces périodes.

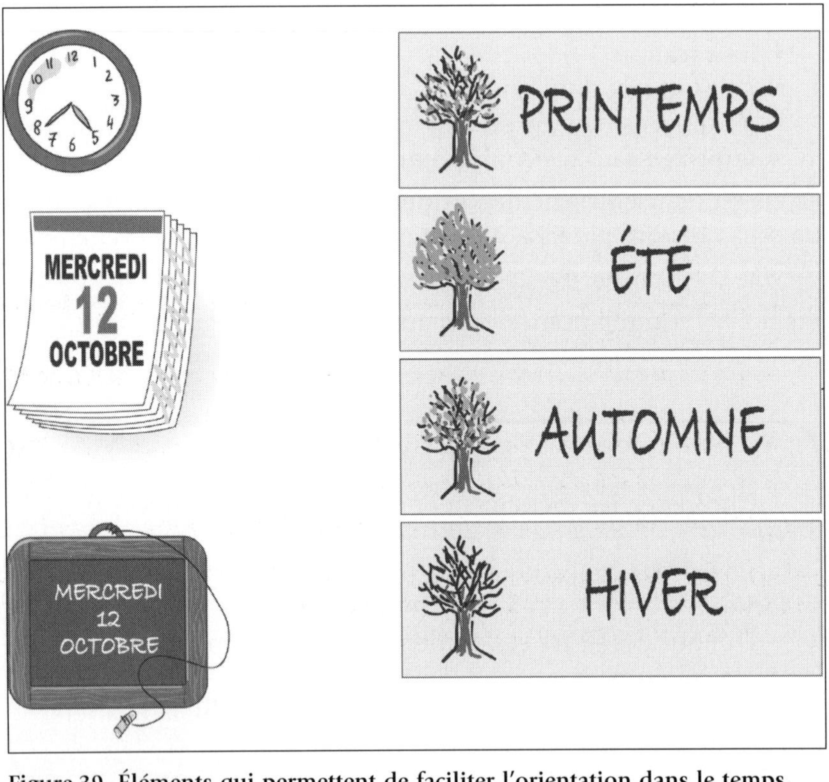

Figure 39. Éléments qui permettent de faciliter l'orientation dans le temps.

Que faire pour faciliter l'orientation dans le temps ?

Quel matériel utiliser ?

Les éléments suivants sont de grande utilité pour « travailler » avec votre proche :

- un calendrier portant des lettres et des chiffres bien visibles (en gros caractères),
- des fiches avec le nom des jours, celui des mois et des saisons (vous en trouverez dans le commerce ou vous les réalisez vous-même),
- une horloge dont le cadran sera traditionnel (pas digital) avec des chiffres (arabes) bien lisibles.

Il est intéressant d'avoir à sa disposition une ardoise ou un tableau où vous inscrirez le nom du jour, la date, le nom du mois et de la saison.

Comment procéder ?

Tous les jours, inscrivez la date correspondante et suivez cette séquence :

- montrez-lui la date,
- *« Quel jour de la semaine sommes-nous ? »,*
- si vous n'obtenez pas de réponse, demandez : « *Est-ce lundi ? mardi ?... dimanche ?* »,
- s'il trouve le jour, confirmez : « *Oui, nous sommes le mercredi 14. Tu as bien trouvé* »,
- s'il ne trouve pas le jour, dites-lui : « *Nous sommes le mercredi 14* » et marquez-le sur l'ardoise.

Procédez de la même façon pour le mois et la saison.

Répétez cet exercice tous les jours. Laissez l'ardoise affichée dans sa chambre pour lui rappeler la date dans la journée.

Que faire pour faciliter l'orientation dans l'espace ?

La signalisation dans la maison ou dans l'appartement

Il est souhaitable que les différentes pièces où vit votre proche habituellement soient équipées avec une signalisation qui lui permette de se rappeler à quoi elles servent (voir chapitre 7) : par exemple, le dessin d'une baignoire sur la porte de la salle de bain, d'une cuvette de WC sur la porte des toilettes...

Rappelez-vous que ces panneaux signalétiques doivent :

- être suffisamment grands pour être bien lisibles,
- en couleurs pour attirer son attention,
- représentant un objet bien identifiable de la fonction de la pièce.

Les exercices

Il existe dans le commerce des jeux qui permettent de classer une série d'images représentant un objet en fonction de la pièce où on le trouve normalement : l'image de la serviette de toilette, du savon, de la brosse à dents, du rasoir, du sèche-cheveux se mettra sur celle de la salle de bains, etc.

Utilisez ces jeux de façon régulière.

Rappelez-vous !

- Faites ces exercices tous les jours.
- Rappelez-lui au cours de la journée le jour qu'on est.
- Laissez-lui le temps de comprendre la question et d'y répondre.
- Donnez-lui des pistes pour faciliter l'identification.
- S'il réagit avec anxiété ou irritabilité, n'insistez pas.

Les exercices physiques et la gymnastique

La fonction motrice primaire persiste longtemps chez les personnes atteintes de la maladie d'Alzheimer.

Les exercices physiques et les mouvements de gymnastique sont essentiels pour maintenir le plus longtemps possible les capacités physiques.

De plus, ils stimulent l'appétit, améliorent la qualité du sommeil, favorisent les fonctions respiratoire et cardiaque.

Ils peuvent très bien se dérouler à la maison sous votre direction sans exiger la présence d'un physiothérapeute.

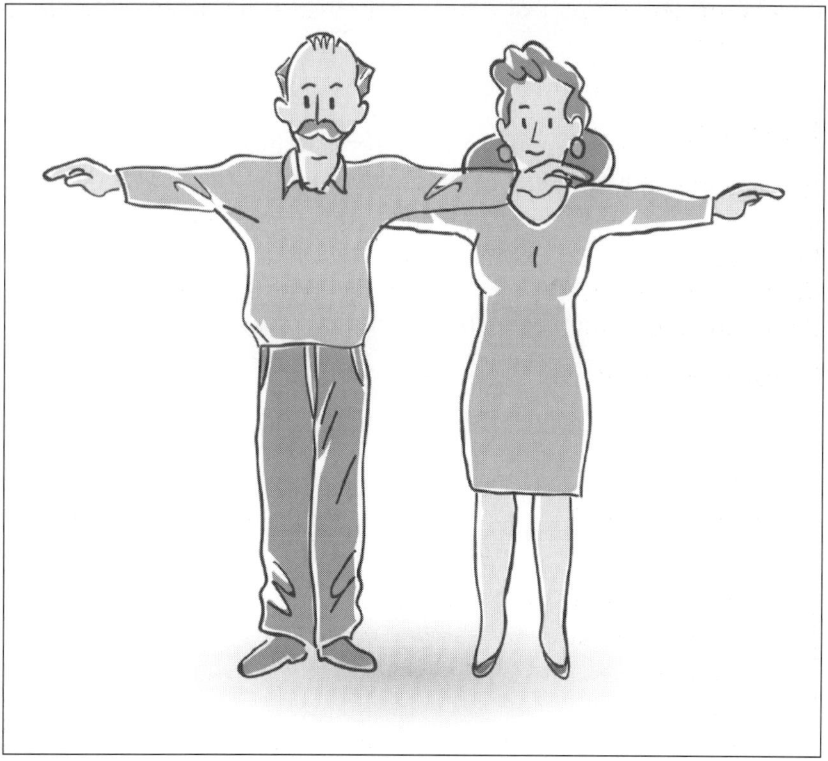

Figure 40. Les exercices physiques sont essentiels pour préserver la mobilité, la force musculaire et l'état physique.

Comment s'organiser ?

Le matériel nécessaire est relativement simple :

- une chaise avec dossier (pas un tabouret),
- une balle (plus grande qu'une balle de tennis et plus petite qu'un ballon de basket). Vous pouvez la fabriquer vous-même : soit en froissant des pages de journaux (pas de revue), soit en mettant un paquet de 250 grammes de lentilles ou des haricots secs dans un petit sac en plastique que vous fermerez avec un nœud bien serré,
- un ballon gonflable.

Comment procéder ?

Les exercices d'échauffement

Il est toujours nécessaire de commencer la séance d'exercices par cinq minutes d'échauffement et d'étirement. Suivez les séquences décrites :

La tête

Incliner la tête successivement à droite et à gauche de manière à ce que l'oreille touche l'épaule, celle-ci restant immobile.

Le visage

- lever les sourcils puis les froncer,
- sourire en montrant les dents,
- avancer les lèvres comme pour donner un baiser,
- gonfler et dégonfler les joues,
- cligner de l'œil.

Les épaules

- mettre les bras le long du corps,
- lever les épaules, l'une après l'autre, jusqu'à toucher les oreilles.

Les bras

- lever les bras à la verticale,
- les étendre devant soi, les mains en avant,
- les ramener le long du corps.

Les mains

Battre des mains en rythme.

Les jambes (le malade peut aussi réaliser cette partie des exercices assis)

- lever le pied droit, puis le gauche,
- lever la pointe du pied en prenant appui sur le talon.

Le programme d'exercices

C'est à vous de concevoir un programme adapté à votre proche... et aux capacités physiques qu'il possède encore. Vous y arriverez par tâtonnements.

Une fois bien défini, gardez-le comme il est, sans rien y changer sauf quand vous vous apercevrez que votre proche n'est plus en état de réaliser certains exercices. Alors seulement, il faudra réadapter votre programme à sa nouvelle condition.

Voici un ensemble de propositions pour vous aider à construire le programme d'exercices physiques, en sachant qu'un grand nombre d'entre eux peut être réalisé en position assise :

Mouvements de bras

- lever les bras vers l'avant, les paumes des mains tournées vers le haut, pour les mettre en position horizontale,
- les lever jusqu'au niveau des épaules,
- les lever à la verticale,
- faire tourner le bras étendu d'avant en arrière.

Mouvements du tronc

- incliner le tronc lentement vers l'avant et tenter de toucher les pieds du bout des doigts,
- revenir doucement à la position antérieure,
- faire une flexion latérale, à droite puis à gauche (sans tomber de la chaise).

Mouvements des jambes

- se mettre debout, les pieds bien étendus à plat sur le sol,
- plier le genou droit et rester quelques secondes sur un pied, faire la même chose avec le genou gauche.

Mouvements des pieds

- se mettre debout,
- étendre les bras vers l'avant de façon à ce que l'aidant puisse prendre les mains du malade,
- se mettre sur la pointe des pieds puis les étendre sur le sol (plusieurs fois),
- lever la pointe des pieds en prenant appui sur le talon (plusieurs fois).

Les jeux physiques

De nombreux jeux sont réalisables y compris quand le malade est en position assise.

- Gonflez le ballon. Placez-vous en face de lui, à courte distance, et demandez-lui de taper dans le ballon (que vous allez lui lancer) quand il arrive à sa portée.
- Prenez la balle. Mettez-vous bien en face de lui, lancez-la lui doucement et demandez qu'à son tour, il vous la relance.
- Prenez un panier ou un seau. Mettez-le devant lui (à pas plus de deux mètres). Donnez-lui la balle et demandez-lui de la jeter de façon à ce qu'elle tombe dans le récipient. Répétez cet exercice plusieurs fois.

- Étalez un morceau de toile (ou de papier d'emballage) au centre duquel vous aurez dessiné une cible (assez grande). Demandez-lui de jeter la balle de façon à ce qu'elle touche la cible.

La fin de séance

La séance d'exercices physiques doit se terminer par :

- quelques mouvements de relaxation (identiques à ceux de la séance d'échauffement) et de repos (plusieurs inspirations et expirations profondes),
- par des compliments et des félicitations pour la participation active de votre proche.

La construction du programme

Rappelez-vous quand vous construirez votre programme qu'il faut tenir compte de l'exercice que réalise votre proche dans le déroulement de sa vie quotidienne. Une personne qui travaille son jardin n'a pas besoin de plus d'exercice. Celle qui se promène longuement tous les jours non plus.

C'est à vous d'apprécier l'ensemble de l'effort physique que fait votre malade pendant la journée et de décider si un programme d'exercices physiques est nécessaire.

Si vous avez des doutes, consultez un physiothérapeute. Il peut mettre en route un programme d'exercices adapté à votre proche, programme que vous serez à même de continuer.

Rappelez-vous !

– Programmez des exercices que votre proche est encore capable de réaliser.
– N'ayez pas peur que le programme d'exercices se transforme en routine. Au contraire.
– Montrez les gestes à faire.
– Ne le forcez pas à faire quelque chose qu'il refuse.

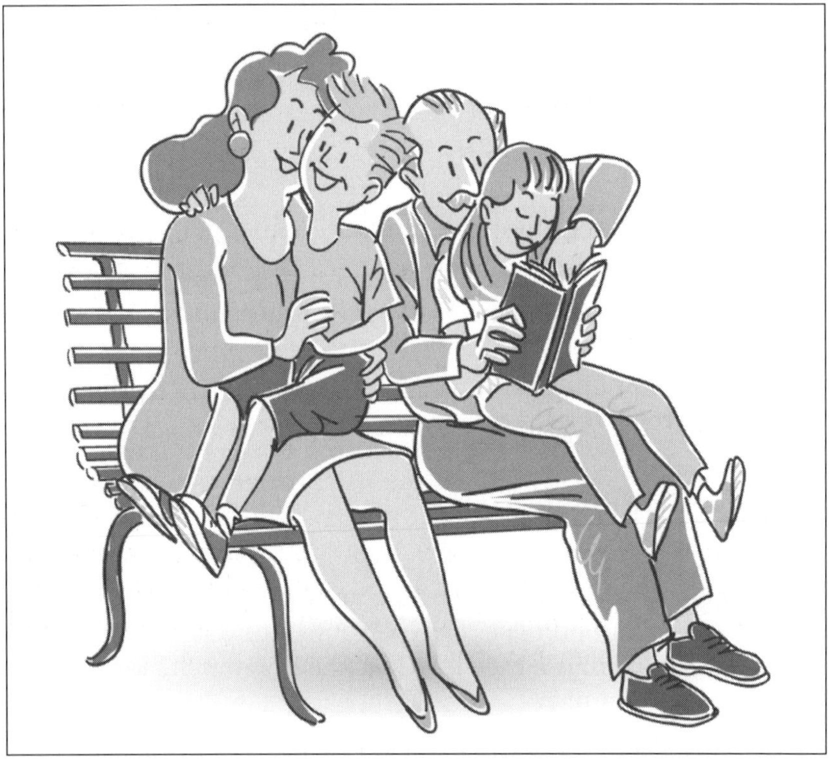

Figure 41. Grands-parents et petits-enfants : une relation qui peut être très riche.

Les activités entre les générations

Il est habituel que des personnes de plus de 65 ans soient grands-parents et qu'elles éprouvent du plaisir à recevoir ou visiter leurs petits-enfants. Il en est de même pour la personne atteinte par la maladie d'Alzheimer.

L'attitude avec les enfants

Parler aux enfants de l'état de leur grand-mère ou grand-père est essentiel. Il faut leur dire qu'il s'agit d'une maladie et que cette maladie explique les comportements parfois étranges de leur grand-parent : il pose toujours la même question, elle mange avec les doigts.

Adaptez votre explication à l'âge de votre enfant. Il existe des livres spécialement conçus pour expliquer la situation aux enfants de 5 à 12 ans.

Si vous ne dites rien, il est vraisemblable que vous assisterez à une réaction de rejet, surtout chez les adolescents. Ils refuseront de vous accompagner quand vous allez voir votre proche, parfois ils refuseront de continuer à vivre sous le même toit.

Par contre, si vous obtenez leur collaboration, ils peuvent animer l'ambiance et donner au malade un immense plaisir.

Vous pouvez aussi vous poser la question : « *Puis-je encore lui confier mes enfants ?* » si la personne malade, en tant que grand-parent, participe à la garde des enfants pendant votre absence. La réponse est individuelle car elle dépend de l'état des facultés intellectuelles dont dispose encore votre proche. De toute façon, il y a un moment où ces responsabilités ne peuvent plus lui être confiées.

Les droits de chacun

Si le malade a des droits, les enfants aussi.

Parfois, le malade a tendance à submerger l'enfant sous des marques de tendresse et d'amour.

Prenons un exemple réel.

Une grand-mère rendait la vie impossible à sa petite fille qu'elle adorait en la suivant partout, en la prenant dans ses bras et en cherchant en permanence à l'embrasser. En fait, elle lui rendait la vie impossible jusqu'à ce que la mère eût l'idée d'envoyer sa fille dormir quelque temps chez sa tante et de donner une poupée à la grand-mère à titre de substitution. L'attention de la malade s'est concentrée sur la poupée et, depuis, elle laisse sa petite fille tranquille.

Rappelons que si l'enfant ne vit pas avec le malade mais va le voir, la visite ne doit pas durer trop longtemps. Les enfants restent sages quelques minutes puis ils courent, crient, pleurent, ce qui peut le déranger, le fatiguer et l'irriter.

11. Comment améliorer la communication avec votre proche ?

– Optimisez la communication entre votre proche et vous.

– Optimisez la communication entre vous et votre proche :
- par la parole,
- par l'écrit,
- par les images,
- par le contact physique et les gestes.

– Adaptez ce que vous lui dites ou ce que vous lui demandez aux capacités qu'il possède encore.

Le langage est la base de la communication entre les gens. Les questions que l'on pose ou auxquelles on répond font partie intégrante des relations de convivialité au sein de la famille.

La personne atteinte par la maladie d'Alzheimer aura de plus en plus de mal à dialoguer au fur et à mesure de l'évolution : d'abord, elle oublie (progressivement) certains mots du langage courant, puis elle oublie ce que les mots veulent dire et, finalement elle perd le contrôle des mécanismes de l'articulation des sons pour former les mots.

En même temps, elle sait ce qu'elle veut dire, elle tâche de se faire comprendre avec les moyens qui lui restent. Elle souffre quand elle se rend compte qu'elle n'y arrive pas. Elle peut s'isoler ou se mettre en colère, crier, gesticuler.

Rappelons que la communication ne se résume pas au langage verbal. Il existe de nombreux autres moyens aussi expressifs. L'écrit, bien sûr. **Mais aussi le regard, les gestes, l'attitude, les caresses expriment parfois mieux les sentiments que les paroles. Cette communication est longtemps préservée**.

Une situation habituelle

« Elle trouve avec difficulté les mots précis pour s'exprimer : elle utilise un mot pour l'autre ». « Il n'arrive plus à exprimer ses désirs les plus simples : rentrer à la maison, mettre un manteau ». « Quand elle parle, elle s'arrête au milieu de sa phrase ». « Quand je lui parle, il dit qu'il m'a compris alors qu'il n'en est rien ».

Que faire ?

Optimiser la communication entre votre proche et vous

- S'il a du mal à trouver les mots précis pour désigner des choses, des personnes ou des objets familiers, demandez-lui de vous les signaler avec le doigt : « *montre-moi !* ». Une fois, qu'il vous l'a montré, dites-lui le mot qui correspond.
- Quand il utilise un mot pour un autre, ne le corrigez pas systématiquement. Vérifiez que vous avez bien compris en reformulant sa phrase.
  Le malade : « *Donne-moi le clou qui est sur la table* ».
  L'aidant : « *Tu veux dire : donne-moi le morceau de pain qui est sur la table* ».
- Quand il s'arrête au milieu d'une phrase, laissez-lui le temps de la terminer. Répétez deux ou trois fois les derniers mots pour qu'il enchaîne. S'il ne retrouve pas le fil de ce qu'il disait, passez à une autre phrase.
- S'il utilise des phrases toutes faites (« *le médecin va venir* », « *ma mère est dans la maison* ») ou des mots hors de leur contexte

(« oui », « non », « merci », « au revoir », « dehors »...), essayez de capter sa pensée en se basant sur le contexte.

- Quand il a du mal à exprimer sa pensée, il l'a résume en quelques mots. Par exemple : il utilisera : *« bus, maison »* pour faire savoir qu'il veut rentrer à la maison en autobus.
  Assurez-vous que vous avez compris : *« tu veux rentrer à la maison en autobus »*. Cette attitude de confirmation est importante parce qu'elle montre au malade qu'il a été compris. Ce qui évite irritation et agitation.
  Toujours, il faut lui laisser le temps de parler. Ne lui sautez pas dessus pour lui extraire les mots les uns après les autres. Laissez-le dire les choses à son rythme. Il a besoin de plus de temps pour rassembler ses idées et de plus de temps pour les exprimer (même mal).
- Veillez à ce qu'il n'ait qu'un interlocuteur à la fois, en particulier dans les réunions de famille.

Optimiser la communication entre vous et votre proche

Il existe de nombreux moyens de communiquer. Utilisez-les tous.

La communication verbale

Sachez qu'il faut lui parler beaucoup : de lui, d'elle, du temps qu'il fait, de ce que vous êtes en train de faire *(« j'écris une lettre à la banque », « j'épluche des carottes », « je prépare le petit-déjeuner »...)*.

D'une part, votre proche aura le sentiment de participer à la vie commune, de ne pas être marginalisé au sein de sa famille.

D'autre part, il se rend compte de l'état de vos sentiments plus par le ton de votre voix que par les mots que vous utilisez.

Il se rend compte de votre humeur (bonne ou mauvaise) et de votre état d'esprit (calme ou irrité et angoissé).

Il se rend compte des messages d'amour que vous lui adressez.

Voici quelques conseils pour améliorer la communication.

Baissez le ton de votre voix

Évitez de crier : il pensera que vous êtes en colère. Évitez le ton aigu, il donne la même impression. Vous savez être charmant et aimable, prenez ce ton-là.

Parlez-lui lentement en articulant bien les mots

Si la télévision ou la radio sont allumées, éteignez-les ou baissez le volume du son. Tous les bruits parasites lui rendent plus difficile la compréhension de ce que vous lui dites.

Évitez les phrases longues et les mots difficiles à comprendre

Si vous utilisez des phrases longues, il aura oublié le début avant que vous soyez arrivé à la fin.

Parlez simplement avec des phrases courtes.

Ne communiquez qu'une seule idée par phrase.

Évitez les grandes explications

Dites-lui les choses comme elles sont. Ne donnez pas d'explications.

Par exemple, ne dites pas : « *nous irons nous promener cet après-midi de bonne heure parce que, demain, j'attends le plombier qui vient réparer la fuite de la salle de bain* ». Dites-lui : « *nous irons nous promener après le déjeuner* », puis si vous le jugez utile : « *demain, vient le plombier* ».

Ayez à l'esprit que ce qui compte n'est pas tellement ce que vous dites mais ce que votre malade comprend. Si vous avez l'impression qu'il ne vous a pas compris, n'insistez pas. Attendez une meilleure occasion.

Quand vous lui posez une question

- **Utilisez des questions simples**
  La question doit être courte et permettre une réponse par « oui » ou par « non ».
- **Évitez de le mettre devant un choix à faire.**
  Plutôt que de lui dire : *« tu veux un fruit ? »* ce qui l'oblige à définir quel fruit il désire, dites-lui : *« tu veux une pomme ? »* ou *« tu veux une poire ? »*.
- **Laissez-lui le temps de répondre à votre question avant de la lui reposer.**
  Il doit d'abord comprendre ce que vous lui demandez, puis penser à ce qu'il va répondre et enfin articuler sa réponse. Tout ce processus prend plus de temps que chez les gens normaux. Ne lui posez pas tout de suite la même question, voire une nouvelle question. Laissez-lui le temps de répondre.
- **Quand il vous a répondu, vérifiez qu'il a dit la vérité.**
  S'il répond « oui » ou fait de la tête un signe affirmatif quand vous lui demandez s'il s'est lavé les mains, vérifiez.

La communication écrite

Il s'agit de l'écriture et du dessin. Elle s'utilise en même temps que la communication orale.

Préparez des listes « pense-bête » pour qu'il sache ce qu'il doit faire quand vous n'êtes pas là : « ton déjeuner est dans le frigo », « mets ton pantalon gris ; il est sur ton fauteuil ».

Veillez à rédiger :

- toujours des messages courts,
- sans annotations supplémentaires,
- faciles à comprendre,
- écrits en gros caractères (majuscules),
- laissés bien en évidence.

Quand il a du mal à comprendre ce que vous lui écrivez, passez au dessin pour signaler les choses :

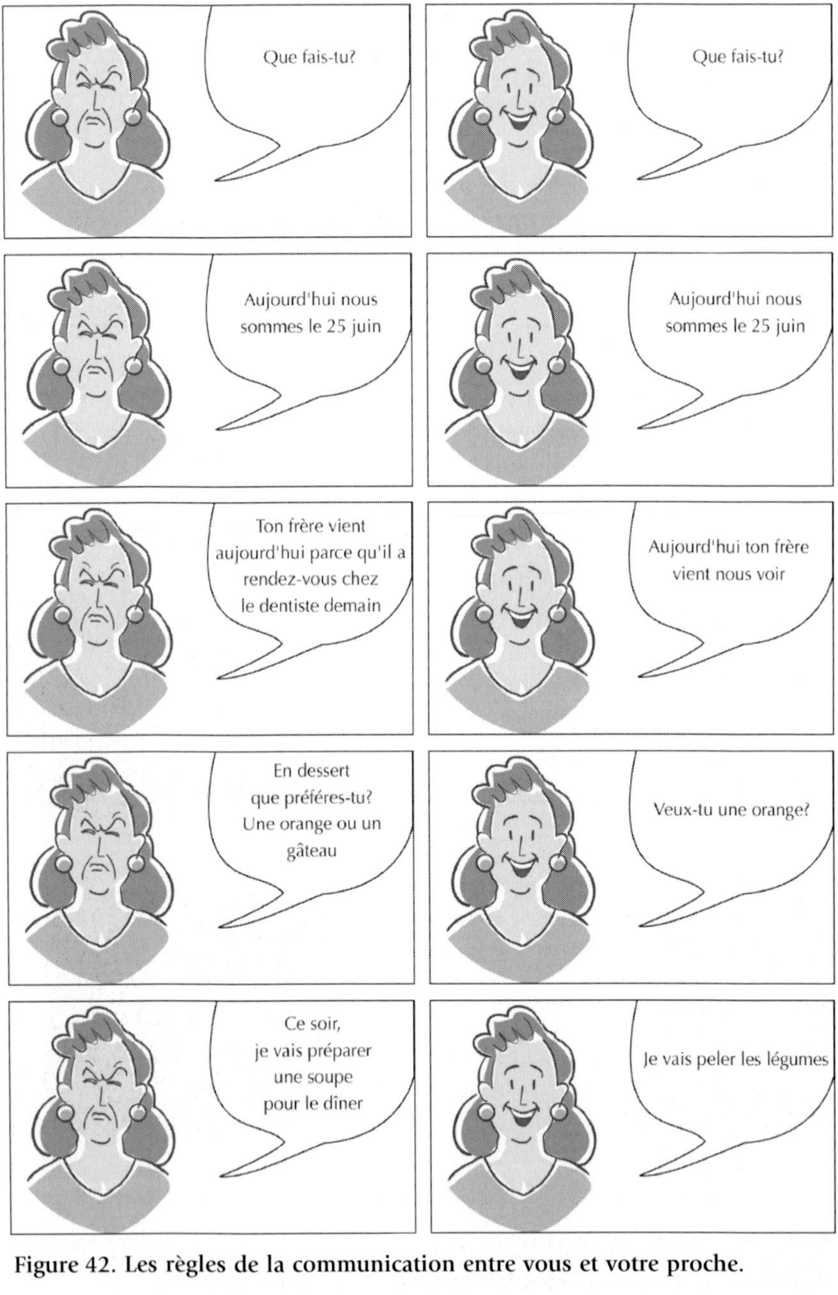
Que fais-tu?
Que fais-tu?
Aujourd'hui nous sommes le 25 juin
Aujourd'hui nous sommes le 25 juin
Ton frère vient aujourd'hui parce qu'il a rendez-vous chez le dentiste demain
Aujourd'hui ton frère vient nous voir
En dessert que préféres-tu? Une orange ou un gâteau
Veux-tu une orange?
Ce soir, je vais préparer une soupe pour le dîner
Je vais peler les légumes

Figure 42. Les règles de la communication entre vous et votre proche.

- dessin de costume sur la porte de l'armoire,
- dessin de cuvette sur la porte des toilettes,
- dessin de baignoire sur la porte de la salle de bains.

Les dessins doivent être :

- simples et parlants,
- la représentation d'objets qu'il identifie facilement. Par exemple, du temps de sa jeunesse, il n'existait pas de baignoire encastrée et encore moins de jacuzzi. Si vous voulez transmettre l'image de la baignoire, dessinez une bonne vieille baignoire à pieds,
- de taille suffisante pour être lus facilement (20 × 30 cm),
- placés à hauteur des yeux,
- être en couleurs pour mieux attirer son attention.

Si votre proche vous écrit, ne vous étonnez pas des perturbations de son orthographe ou de son écriture. Elles apparaissent précocement dans l'évolution de la maladie.

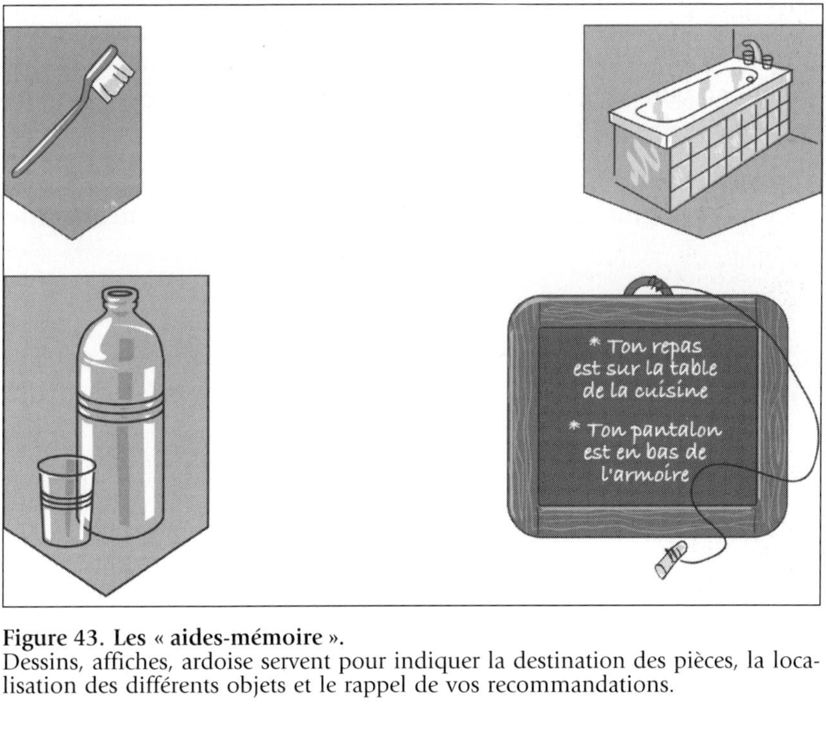

Figure 43. Les « aides-mémoire ».
Dessins, affiches, ardoise servent pour indiquer la destination des pièces, la localisation des différents objets et le rappel de vos recommandations.

La communication par images

Les images sont très utiles pour évoquer un souvenir, centrer un dialogue (voir chapitre 10 « La réminiscence »).

Utilisez :

- des photos de famille,
- des cartes postales qui représentent des endroits qu'il connaît : lieux habituels de vacances, voyage de noces...,
- des images des endroits qu'il aime bien : la mer, la campagne, la montagne...

La communication par gestes

C'est l'une des plus importantes.

D'abord parce qu'elle est particulièrement riche. Le langage des gestes et du corps, la mimique, le regard expriment clairement nos sentiments.

Ensuite parce qu'elle est facile à comprendre, enfin parce qu'il la capte pendant longtemps alors que la communication verbale ou écrite ne sont plus efficaces.

Mais, attention ! C'est un type de communication où il faut savoir respecter la dignité, l'individualité et la personnalité de votre proche.

Les gestes

Il faut les employer au maximum. Ils soulignent vos paroles et l'aide à les comprendre. Il a ainsi une double opportunité de saisir ce que vous dites.

Prenez-lui la main, mettez votre bras autour de ses épaules, prenez-le par la ceinture. Ce sont de gestes qui lui inspireront confiance et qui démontrent votre amour.

Montrez-lui ce que vous lui demandez de faire. Il doit se brosser les dents, faites le geste de vous brosser les dents.

Votre geste induira sa réponse.

Le toucher

C'est la forme la plus primitive du contact humain. Il peut être la seule forme de communication si votre proche a des problèmes graves de vision.

Sachez quels sont les types de caresses qui lui font le plus plaisir. Il y a des familles où on s'embrasse beaucoup, d'autres qui sont plus réservées. À vous de discerner entre le baiser, la caresse sur les joues, la tape sur l'épaule...

Touchez sa main, son bras pour attirer son attention.

La proximité du corps

La proximité du corps avec la personne à qui on parle est très importante. Ne lui parlez pas « à la cantonade », depuis l'autre côté de la pièce. Approchez-vous de lui (parfois, il sera nécessaire de le toucher pour attirer son attention).

Quand vous voulez vous approchez de lui, faites-le de face et sans hâte :

- de face pour être dans son champ de vision et ne pas le surprendre. Jamais de dos ou de côté,
- sans hâte pour que votre apparition ne lui paraisse pas une menace.

L'expression du visage

Elle est fondamentale. En général, nous ne nous voyons pas pendant que l'on parle. Or notre figure reflète nos sentiments, renforce nos paroles, donne à l'interlocuteur des clés supplémentaires pour comprendre ce que nous lui disons. Il en va de même avec votre malade.

Essayez de lui dire les choses en souriant. Tout sera plus agréable.

Le regard

Il fixe l'attention de la personne à qui l'on parle. À l'état normal, il est désagréable de parler avec quelqu'un qui ne vous regarde pas « en face ». Votre proche éprouve le même sentiment.

Fixez-le dans les yeux quand vous lui parlez.

Adapter ce que vous lui dites ou ce que vous lui demandez à ses possibilités

La communication avec votre proche va se modifier au cours de l'évolution de la maladie. Ce qui servait hier à se faire comprendre peut ne plus servir aujourd'hui.

Ne le mettez pas en situation d'échec en lui demandant des choses qu'il ne peut plus faire.

C'est à vous d'être vigilant et d'adapter la communication aux capacités que votre proche possède encore.

Sachez que la mémoire affective est la dernière à disparaître et que les gestes d'amour sont perçus jusqu'à la dernière minute.

Rappelez-vous !

- Parlez-lui beaucoup et souvent... sans l'assommer.
- Donnez-lui le temps de trouver ses mots.
- Formulez vos questions de façon simple et directe.
- Demandez-lui les choses avec gentillesse et amabilité.
- Utilisez au maximum le langage du corps
- Adapter votre communication à son état actuel.

12. Savoir donner les soins physiques à la maison

Le rôle de l'aidant ne se limite pas à la prise en charge progressive des activités de base de la vie quotidienne de son malade (voir chapitre 8). Il porte aussi la responsabilité de la santé physique de son proche.

Les personnes atteintes par la maladie d'Alzheimer ont, en général, plus de 65 ans. Elles ont donc les problèmes de santé qui touchent les sujets âgés. De plus, la maladie d'Alzheimer favorise un certain nombre de complications qu'il faut connaître pour les prévenir, les détecter et les soigner avec l'aide de votre médecin : l'incontinence urinaire, la constipation, la perte d'activités, les escarres... situations qui ont un grand retentissement sur le malade et peuvent même mettre sa vie en danger.

Rappelez-vous que :

- beaucoup de réactions violentes ou agressives ont une raison physique ou psychologique. Votre proche qui ne peut plus expliquer correctement ce dont il souffre, rend compte ainsi de son malaise physique ou psychologique,
- la plus grande partie des soins généraux a un objectif préventif : prévenir l'apparition d'infections, prévenir la constipation, prévenir les escarres...,
- pour toute situation que vous n'arrivez pas à contrôler, consultez votre médecin.

Lutter contre l'incontinence urinaire

- Comment en savoir la cause ?
- Quelles précautions prendre ?
- Quand et comment utiliser les couches ?
- Comment surveiller et traiter la peau ?
- Que faire quand une sonde vésicale est nécessaire ?

L'incontinence urinaire se définit comme la perte involontaire (c'est-à-dire non contrôlée) d'urine en quantité et en fréquence suffisantes pour constituer un problème de santé ou un problème social.

L'incontinence a un grand retentissement sur votre proche car elle est incapacitante (elle limite son autonomie) et dégradante (il se considère comme un bébé qui se salit).

Sachez qu'elle n'est jamais un signe précoce de la maladie et qu'on peut la contrôler dans un grand nombre de cas. Pour ce faire, votre rôle est essentiel.

Comme chez toutes les personnes âgées, l'incontinence peut être secondaire à une infection urinaire, une inflammation de la prostate un diabète mal contrôlé... et la première chose à faire si elle se produit est d'en parler avec votre médecin.

Une situation habituelle

« Il se pisse dessus et il mouille son lit », « Elle ne se rappelle plus comment expliquer qu'elle a envie de faire pipi », « Il arrive trop tard aux toilettes et urine dans son pantalon ».

Que faire ?

Cherchez la cause : très souvent les fuites urinaires intempestives ont une cause « technique », liée à votre proche ou à son environnement, cause sur laquelle on peut agir.

Posez-vous systématiquement toutes les questions suivantes... et vérifiez !

- Ses vêtements sont-ils trop difficiles à enlever ? Exigent-ils trop de temps pour qu'il se déshabille ? Remplacez-les par d'autres plus adaptés (voir chapitre 8).
- A-t-il oublié où sont les toilettes ? Conduisez-le quand il s'agite ou commence à tirer sur son pantalon (ou sur sa jupe).
- A-t-il oublié la relation entre l'envie d'uriner et l'acte d'aller aux toilettes ? Conduisez-le systématiquement aux WC toutes les deux heures.
- N'arrive-t-il plus à coordonner ses mouvements pour s'asseoir sur la cuvette ? Aidez-le et faites installer un siège surélevé (voir chapitre 8).
- Met-il trop de temps pour faire le trajet jusqu'aux toilettes ? Vérifiez ses pantoufles ou chaussures. Achetez un urinal ou un pot de chambre.
- A-t-il des difficultés à exprimer son envie d'uriner ? Apprenez à discerner les signes qu'il utilise pour signaler son besoin (elle porte la main à son pubis, il montre ses testicules, elle tire sur sa robe, il essaie de déboutonner son pantalon). Informez les personnes qui vous aident pour qu'elles soient au courant. Souvent vous trouverez une raison technique sur laquelle vous pourrez agir.

Quelles précautions prendre ?

De toute façon :

- ne lui donnez pas à boire pendant les deux heures qui précèdent le moment de se coucher, mais assurez-vous qu'il boit bien 2,5 litres de liquides par jour. En cas d'incontinence, on

a tendance à réduire la boisson. C'est une erreur qui peut conduire à la déshydratation,
- emmenez-le systématiquement aux toilettes avant de le coucher,
- mettez sous le drap du dessous, une alèse (toile imperméable) pour protéger le matelas,
- respectez toujours sa pudeur.

Quand et comment utiliser les couches ?

Il faut retarder le plus possible l'usage des couches car leur utilisation permanente entretient l'incontinence. Elles peuvent être vécues par votre proche comme humiliantes. De plus, elles sont chères.

- Achetez des couches pour adultes (en pharmacie et dans les supermarchés).
- Mettez-lui une couche uniquement quand vous le sortez ou quand il va au lit.
- La seule indication pour l'utilisation de couches à demeure est l'incontinence irréversible.
- Tenez compte du fait que les couches sont absorbantes. Pour avoir une notion de la quantité d'urine émise par le malade, lisez la notice : elle mentionne la quantité d'urine qu'une couche peut absorber.

Comment surveiller et traiter la peau ?

Quand il y a incontinence urinaire, la peau est la première exposée et doit être le centre de l'attention de l'aidant :

- lavez les parties génitales deux fois par jour, le matin et le soir avec de l'eau tiède savonneuse. Lavez bien l'intérieur des plis cutanés. Séchez soigneusement, y compris l'intérieur des plis, avec une serviette à texture douce. À la fin de la toilette, la peau doit être propre et sèche,
- profitez de la toilette, du déshabillage du soir ou du moment où vous lui enlevez sa couche pour examiner attentivement la

peau à la recherche d'une irritation ou d'une rougeur débutante,
- si vous découvrez une anomalie, parlez-en à votre médecin qui vous conseillera sur l'usage des produits adéquats (pommades, talc...).

Que faire quand une sonde vésicale est nécessaire ?

L'usage de la sonde vésicale, c'est-à-dire placée dans la vessie, est limité aux cas suivants :

- il y a une rétention urinaire. Le malade ne peut plus uriner et l'urine s'accumule dans la vessie,
- le malade a une incontinence permanente par reflux, une infection symptomatique ou un dysfonctionnement rénal,
- le malade présente des lésions cutanées ou des ulcères de pression directement liés à son incontinence,
- le malade est grabataire (il ne peut plus se lever).

D'une part, l'usage de la sonde vésicale doit être réduit à ces circonstances et pendant le temps le plus bref possible par crainte des infections urinaires qu'elle peut entraîner.

Si votre proche est porteur d'une sonde (décision toujours médicale), prenez les précautions suivantes :

- maintenez la poche de drainage toujours plus bas que la vessie de façon à respecter le drainage par gravité,
- lavez-vous les mains et utilisez des gants stériles pour vider la poche. Jetez-les une fois l'opération faite,
- fixez la sonde (ou vérifiez sa fixation) à la partie antérieure de la cuisse ou sur la partie inférieure de l'abdomen pour éviter l'irritation de l'urètre par frottement lors de mouvements intempestifs de la sonde,
- nettoyez la partie de la sonde à la sortie de l'urètre avec de l'eau savonneuse deux fois par jour.

Rappelez-vous !

- Apprenez à connaître les « habitudes urinaires » de votre proche.
Posez-vous les questions clé pour découvrir une éventuelle cause technique sur laquelle vous pouvez agir.
- N'utilisez les couches qu'en dernier ressort et jamais de façon permanente.
- Lavez et surveillez la peau.
- Vérifiez qu'il boit 2,5 litres de liquide par jour, et ce, malgré la présence d'une incontinence.

Prévenir la constipation

- Qu'est-ce qui favorise l'apparition de la constipation ?
- Comment prévenir son apparition ?
- Que faire quand elle existe ?

La constipation se définit comme un retard dans l'expulsion des selles ou une difficulté à les expulser.

La fréquence normale des selles oscille de 3 par jour (selles consistantes non liquides) à une tous les 3 jours. Les défécations doivent être indolores et procurer une sensation de vidange complète.

Déjà, les sujets âgés sont sensibles à la constipation. Encore plus, les personnes atteintes de la maladie d'Alzheimer.

Qu'est ce qui favorise l'apparition de la constipation ?

Les facteurs favorisants sont nombreux et variés :

- l'immobilité. Il reste dans son fauteuil ou dans son lit. Le manque de mouvements et d'exercice physique est le grand pourvoyeur de constipation,

- les mauvaises habitudes alimentaires, en particulier, l'absence de fibres dans l'alimentation ou en quantité insuffisante,
- l'insuffisance de liquides absorbés par jour,
- les hémorroïdes,
- l'usage excessif de laxatifs remontant souvent à plusieurs années,
- l'état dépressif.

Une situation habituelle

« Il a mal au ventre », « Il va aux toilettes mais ne fait rien malgré ses efforts », « Elle crie, geint sans raison apparente ».

Que faire ?

Comment prévenir son apparition ?

- prendre des précautions en ce qui concerne son alimentation :
  - lui faire boire 2,5 litres de liquides par jour,
  - inclure des fibres dans son alimentation (voir chapitre 8),
  - lui donner le matin une boisson bien froide ou bien chaude (pas brûlante) car elles favorisent la motilité intestinale et la défécation,
- lui faire faire des promenades et/ou de l'exercice physique régulièrement tous les jours (voir chapitre 8),
- instaurer un horaire régulier pour aller aux WC mais ne pas le laisser plus de 10 minutes sur le siège, même s'il n'a rien fait.

Que faire quand elle existe ?

Outre les mesures hygiéno-diététiques que l'on vient de décrire, demandez à votre médecin quel médicament peut lui être utile :

- suppositoires de glycérine,

- produits qui augmentent le bol fécal,
- lavement par Microlax®.

Évitez l'utilisation de laxatifs.

Il peut se former dans le rectum une masse solide et sèche que le malade n'arrive pas à expulser. C'est un fécalome. Le médecin en fera le diagnostic par toucher rectal. L'extraction est manuelle.

Rappelez-vous !

– La constipation peut se manifester par de l'agitation ou de l'agressivité.
– La perte d'activité est la plus fréquente des causes.
– Boire 2,5 litres de liquides par jour est fondamental, malgré l'incontinence.
– Se bouger, faire de l'exercice, aussi.
– Le médecin est là pour vous conseiller et vous aider.

Lutter contre la perte d'activité

– Comment la prévenir ?
– Comment agir quand elle existe ?

La perte d'activité (apragmatisme) se définit comme la réduction des activités motrices.

Il existe de nombreux facteurs liés à l'âge qui peuvent favoriser l'apparition de cet état sans être des conséquences directes de la maladie d'Alzheimer :

- douleurs articulaires (arthrose),
- diminution de la vision et de l'audition,
- instabilité de la marche par peur de tomber ou par modification de la statique des pieds (*hallux valgus* par exemple),

- dépression,
- difficulté à la marche secondaire à la prise de médicaments.

La fonte musculaire, la rigidité articulaire qui vont de paire avec la perte d'activité augmentent le risque de chute et favorisent l'alitement dont les conséquences peuvent être graves : escarres, phlébite. Aussi faut-il tout faire pour la prévenir ou en retarder l'apparition.

Une situation habituelle

« Il reste toute la journée assis sur sa chaise ou dans son fauteuil. Il ne bouge pas, ne se lève pas, ne marche pas. Quand je lui demande de le faire, il crie, trépigne, se met en colère ».

Que faire ?

Comment la prévenir ?

- Massez-lui les muscles pour éviter leur rigidité. Centrez vos massages sur les bras, les avant-bras, les cuisses, les jambes, les extrémités. Profitez de la toilette du matin et du bain pour le faire.
- Faites-le bouger. Organisez une promenade quotidienne (quand le temps le permet). Élaborez un programme d'exercices physiques que vous pouvez réaliser à la maison (voir chapitre 8). Faites-le participer à des jeux physiques, à des séances de danse.
- Facilitez sa marche et sa stabilité en lui fournissant une canne ou tout autre support.

Que faire quand elle existe ?

Ayez recours à des professionnels

- Le physiothérapeute. Votre proche tirera grand bénéfice de la présence d'un physiothérapeute qui mettra en route un

programme adapté à son état, avec des sessions régulières qui se dérouleront à domicile.
- Le thérapeute occupationnel. Il dirigera un entraînement spécifique aux activités quotidiennes de base.

Ayez recours aux aides à la mobilisation

Toute une série d'instruments d'appui peuvent servir à favoriser la marche :

- la canne simple. Elle donne un sentiment de sécurité qui peut être fallacieux,
- les cannes anglaises. Elles prennent le coude ce qui donne une sécurité supplémentaire dans leur maniement. Certaines sont munies d'un tripode pour augmenter la surface d'appui au sol,
- le déambulateur. Il contribue à la sécurité de la marche tant à l'intérieur de la maison qu'à l'extérieur. Il en existe plusieurs modèles :
  - à roues. Ce sont ceux qui demandent le moins d'effort. Le malade roule l'appareil devant lui, à la vitesse qui est la sienne,
  - à pieds fixes. Il faut lever le déambulateur à chaque pas,
- la chaise roulante. Elle doit permettre le maintien de l'indépendance dans les transferts du fauteuil au lit ou vice-versa.

Vous trouverez ce matériel à louer ou à acheter dans les magasins d'orthopédie ou chez votre pharmacien (voir chapitre 17).

Rappelez-vous !

– Cherchez les causes (y compris les médicaments) qui peuvent la favoriser.
– Planifier les activités physiques de votre proche suivant les facultés physiques et mentales qu'il conserve.
– Choisissez le type d'aide à la marche le mieux adapté à son état.
– Faites-vous aider par le physiothérapeute.

Prévenir l'apparition d'escarres

- Quelles sont les zones à risque ?
- Comment les prévenir ?
- Comment les traiter ?

Les escarres ou ulcères de pression sont des lésions de la peau qui apparaissent aux endroits où le corps entre en contact avec une autre superficie (le lit par exemple).

Elles sont potentiellement graves par les infections qu'elles génèrent. Aussi, tout doit être fait pour les prévenir.

De nombreux facteurs contribuent à leur apparition :

- la diminution de la mobilité qui favorise le contact d'une zone du corps (toujours la même) avec une superficie dure pendant un temps prolongé,
- la pression du corps (son poids) répartie sur seulement quelques points d'appui,
- l'humidité entretenue soit par la sueur, soit par une incontinence urinaire.

Une situation habituelle

« Elle urine au lit et reste mouillée une partie de la nuit. Des rougeurs apparaissent au niveau de ses fesses ».

Que faire ?

Quelles sont les zones à risque ?

Les escarres n'apparaissent pas en n'importe quel point du corps. Il y a des zones bien particulières qui correspondent, en fait, aux points d'appui.

Ce sont celles-là qu'il faut surveiller systématiquement tous les jours :

- le sacrum (tout en bas du dos),
- les fesses,
- les talons,
- les hanches,
- les omoplates,
- les coudes,
- la face interne et externe des genoux,
- les bords latéraux des pieds,
- le nez si le malade est porteur d'une sonde nasale.

Comment prévenir leur apparition ?

Des mesures générales

Recherchez les facteurs de risque pour agir à bon escient.

Une inspection minutieuse de la peau, en particulier dans les zones de risque, doit être conduite tous les jours (profitez du bain et de la toilette).

Une escarre peut apparaître si votre proche reste dans la même posture plus de deux heures.

Préparer un « programme » de changements de posture. L'idéal est un changement de posture toutes les deux heures.

Si votre malade est alité pour une affection aiguë (grippe ou bronchite par exemple), il faut le lever le plus vite possible, le mettre dans son fauteuil et le stimuler pour qu'il se mobilise.

Dans le fauteuil, on peut utiliser des oreillers pour diminuer la pression du corps sur les zones d'appui.

S'il doit rester au lit, réalisez les changements de posture toutes les deux heures. Mettez par écrit votre façon de procéder, ce qui permettra d'informer facilement les personnes qui vous remplaceront.

Il y a trois postures fondamentales que l'on peut réaliser à l'aide d'oreillers :

- Posture 1 : malade allongé sur le dos, les jambes légèrement séparées. Les oreillers ou les cousins se disposent :
  - sous la tête,
  - sous la taille,
  - sous les cuisses,
  - sous les jambes,
  - sous les coudes, laissant libres les talons, les fesses, les épaules.
- Posture 2 : malade allongé sur le ventre, la tête légèrement tournée vers l'extérieur. Les oreillers ou les coussins se disposent :
  - sous la tête, sous l'abdomen, sous les cuisses, sous les jambes,
  - sous les bras, laissant libre la pointe des pieds, les genoux, la zone des hanches.

  Cette posture est à éviter chez des malades qui ont des difficultés respiratoires ou un problème cardiaque.
- Posture 3 : malade couché sur le côté, les jambes légèrement pliées et les chevilles maintenues à angle droit. Les oreillers ou les coussins se disposent :
  - sous la tête,
  - sous le bras du dessus pour que la main reste au même niveau que l'épaule et à angle droit,
  - dans le dos, pour aider à la posture,
  - entre les jambes, les genoux et les chevilles.

Maintenez une parfaite hygiène corporelle

La peau doit être propre et sèche. Pour la laver, vous utiliserez de l'eau tiède savonneuse. Profitez de la toilette pour le masser par mouvements circulaires.

N'oubliez pas les plis cutanés (sous les seins, les aisselles, les plis inguinaux...) qui doivent être lavés et séchés.

Évitez l'utilisation d'alcool ou d'eau de Cologne. Utilisez des crèmes hydratantes et des solutions émollientes (demandez conseil à votre pharmacien ou à votre médecin).

Mobilisez votre proche

Ne le laissez pas assis plus de deux heures sur une chaise ou dans son fauteuil, ce qui crée une grande pression sur les tubérosités ischiatiques (la zone des fesses).

Il est souhaitable que les chaises et le fauteuil qu'il utilise habituellement aient un dossier droit. Un oreiller spécial sera positionné sous ses fesses (évitez les oreillers ou les anneaux style « donut » en plastique).

Étudiez l'intérêt d'acheter un matelas anti-escarres. Parlez-en avec votre médecin : il en existe de plusieurs types qui ont tous des avantages et des inconvénients.

Comment les traiter ?

C'est à votre médecin d'en définir le traitement.

Sachez qu'il est beaucoup plus difficile de les traiter que de les prévenir.

N'attendez pas pour le consulter que la plaie soit déjà formée. Faites-le dès que vous avez un doute.

Rappelez-vous !

- Surveillez attentivement les zones de risque.
- Faites-le changer de posture toutes les deux heures.
- Ne le laissez pas trop longtemps dans son fauteuil.
- Recourez à la mobilisation passive et aux massages.
- Mobilisez-le dans la mesure du possible.

Lutter contre l'insomnie

- Que faire avant qu'elle ne se manifeste ?
- Quand avoir recours aux médicaments ?
- Quand consulter votre médecin ?

Les troubles du sommeil sont très fréquents au cours de la maladie d'Alzheimer et créent des situations souvent difficiles, parfois intenables, toujours stressantes pour l'aidant et pour les autres membres de la famille (voir chapitre 9).

Une situation habituelle

« Les problèmes commencent à l'heure où il doit aller se coucher. Il ne s'endort pas, m'appelle toutes les dix minutes », « Il se lève et vient me chercher dans ma chambre », « Elle se réveille pendant la nuit, une, deux ou trois fois et essaie d'allumer la lumière ».

Que faire ?

Avant que l'insomnie ne se manifeste

Prenez la série de dispositions suivantes :

- évitez que votre proche se couche avant d'avoir sommeil,
- n'autorisez pas le déroulement d'activités au lit (télévision, lecture, couture...) parce qu'elles modifient la routine « jour-nuit »,
- s'il n'est pas endormi au bout d'un quart d'heure, mieux vaut le lever jusqu'à ce qu'il ait sommeil,
- prenez l'habitude de toujours le faire se lever, le matin, à la même heure,

- raccourcissez la sieste (pas plus de 20 à 30 minutes) et empêchez les assoupissements dans la journée,
- supprimez les boissons excitantes (café, thé...) après l'heure du déjeuner (ce n'est pas le café du soir qui empêche de dormir, c'est celui de 4-5 heures de l'après-midi),
- faites-lui un programme de promenades et d'exercices physiques pour l'après-midi,
- faites en sorte que sa chambre soit silencieuse, bien ventilée, la température ambiante agréable.

Quand avoir recours aux médicaments ?

Il est bien connu que les personnes âgées sont de grandes consommatrices d'hypnotiques (médicaments qui agissent sur le sommeil). Il est bien connu aussi que les hypnotiques ne sont pas des médicaments anodins et qu'ils déclenchent des effets indésirables, deux fois plus fréquents chez les sujets âgés que chez des consommateurs plus jeunes.

Les hypnotiques perdent assez rapidement leur efficacité ce qui nécessite une augmentation des doses. De plus, ils peuvent induire des troubles de la mémoire, de la confusion ou de la désorientation, un déséquilibre source de chutes. Tous ces effets secondaires peuvent avoir des conséquences graves sur la personne qui souffre d'une maladie d'Alzheimer.

Sachez qu'il faut éviter la prise continue (par exemple donner un comprimé le premier soir, un demi le lendemain et arrêter) et qu'une insomnie de sevrage (c'est-à-dire à l'arrêt du traitement) apparaît dès le huitième jour de prise continue.

Autrement dit, le recours aux hypnotiques (très fréquent) n'est pas toujours une bonne solution.

Rappelez-vous : une bonne promenade vaut mieux qu'un hypnotique ou un tranquillisant.

Dans tous les cas, évitez l'automédication. Parlez à votre médecin.

Quand consulter votre médecin ?

Dès que ses troubles du sommeil vous posent problème, parlez-en à votre médecin. Personne ne peut résister, surtout l'aidant, à l'absence de sommeil.

Précisez à votre médecin si votre proche :

- ne s'endort pas,
- se réveille pendant la nuit,
- se réveille très tôt le matin et ne se redort pas.

Ces renseignements lui permettront, s'il le juge utile, de prescrire l'hypnotique le plus adéquat.

Rappelez-vous !

- Les perturbations du sommeil sont très fréquentes. Ne les laissez pas s'installer.
- Cherchez quels sont les facteurs qui peuvent favoriser l'insomnie.
- On ne dort bien que lorsque l'on est fatigué : la clé du sommeil, c'est une activité suffisante dans la journée.
- Les hypnotiques ne sont pas la solution.
- Parlez avec votre médecin sans attendre d'être complètement « hors service ».

13. Comment reconnaître les signes de bien-être et les signes de malaise ?

- Quels sont les signes de bien-être ?
- Comment reconnaître les signes de malaise ?

La maladie va modifier l'aptitude de votre proche à traduire son état de bien-être ou son état de malaise. Il faut apprendre à en reconnaître les signes, à les interpréter pour avoir le reflet de vos soins et de la capacité de votre proche à s'adapter à l'environnement.

Chacun de nous se sent bien quand les choses vont bien et mal quand tout déraille.

C'est la même chose pour lui, à la seule différence près qu'il le traduit d'une autre façon.

Dans la maladie d'Alzheimer, les brusques modifications de l'humeur traduisent presque toujours l'existence d'un problème. Aussi faut-il être attentif à les capter, à les reconnaître et à en trouver l'explication.

Quels sont les signes de bien-être ?

Voici les éléments qu'utilise votre proche pour dire que tout va bien.

Il a une attitude positive

Il ne reste pas assis dans son fauteuil sans bouger. Il est actif, prend des décisions : aider aux tâches ménagères, sortir se promener, participer à des activités (y compris en groupe). Cette attitude positive se manifeste uniquement quand votre proche a pris la dimension de son environnement et s'y sent « confortable ».

Il vous démontre de l'affection et de la chaleur humaine

Il vous manifeste son appui émotionnel, à vous et aux autres membres de la famille. Il répond aux démonstrations d'affection qu'il reçoit.

Il fait preuve de son utilité

Il propose son aide de façon volontaire. Il se lève pour aider les autres. Quand vous vous occupez des tâches ménagères, il se propose pour faire la vaisselle, faire le lit. Cette attitude démontre qu'il se sent apte à réaliser des activités et qu'il en connaît la finalité.

Il démontre sa créativité et sa participation

Il participe à des activités où sa créativité peut s'exprimer : chanter, danser, jouer aux cartes.

Vous devez percevoir ses attitudes et leur donnez plus de crédit que ce qu'il peut vous dire. Il peut se plaindre : « *ce matin, je vais mal, je ne me sens pas bien* », alors que son attitude démontre le contraire.

Comment reconnaître les signes de malaise ?

De la même façon, votre proche peut éprouver la plus grande difficulté à traduire son état de malaise (et à en préciser les raisons). À vous de reconnaître les signes de malaise et d'en élucider l'origine.

Les comportements spécifiques

Il n'utilisera ni les mots ni les gestes évocateurs pour vous dire qu'il lui arrive quelque chose. Il manifeste son état de malaise comme il peut : il pleure, crie, s'agite.

Souvent ce comportement n'a pas de raison évidente mais il traduit que quelque chose ne va pas. Pensez à une cause physique : épisodes douloureux (dentaire, articulaire, digestif), constipation intense, lombalgies...

La tension nerveuse

C'est la forme habituelle pour traduire son anxiété, son sentiment d'insécurité.

Il suffit que plusieurs personnes (y compris des membres de sa propre famille) soient dans sa chambre pour qu'il devienne tendu.

Il ne supporte pas le bruit, ne comprend pas ce qui se dit, se trouve entouré d'étrangers. Il devient inquiet et nerveux... ce qui veut dire qu'il désire que la visite se termine.

Parfois, il marche toute la journée par va-et-vient successifs, porte les objets à sa bouche (les boutons de ses vêtements, une feuille de journal, la terre des plantes...). S'il est au lit, il tire sur sa couverture, enroule ses cheveux autour de son doigt, tripote ses pantoufles... C'est sa façon de transmettre son anxiété. Encore faut-il savoir pourquoi il est anxieux.

La tristesse

Elle traduit le sentiment d'isolement et de solitude. Il ne voit personne à part vous. Il n'a pas de conversation avec les autres. Il se sent rejeté.

L'apathie et la passivité

L'apathie est une manifestation de la maladie. Elle peut être isolée ou associée à des éléments dépressifs (fréquents au cours de la maladie) sans pour être autant de vraies dépressions.

Il reste au lit pendant des heures, sans vouloir se lever. Il refuse de sortir, de voir des gens.

Il reste passivement assis sur sa chaise. Il mange peu, refuse de boire.

Il ferme les yeux, donnant l'impression d'être absent.

Si vous lui demandez quelque chose, il refuse de le faire, se met à crier et tente de vous frapper.

Si le trouble persiste, parlez-en à votre médecin qui peut prescrire certains médicaments pour améliorer son humeur.

L'irritation et la colère

C'est une autre forme de rejet de l'environnement, l'expression de l'impossibilité de se faire comprendre, de vivre dans un univers hostile, de réagir à l'échec.

Chacun de ces comportements est un signe d'alerte. Il a sa ou ses raisons d'être.

En trouver la cause n'est pas facile et peut demander plusieurs jours. Mais une fois la cause définie, il est possible d'agir.

Rappelez-vous !

- Il est fondamental d'être attentif aux signaux qu'émet votre proche.
- Il utilise les moyens qu'il a à sa disposition pour transmettre son sentiment de bien-être ou son malaise.
- Les signes de malaise ont toujours une cause. Il faut savoir la découvrir.

14. Les réactions du malade à sa maladie

- Connaître sa vision de la vie et son monde à lui.
- Connaître ses réactions face à la maladie :
• les moments de lucidité,
• les idées de suicide,
• les émotions positives.

Quand une personne est atteinte par la maladie d'Alzheimer, les choses n'ont, pour elle, plus la même signification qu'avant.

S'il y a une grande différence, d'un malade à l'autre, dans l'évolution de la maladie, toujours sont présents les sentiments d'isolement et de frustration, la désorientation et la confusion. Pour mieux le comprendre, l'aidant doit essayer de percevoir le monde intérieur de son proche.

Connaître sa vision de la vie et son monde à lui

Quelles sont ses craintes ?

La crainte de l'échec

Il se rend compte qu'il fait mal les choses, qu'elles deviennent de plus en plus difficiles à réaliser. Il est plus facile de ne pas les faire et de laisser quelqu'un autre s'en charger par crainte d'essuyer un échec.

Le manque de confiance

À mesure qu'il fait mal les choses, il perd confiance en lui-même. Il se sent inutile et l'image qu'il a de lui se dégrade.

L'isolement

Il s'enferme en lui-même. Peu à peu, les amis et les relations ne viennent plus le voir. L'isolement social s'accroît. Cet isolement s'aggrave encore lorsqu'il ne reconnaît plus son aidant et les autres membres de la famille qui deviennent, pour lui, des étrangers.

La désorientation

Il se perd dans la rue puis dans la maison. Il ne reconnaît plus les pièces où il vit, à quoi elles servent et comment y aller. Il ne se sent plus à l'aise dans son environnement, veut s'en aller, retourner « à la maison ».

La confusion

Les choses les plus simples (une fourchette, un savon...) perdent leur signification ; les faits qui se produisent dans la journée n'ont aucun lien logique.

Sa vision de la vie

En général, les malades ont conscience de la dégradation de leur condition même s'ils ont souvent tendance à minimiser les conséquences de leur trouble. Certains deviennent tristes et ont tendance à s'enfermer sur eux-mêmes. D'autres s'angoissent, s'agitent et peuvent devenir agressifs.

Imaginons la situation psychologique d'une personne qui a travaillé toute sa vie et a eu des responsabilités importantes, d'une maîtresse de maison qui a élevé ses enfants avec succès. Elle doit progressivement tout abandonner (son rôle, ses aspirations antérieures, ses projets de vie...) et se retrouve soumise aux décisions de son aidant.

Il faut se mettre à la place de ces malades qui ont perdu leur travail, leur prestige personnel et social... voire leur liberté.

Quand ils ne se rendent plus compte de leurs propres oublis, ils accusent les autres de les voler, ce qui éloigne encore plus les membres de la famille.

Ils perdent aussi l'usage de leur voiture quand ils ont conduit toute leur vie. Ils ne peuvent plus manier de l'argent, signer des chèques, utiliser leur carte de crédit.

Ils se sentent brimés et inutiles. Ils perdent leur estime de soi.

À cette situation s'ajoute la désorientation dans le temps et dans l'espace.

Mettez-vous à la place d'une personne qui a perdu le sens de l'orientation dans le temps

Vous ne savez pas le jour que l'on est, ni la date, ni le mois... ni même la saison dans laquelle vous vivez.

Quand vous demandez l'heure (et c'est souvent) et qu'on vous la donne, la réponse ne vous dit rien, les chiffres n'ont plus aucune signification. Vous vous couchez quand vous en avez envie et quand vous vous levez pour aller faire les courses, on vous en empêche.

Mettez-vous à la place d'une personne qui a perdu le sens de l'orientation dans l'espace

Vous sortez d'un endroit que vous connaissez bien (lieu de travail, marché, maison de votre fils...) et vous voilà perdu. Vous ne reconnaissez pas les rues. Vous ne savez pas comment rentrer chez vous.

Mettez-vous à la place d'une personne qui a du mal à communiquer

Supposez que vous n'arriviez plus à trouver les mots justes, que vous ayez du mal à vous faire comprendre, que vous répétiez toujours les mêmes choses parce que personne ne vous écoute. N'auriez-vous pas la colère qui monte ? Ou au contraire, n'auriez-vous pas l'attitude de vous taire, de rentrer en vous-même ?

Percevoir son monde à lui

Pensez que vous êtes dans un pays inconnu :

- vous ne comprenez pas la langue : les pancartes, les inscriptions sont incompréhensibles. Vous ne comprenez pas ce que disent les gens. Votre seule possibilité est de communiquer par signes ;
- vous ne connaissez personne et les gens vous semblent agressifs ;
- la nourriture est totalement différente de celle dont vous avez l'habitude et les gens la mangent à l'aide d'instruments que vous ne connaissez pas ;
- il n'y a pas de WC ni de pièce où se laver ;
- les maisons ont une disposition étrange et vous ne savez pas à quoi servent les pièces ;
- il vous semble sentir une odeur de gaz et vous craignez une explosion ;
- il y a beaucoup de bruit comme si plusieurs radios ou télés marchaient ensemble.

Vous n'êtes pas très loin du monde d'une personne atteinte de maladie d'Alzheimer avancée.

Connaître ses réactions face à la maladie

La mémoire et les facultés intellectuelles ne sont pas les seuls aspects de l'être humain. Les sentiments, les sensations, l'émotion, le désir font aussi partie intégrante de son moi.

Que se passe-t-il dans la maladie d'Alzheimer ? Vont-ils disparaître progressivement comme la mémoire ?

Les aidants et les familles savent qu'en fait, ces éléments perdurent pendant très longtemps, si ce n'est jusqu'à la fin. Mais ils nécessitent d'être décodés pour qu'ils soient compris.

Une personne atteinte par la maladie d'Alzheimer a les mêmes nécessités affectives que tout le monde, même si elle ne peut pas les exprimer comme tout le monde. Rappelons que la mémoire affective est l'une des dernières fonctions à disparaître.

Les moments de lucidité

Beaucoup d'aidants mentionnent qu'au cours de la journée, existent des moments où le malade est plus lucide qu'à d'autres. Il prend conscience de son état : « *Qu'est-ce que j'ai ?* », « *J'ai du mal à parler* », « *Je ne sais plus ce que j'ai à faire* ».

Parlez-lui, calmez-le, caressez-le. Dites-lui : « *Je suis là pour t'aider* ».

Les idées de suicide

Beaucoup de malades parlent de la mort qui leur semble une condition meilleure que les souffrances actuelles : « *Il vaudrait mieux ne pas vivre* ».

Certains expriment l'idée de se suicider. Il ne faut pas prendre ces déclarations à la légère surtout si votre proche est en état dépressif ou s'il a déjà fait des épisodes dépressifs avant sa maladie d'Alzheimer.

N'attendez pas pour consulter votre médecin. Ne laissez pas à sa portée médicaments (même ceux qui vous semblent les plus anodins), produits toxiques, armes, couteaux... Toutefois, sachez que les suicides sont rares et que, s'il est nécessaire de prendre des précautions, il ne faut pas vivre dans cette hantise.

Les émotions positives

À vous de détecter les émotions positives. Elles varient d'une personne à l'autre. Pour les uns, c'est voir ses petits-enfants, pour d'autres d'aller se promener à pied ou en voiture...

Quand vous les aurez détectés, incluez-les dans la routine de tous les jours.

Rappelez-vous !

- Il faut faire l'effort de comprendre son monde intérieur.
- Mettez-vous dans la situation d'une personne désorientée qui ne trouve pas les mots pour s'exprimer.
- Le malade a les mêmes nécessités affectives que tout le monde.
- Détectez ses émotions positives pour les inclure dans la routine de tous les jours.

15. La vie sexuelle du malade et celle de l'aidant

- Maintenez, dans la mesure du possible, une vie sexuelle de couple.
- Sachez que ses comportements sexuels peuvent se modifier.
- Montrez-lui votre affection et votre amour.
- Gérez ses manifestations sexuelles intempestives.

La sexualité fait partie intégrante du comportement humain. C'est une composante essentielle de la vie en couple.

La société comprend mieux aujourd'hui que les gens d'un âge certain ont droit à continuer leur vie sexuelle. Elle ne s'arrête pas à 65 ans.

Qu'en est-il lorsqu'un membre du couple est atteint de la maladie d'Alzheimer ?

Avant d'aborder le thème de la vie sexuelle du malade, il faut éliminer une idée fausse très répandue : « ce n'est pas bien de faire l'amour avec une personne qui perd ou a perdu ses facultés mentales ».

C'est une erreur.

Pourquoi le priver aujourd'hui des joies de la vie en couple qu'il a connu au cours de sa vie ? S'il peut encore faire l'amour, il y trouvera plaisir.

Dans la majorité des cas, la maladie d'Alzheimer entraîne une diminution du désir et de l'activité sexuelle. Il est plus rare que l'on assiste à une augmentation de celle-ci ou à des comportements qui peuvent être embarrassants : masturbation, gestes obscènes, harcèlement sexuel de l'aidant...

Votre proche continue à avoir des besoins sexuels mais sa désorientation fait qu'il les manifeste souvent quand et où il ne faudrait pas.

Ces modifications de son comportement ne sont pas dues à l'âge, à la durée du mariage, à l'importance du déficit de la mémoire. Elles semblent liées a un déficit émotionnel, à une réduction des activités et à des troubles de l'humeur. Il faut les comprendre comme une conséquence de sa maladie.

Une situation habituelle

« Il ne me désire plus ; moi non plus ». « Elle me suit partout et essaye de me toucher ». « Il ne fait plus l'amour comme avant et me demande des choses inhabituelles ». « Il a des attitudes choquantes en public : il tente d'embrasser ou de toucher d'autres personnes ».

Que faire ?

Dans la mesure du possible, maintenez la vie sexuelle du couple

Si faire l'amour lui procure un plaisir intense, accédez à son désir. S'il se dérobe, soyez patient.

Montrez-lui votre affection par des gestes de tendresse

Il n'est pas toujours nécessaire d'arriver à l'acte sexuel. Caressez-le, embrassez-le, multipliez les contacts de tendresse physique (le prendre par les épaules, la ceinture...). Tous vos gestes tranquilliseront, calmeront votre proche tout en lui démontrant votre affection.

Ne soyez pas surpris par les changements de son comportement sexuel

La diminution de la mémoire affecte aussi les comportements sexuels. Votre proche peut vouloir faire l'amour plusieurs fois par jour ou par nuit et vous soumettre à un véritable harcèlement sexuel.

Il peut ne plus se souvenir des séquences habituelles (construites ensemble) quand vous faites l'amour. Plus de caresses préliminaires. Il se centre directement sur la pénétration.

Votre proche peut aussi devenir passif alors qu'il était actif.

Vous ne devez pas fuir ces nouveaux comportements. Essayez, dans la mesure du possible, de les satisfaire. Il y en a que vous pourrez accepter, d'autres non. Rappelez-vous qu'il n'est pas animé de mauvaises intentions. Il répond à des pulsions qu'il ne contrôle plus.

Soyez prêt en cas de manifestations sexuelles inappropriées

Il se déshabille en public ou se promène en petite tenue devant des étrangers

Ce n'est pas de l'exhibitionnisme. À partir d'un certain degré d'évolution de la maladie, la pudeur peut diminuer. Il a oublié l'importance et la signification sociale que suppose le fait d'être habillé.

Dans ce cas, ne le grondez pas. Conduisez-le gentiment dans sa chambre pour le rhabiller ou lui mettre ses vêtements de nuit.

Expliquez aux personnes témoins qu'il s'agit d'une conséquence de sa maladie. Utilisez le mot « Alzheimer ».

Mais, attention, certains comportements, comme le refus de la toilette par vous-même ou par des étrangers, peuvent, à l'inverse, témoigner d'une gêne à se montrer nu.

Il essaye de toucher, d'embrasser, de caresser une autre personne

Cette attitude peut témoigner de l'établissement d'un rapport affectif avec cette personne, sans connotation sexuelle.

Mais il arrive que votre proche fasse des propositions sexuelles à une personne qu'il ne connaît pas ou qu'il se livre à des attouchements sur elle.

C'est un comportement embarrassant pour tout le monde sauf pour lui qui a oublié les conventions sociales.

Ne considérez pas ses gestes comme une négation de vos relations personnelles.

Comment sortir de cette situation ?

- calmez-le, embrassez-le, parlez-lui,
- emmenez-le dans une autre pièce,
- proposez-lui une activité de substitution,
- ne le grondez pas,
- expliquez à la personne qui a été l'objet de ce comportement qu'il l'a pris pour quelqu'un d'autre. Expliquez-lui que son comportement est dû à la maladie d'Alzheimer.

Il se masturbe

Le malade se livre à cette activité parce qu'il en tire un plaisir certain. S'il le fait dans l'intimité, laissez-le faire. S'il le fait devant d'autres personnes, conduisez-le gentiment dans sa chambre et... expliquez.

Soyez compréhensif pour la relation sexuelle que votre proche peut établir avec une autre personne dans le cadre d'une maison de retraite

En institution, votre parent peut chercher à établir une relation sexuelle avec une autre personne résidente. Soyez compréhensif. Cela ne porte pas atteinte à l'affection qu'il avait pour votre père (mère) ni à l'affection qu'il vous porte.

Vous êtes l'aidant : pensez à votre propre couple

Vous êtes la fille, le fils, la belle-fille du malade que vous soignez et vous avez votre propre vie de couple.

Sachez que le stress diminue le désir et les besoins sexuels. Prendre en charge l'un de vos parents crée de nombreuses situations stressantes (y compris quand il fait irruption dans votre chambre la nuit).

- Parlez ouvertement de ce problème avec votre conjoint, votre compagnon.
- Protégez votre intimité (fermez la porte de votre chambre avant de faire l'amour).
- Gardez des moments d'intimité avec votre mari/femme/compagnon/compagne pendant lesquels vous oublierez les problèmes que pose votre proche.
- Essayez de continuer votre vie sexuelle habituelle.

Rappelez-vous !

– La sexualité fait partie intégrante du comportement humain.
– Essayez de maintenir la vie sexuelle antérieure. Et de lui donner du plaisir.
– Si ce n'est pas possible, manifestez votre affection par des gestes de tendresse physique.
– Si vous soignez l'un de vos parents, songez à protéger votre propre couple.

16. Ce qu'il faut savoir sur le traitement et les médicaments

- Il existe des approches thérapeutiques autres que les médicaments.
- Dans tous les cas, des précautions sont à prendre avec les médicaments quels qu'ils soient.
- Il faut distinguer les médicaments qui sont prescrits pour un problème défini (anxiété, insomnie...) de ceux qui le sont pour ralentir le cours de la maladie.

Si l'on ne connaît pas de traitement capable de guérir la maladie d'Alzheimer, il existe toute une série d'approches thérapeutiques, qu'elles utilisent ou non un médicament.

Les approches thérapeutiques qui n'ont pas recours à un médicament

Elles ont pour but essentiel d'essayer de conserver les fonctions du malade le plus longtemps possible et de restaurer l'estime de soi. En fait, elles font partie intégrante du traitement et sont souvent couplées à des médicaments.

Plusieurs de ces techniques peuvent être utilisées par l'aidant à domicile (voir chapitre 10).

L'activation cognitive

Il existe de nombreux programmes de stimulation cognitive (stimuler la mémoire, l'orientation...) très utilisés dans les résidences et surtout les centres de jour.

Elle est utile au cours de la première phase de la maladie, encore que son efficacité n'ait pas été démontrée de façon formelle.

Prenez contact avec l'association de familles la plus proche de votre domicile (voir chapitre 25).

L'orientation dans la réalité

Cette technique est destinée à améliorer l'orientation dans le temps, dans l'espace et à stimuler les relations sociales du malade.

Elle utilise la communication verbale, écrite et graphique pour rappeler au malade où il est, quelle est l'heure, quel est le jour, le mois, la saison.

Elle utilise un calendrier et une horloge (voir chapitre 10).

La réminiscence du passé

Cette technique stimule les souvenirs du malade et les moments importants de sa vie : école, mariage, service militaire, baptême des enfants, activités professionnelles (voir chapitre 10).

La musicothérapie

La musicothérapie (voir chapitre 10) offre au malade l'opportunité d'exprimer ses sentiments (joie, tristesse, irritation...) à travers les mouvements de son corps et les rythmes sonores.

Elle peut aussi aider à la réminiscence du passé (en utilisant des chansons familières) et au maintien de l'état physique. Enfin, elle concourt à l'amélioration de l'estime personnelle, le malade se voyant capable de réaliser des activités et de participer à une activité de groupe.

La stimulation sensorielle

Cette technique se dédie à l'amélioration des sens (odorat, audition, tact, goût, vision) et favorise l'adaptation du malade à son environnement.

Les exercices physiques

La mobilité est une des clés de l'autonomie. Les mouvements et les programmes d'exercices physiques répondent à ce but.

L'aidant peut les réaliser seul, à la maison (voir chapitre 10). Il peut aussi avoir recours à un physiothérapeute.

Les groupes de paroles

La constitution de groupes de paroles où les malades s'expriment stimule à la fois la communication et les relations sociales.

Les médicaments

Les précautions à prendre avec tous les médicaments

Quels que soient les médicaments prescrits par votre médecin, un certain nombre de précautions sont nécessaires :

- ne les laissez jamais à la portée de votre proche (y compris dans l'armoire à pharmacie de la salle de bains). Mettez-les sous clé,

- du fait des difficultés de mémoire, la gestion des prises de médicaments devient complexe. Attirez l'attention de votre médecin pour qu'il en réduise le plus possible le nombre,
- vérifiez vous-même qu'il a bien pris son médicament. Ne vous fiez pas à ce qu'il vous dit,
- donnez-lui son médicament au moment prévu par le médecin. Évoquez le problème avec lui pour déterminer un horaire de prises qui correspond à votre présence à la maison.

Sachez qu'il existe dans le commerce (en pharmacie) des piluliers pour faciliter la prise à des moments ou à des heures précises. Certains sont, en plus, munis d'une alarme qui attire l'attention quand le malade n'a pas pris son médicament.

Plusieurs modèles sont disponibles : par exemple, un pilulier pour une semaine avec une, trois ou quatre prises par jour (selon les recommandations de votre médecin). Il suffit de les approvisionner une fois par semaine. De plus, l'usage du pilulier permet de savoir si le malade a bien pris son médicament ou s'il l'a oublié,

Si votre proche a du mal à avaler les comprimés, dites-le à votre médecin. Au moment de sa prescription, il pourra trouver une forme plus adaptée : solution, gouttes, sirop...

Les différents médicaments qui peuvent être prescrits par votre médecin

On peut distinguer deux sortes de médicaments selon les raisons pour lesquelles ils sont prescrits : ceux qui sont destinés à traiter un état précis (insomnie, anxiété, agitation...) et ceux qui sont destinés à ralentir le cours de la maladie.

Les médicaments destinés à traiter un état précis

Ce sont :

- les hypnotiques pour les troubles du sommeil,
- les tranquillisants pour l'anxiété,

- les antidépresseurs pour la dépression,
- les antipsychotiques pour l'agression verbale ou physique, les hallucinations ou le délire, les troubles graves du comportement,
- enfin, tous les médicaments habituellement prescrits chez une personne de plus de 65 ans en cas de maladie physique : diabète, hypertension, bronchite, grippe... car le malade peut présenter une pathologie banale habituelle à son âge.

C'est à votre médecin de décider quel doit être le traitement et comment il faut le prendre. N'écoutez ni les amis, ni les relations, ni vos voisins.

C'est à votre médecin (aidé par vous) de suivre le traitement et de décider de son arrêt.

Les hypnotiques

Les personnes âgées dorment moins que les sujets jeunes. De plus, au cours de la maladie d'Alzheimer, les malades perdent la notion de jour et de nuit, ce qui explique la fréquence des troubles du sommeil (voir chapitre 12).

Les hypnotiques ne sont pas la solution. Ils déclenchent des effets secondaires (somnolence pendant la journée, diminution de la mémoire, confusion...) et entraîne une dépendance (il faut augmenter les doses pour conserver leur activité).

Leur utilisation doit toujours être brève et la moins fréquente possible (voir chapitre 9).

Les tranquillisants

Leur objectif est de calmer l'anxiété et l'agitation. Les plus utilisés sont les benzodiazépines.

Attention ! Certains d'entre eux diminuent la force musculaire (myorelaxation), ce qui peut favoriser les chutes surtout si le malade se lève la nuit.

Eux aussi peuvent, à doses excessives, entraîner une diminution de la mémoire.

Les antidépresseurs

Les symptômes dépressifs sont fréquents au cours de la maladie d'Alzheimer, encore que les vraies dépressions soient rares. Leur traitement est identique à celui des personnes déprimées qui n'ont pas la maladie.

Sachez néanmoins que ces médicaments nécessitent trois semaines avant de manifester leur activité et que leur efficacité est moindre que dans une vraie dépression.

Les antipsychotiques

Ce sont des médicaments qui luttent contre certains troubles du comportement, les hallucinations, voire l'agitation. Certains d'entre eux sont contre-indiqués en cas de maladie d'Alzheimer.

Les médicaments destinés à ralentir le cours de la maladie

Ils sont d'apparition récente (environ 3 à 4 ans). Il en existe deux sortes :

- les inhibiteurs de la cholinestérase,
- les antagonistes NMDA.

Les inhibiteurs de la cholinestérase

Il en existe trois :

- le donépézil,
- la rivastigmine,
- la galantamine.

Comment fonctionnent-ils ?

Ces médicaments bloquent l'enzyme (cholinestérase) qui détruit l'acétylcholine cérébrale (l'un des neurotransmetteurs dont la baisse est incriminée dans la maladie d'Alzheimer). Ils empêchent l'enzyme de détruire l'acétylcholine ce qui a pour conséquence d'augmenter sa concentration au niveau du cerveau.

Quelles influences ont-ils sur les symptômes ?

Dans 30-40 % des cas seulement, ils permettent une amélioration des symptômes existants. En particulier, ils favorisent le maintien des activités. Mais leur premier objectif est de ralentir la progression des symptômes. Ce n'est donc pas parce qu'il n'y a pas d'amélioration immédiate qu'ils sont inactifs.

La durée de stabilisation est très variable selon la rapidité d'évolution de la maladie.

On ne sait pas très bien s'il faut les arrêter lorsque l'aggravation se poursuit. En effet :

- il semble qu'une action bénéfique se poursuive en dépit de l'aggravation des symptômes,
- lorsqu'on arrête les médicaments, une aggravation brutale se produit souvent, qui n'est pas corrigée par leur reprise,
- parfois, l'amélioration peut être rétablie par l'augmentation des doses ou le recours à un autre médicament de la même famille.

Leurs indications légales sont les formes légères et modérées de la maladie.

Leur effet est symptomatique (c'est-à-dire qu'ils agissent sur les symptômes), principalement la mémoire et les activités quotidiennes. En aucun cas ils ne guérissent la maladie.

Leur prise doit avoir lieu pendant les repas.

Leur tolérance est, en général, bonne. Toutefois, soyez attentif à l'apparition de nausées ou de vomissements qui peuvent survenir à titre d'effets secondaires. Parlez-en à votre médecin.

Quelles sont leurs conditions de prescription ?

Ces médicaments sont dits « d'usage restreint ».

Le traitement initial doit être instauré par le spécialiste qui est responsable du diagnostic (neurologue, gériatre, psychiatre) ou par quelques médecins généralistes disposant d'une qualification en gériatrie.

Le médecin généraliste peut ensuite renouveler la prescription. Une visite au spécialiste est néanmoins requise tous les ans.

Ces dispositions sont prises par les autorités sanitaires en raison du prix très élevé de ces médicaments. Ils sont remboursés à 100 % si on en fait la demande (voir chapitre 17).

Les antagonistes NMDA (N-Méthyl-D-Aspartate)

La mémantine est le premier représentant d'une nouvelle classe de médicaments.

Alors que les inhibiteurs de la cholinestérase agissent sur le système cholinergique, la mémantine agit sur le système glutamanergique.

Pour des raisons légales, la mémantine n'est indiquée, pour le moment, que dans les démences modérées et sévères.

Les restrictions de prescription sont les mêmes que pour les médicaments précédents.

Quel que soit le médicament que le médecin a prescrit, soyez attentif à l'apparition d'éventuels effets secondaires. Si vous les constatez, prévenez-le.

Rappelez-vous !

– Il n'existe pas encore de traitement capable de guérir ou de prévenir la maladie d'Alzheimer.
– Les approches non pharmacologiques sont fondamentales. Elles font partie du traitement.
– Prenez toujours avec les médicaments les précautions nécessaires.
– Suivez à la lettre ce que prescrit votre médecin. N'écoutez personne d'autre.

17. Comment trouver de l'aide pour maintenir votre malade à domicile et comment la financer ?

- Quels sont vos besoins ?
- Qui faut-il contacter ?
- Quels sont les recours existants et comment les financer ?
- Comment planifier votre recherche ?
- Quelles sont les aides financières ?

Le désir habituel des aidants est de garder son proche à la maison dans les meilleures conditions, ce qui nécessite souvent une aide pour les tâches quotidiennes.

C'est possible.

Encore faut-il savoir à qui s'adresser et quel est le coût des solutions existantes.

Il existe une gamme assez étendue d'aides et de services spécifiques destinés à améliorer l'environnement de la personne atteinte de la maladie d'Alzheimer, à soulager l'aidant et la famille dans son travail de tous les jours, en un mot à favoriser le maintien du malade à domicile.

Chacun d'entre eux répond à un besoin spécifique en fonction de l'état actuel de votre malade et des caractéristiques de son environnement.

Toutefois, la ou les solutions miracles n'existent pas.

Vous êtes celle ou celui qui connaissez le mieux votre proche et les problèmes que vous rencontrez dans la vie de tous les jours. Vous vivez avec lui. Vous êtes obligé d'« organiser » pour lui.

Quels sont vos besoins ?

La première démarche est de définir vos besoins. Prenez un papier et un crayon. Écrivez le type d'aides ou de services qui vous font défaut. Placez-les ensuite par ordre de priorité pour mieux planifier votre recherche.

Voici une liste des besoins à laquelle répondent des aides ou services précis.

Avez-vous besoin ?

- de matériel médical ou orthopédique :
  - pour aménager sa chambre : lit médical ou clinique (inclinable, à bonne hauteur, avec glissière latérale...), matelas anti-escarres, table roulante, chaise percée...,
  - pour faciliter ses déplacements : fauteuil ou chaise roulante, déambulateur, cannes anglaises...,
- d'aménager votre domicile pour le rendre plus adapté à sa condition et plus sûr,
- d'un système d'alarme lui permettant de se manifester si quelque chose ne va pas en votre absence ou de le localiser en cas d'errance,
- de services spécifiques : repas à domicile, service de courses, service de blanchisserie...,
- de l'aide d'une personne quelques heures par semaine ou tous les jours ouvrables pour s'occuper du ménage, faire les courses, préparer les repas : il s'agit de l'aide à domicile (appelée aussi aide ménagère),
- d'une garde à domicile : elle intervient en dehors des horaires de l'aide ménagère, notamment la nuit, ou bien en soirée au moment des repas. Elle peut aussi accompagner votre proche pour des sorties,

- d'une présence continue. Il s'agit alors d'une « auxiliaire de vie ». Elle intervient pour toutes les tâches du quotidien. Elle doit être capable de repérer les éventuels problèmes de santé nécessitant l'intervention du médecin. Sachez que cette solution est envisagée sous forme de roulement afin d'assurer une présence continue auprès du malade,
- d'une équipe d'infirmiers et d'aides-soignants qui assurent les soins d'hygiène, la toilette, les pansements, la prévention des escarres... Il s'agit alors d'un service de soins à domicile,
- de souffler, de vous ressourcer, de prendre du recul ou si vous continuez à travailler, de trouver une organisation qui puisse vous relayer pendant la journée. La solution est le centre d'accueil de jour ou l'accueil temporaire.

Il est évident que vous focaliserez en priorité votre recherche sur le ou les services qui vous sont actuellement nécessaires. N'oubliez pas que la maladie évolue et les besoins... aussi. Utilisez votre recherche pour recueillir de l'information même sur les aides et services dont vous n'avez pas besoin aujourd'hui.

Qui faut-il contacter ?

Ces informations et l'aide des assistantes sociales vont vous permettre de mieux vous orienter dans le labyrinthe des démarches.

Certains services peuvent être obtenus à travers l'administration publique (Sécurité sociale), d'autres sont du domaine privé.

Pour débuter votre recherche, deux sources d'information sont fondamentales :

- les services sociaux de la commune où est domicilié votre proche : c'est le Centre Communal d'Action Sociale (CCAS). Adressez-vous à la mairie pour savoir où il se trouve.

Si votre proche est suivi à l'hôpital, contactez l'assistante sociale du centre hospitalier.

- l'association France Alzheimer ou l'association de familles la plus proche de votre domicile (voir chapitre 25 « Adresses utiles »).

Prenez contact avec l'organisation nationale. Le numéro de téléphone, aux heures de travail, correspond à une ligne d'assistance *(help line)* qui vous donnera les informations que vous recherchez, en particulier l'adresse, le téléphone et le nom de la personne à contacter de l'association de familles la plus proche de votre domicile.

France Alzheimer et Maladies Apparentées

21, boulevard Montmartre
75002 Paris, France
Téléphone : 01 42 97 52 41 ou 0 803 802 806
Fax : 01 42 96 04 70
E-mail : directeur@francealzheimer.com
Page Web : http:// www.francealzheimer.com

Les principaux objectifs de l'association sont :

- informer et soutenir les familles,
- informer l'opinion et les pouvoirs publics,
- promouvoir la recherche,
- former des bénévoles et les professionnels de la santé.

Parmi les services de l'association, figurent :

- du matériel d'information : lettre d'information, bulletins, fiches, vidéos...,
- des groupes de soutien pour aidants,
- des programmes de formation pour les aidants familiaux,
- des programmes d'aide à domicile,
- des centres de jour.

Quels sont les recours existants et comment les financer ?

Le matériel médical et orthopédique

Il peut être loué ou acheté (dans les maisons de matériel orthopédique ou chez les pharmaciens pour les pièces les plus simples). Dans les deux cas, le remboursement par la Sécurité sociale peut être partiel ou total.

Demandez à votre médecin d'établir une prescription (définissant le type de matériel nécessaire) et une demande d'entente préalable. Vous demanderez un devis à la maison de matériel orthopédique. Vous adresserez ces trois éléments à votre caisse de Sécurité sociale pour accord préalable.

L'aménagement du domicile

Une aide pour l'aménagement du domicile peut être obtenue après avoir rempli un dossier PACT. L'accord doit être impérativement obtenu avant la réalisation des travaux.

Les systèmes d'alarme : télé-vigilance ou localisateur personnel

La télé-vigilance

La télé-vigilance joue le rôle d'un filet de sécurité. C'est un service qui permet à l'abonné (le malade ou l'aidant) d'entrer en communication à tout moment avec le personnel d'une centrale d'écoute en appuyant sur le bouton d'un transmetteur relié à la prise du téléphone et à une prise électrique. L'émetteur a la forme d'un bracelet, d'un pendentif ou d'un clip ceinture que porte en permanence l'utilisateur.

Il existe trois types de prestataires de ce service : des associations, des sociétés commerciales et des assureurs. Le coût est évidemment différent : 15 à 18 €/mois pour une collectivité locale, 25 à 41 €/mois pour un opérateur indépendant. Les délais d'installation vont de 24 heures en cas d'urgence à une semaine (voir chapitre 25 : « Adresses utiles »).

Le bracelet offre plus de confort surtout la nuit mais, en cas de chute, le bras porteur peut rester coincé et il est plus facile de pousser le bouton du pendentif.

Le personnel est formé à l'écoute et à l'analyse des situations d'urgence.

Il est préférable de choisir une société qui assure à la fois la location du matériel et l'écoute.

Dans le cadre de la maladie d'Alzheimer, ce service est utile dans la phase initiale et modérée, le malade pouvant actionner seul le dispositif. Il est aussi utile à tous les stades de la maladie quand l'aidant est âgé. C'est alors lui qui sera porteur du dispositif d'appel.

Une aide à l'installation d'une télé-vigilance peut être obtenue en s'adressant au Centre communal d'Action sociale (CCAS).

Le localisateur personnel

Le localisateur personnel est un dispositif qui permet de localiser la personne équipée, là où elle se trouve.

Il en existe de plusieurs types faisant appel à des technologies différentes.

Un système fait appel au GPS pour localiser la personne équipée avec une précision de quelques mètres. Un autre système donne l'alarme quand la personne équipée sort d'un périmètre bien défini.

Ces dispositifs sont très utiles pour localiser le malade en cas de fugue et d'errance. Informez-vous auprès de l'association de familles la plus proche de votre domicile.

Les services spécifiques

Le plus habituel est le portage des repas à domicile destinée à des personnes de plus de 60 ans. Ils sont livrés une fois par jour, à midi.

Prenez contact avec le Centre communal d'Action sociale (CCAS) à la mairie de la commune où est domicilié votre proche (dans de nombreux cas, c'est la mairie qui a créé et qui gère ce service).

Il peut aussi exister un service de blanchisserie et de courses à domicile.

La participation financière est, en général, définie en fonction des ressources du malade.

L'aide à domicile (ou aide ménagère)

Ce service propose une aide individuelle et personnalisée au domicile même du malade.

Habituellement, l'aide ménagère intervient 30 heures par mois, réparties les 5 jours ouvrables ou par demi-journée (en dehors du week-end).

Dans le cadre de la maladie d'Alzheimer, ce type de services s'adresse à des malades en phase modérée à sévère ou quand l'aidant ne peut plus assurer la totalité des soins.

Il faut avoir plus de 60 ans pour bénéficier de ce service.

Le financement est assuré par :

- la caisse principale de retraite ou la caisse de retraite complémentaire, en cas de revenus supérieurs au plafond,
- l'APA (Allocation Personnalisée d'Autonomie, voir dans ce chapitre, le paragraphe « Aides financières spécifiques »),
- le bénéficiaire auquel est demandée une quote-part en fonction de ses revenus.

Les services d'aide ménagère fonctionnent dans la quasi-totalité des communes.

Pour savoir où vous adresser, prenez contact avec :

- le CCAS à la mairie. Il est en mesure de vous orienter en fonction de la situation de votre proche,
- l'assistante sociale du secteur,
- l'association de familles Alzheimer la plus proche de votre domicile.

Outre le secteur public (mairie), il existe des associations de maintien à domicile ou des entreprises privées qui offrent ce service.

Dans tous les cas, il convient d'habituer progressivement votre proche à la présence d'une nouvelle personne dans sa vie.

La garde à domicile

La garde-malade est plus qu'une aide ménagère. Elle peut faire les courses, préparer les repas, faire la toilette, lever le malade, veiller à l'habillage et le déshabillage, l'accompagner dans ses sorties.

Son intervention est de 2 heures minimum par jour.

Elle peut éventuellement être prise en charge par :

- l'Assurance Maladie (sortie d'hospitalisation),
- les Mutuelles ou la Caisse nationale de l'Assurance Vieillesse (CNAV).

Une partie des dépenses est déductible des impôts (plafonnement en fonction des revenus).

L'auxiliaire de vie

Pour bénéficier de ce service, il est nécessaire d'avoir moins de 60 ans et d'être reconnu comme étant une personne handicapée par la COTOREP (Commission Technique d'Orientation et de Reclassement Professionnel).

Le service de soins à domicile

L'intervention des équipes de personnels infirmiers et aides-soignants se fait sur prescription médicale. La surveillance est la responsabilité du médecin traitant.

La prescription médicale est transmise à la Caisse primaire d'Assurance Maladie qui donne son accord pour un mois, prolongé selon les besoins après contrôle.

Informez-vous auprès de votre médecin, de l'assistante sociale, de la Caisse d'Assurances Maladie (certains services ont signé une convention).

L'Assurance Maladie assure la prise en charge financière à partir d'un forfait soins défini par arrêté préfectoral.

Les centres d'accueil de jour

Ce sont des centres spécialisés qui accueillent le malade Alzheimer pendant la journée et fournissent le repas de midi, les jours ouvrables (à l'exclusion du week-end). De nombreux centres d'accueil de jour ont été développés par les associations de familles elles-mêmes.

Certains d'entre eux proposent un service de ramassage à domicile par mini-bus.

Le centre de jour est principalement dédié à des malades qui sont en phase de début ou de démence légère. La plupart des centres développent des programmes de physiothérapie, de thérapie occupationnelle et de stimulation cognitive. Lors de l'admission, l'équipe du centre évalue la situation du malade ainsi que ses capacités physiques et mentales pour établir un programme individuel d'intervention.

Il existe aussi, mais beaucoup plus rarement des centres d'accueil de nuit.

Informez-vous auprès de :

- la mairie,
- le bureau d'aide sociale,
- l'association de familles.

Les frais incombent au bénéficiaire.

Les accueils temporaires

Ce sont des aides ponctuelles qui permettent à l'aidant de « respirer », de prendre un temps de repos d'une ou plusieurs semaines.

Plusieurs modalités sont possibles :

- Le séjour temporaire en maisons de retraite. C'est l'hébergement du malade dans une résidence pour un temps prédéterminé (en général 1 à 2 mois), parce que l'aidant ne peut plus temporairement prendre en charge son malade : maladie, hospitalisation, problèmes de travail, déménagement...
  L'assistante sociale pourra fournir la liste de ces résidences.
  Rappelons que ces séjours temporaires imposent au malade de s'adapter à des lieux et à des personnes nouvelles. Aussi est-il préférable, chaque fois que possible, que ce séjour temporaire se fasse dans la résidence qui accueillera le malade lorsque l'institutionnalisation sera nécessaire. Ces séjours faciliteront alors son insertion.
- Le séjour temporaire en hôpital. Certains hôpitaux proposent un hébergement temporaire, la caisse d'Assurance Maladie prenant en charge la partie soins et le bénéficiaire la partie hébergement.
- Les institutions de long séjour qui peuvent proposer des hébergements d'une durée limitée en général à 1 mois.
- Les fins de semaine. Certaines résidences offrent la possibilité au malade et à l'aidant de passer ensemble un week-end dans un environnement différent de celui de la maison.

L'accompagnement par volontaires

Les volontaires sont des personnes qui décident librement, et de façon désintéressée, d'offrir une partie de leur temps pour aider les autres.

Ils sont, en général, intégrés dans un organisme (associations de familles, fondations, Croix-Rouge...) qui les forme à l'approche spécifique des malades... et des aidants.

Ils peuvent venir passer quelques heures par semaine, faire participer le malade à des activités de loisirs, l'emmener se promener, le garder en l'absence de son aidant... Les volontaires ne peuvent pas se substituer à des professionnels et réaliser leurs tâches.

Pour l'aidant

Il a déjà été souligné l'importance pour l'aidant de prendre soin de lui. Rappelons que le bien-être du malade est fonction de bien-être de son aidant.

L'intégration dans un groupe de soutien

Il existe de très nombreux groupes dont l'aidant peut tirer parti : groupes d'entraide, groupes de soutien psychologique, groupes de relaxation. Informez-vous auprès de l'association de familles la plus proche de votre domicile.

La participation à des programmes de formation

De nombreuses associations de familles proposent aux aidants de participer à des programmes de formation pour améliorer la qualité de leur prise en charge. Là encore, informez-vous auprès de l'association de familles la plus proche.

Comment planifier votre recherche ?

La recherche d'aides et de recours s'apparente à un « parcours du combattant ». De plus, elle se déroule souvent dans un contexte de fébrilité et d'urgence.

- Commencez par contacter :
  - le Centre communal d'Action sociale (CCAS) de la commune dans laquelle est domicilié votre proche,
  - l'association France Alzheimer.

Expliquez votre cas.

- Impliquez toute la famille dans la recherche d'une solution, voire les amis et les voisins.
- Rassemblez toute l'information possible et, en cas, allez voir de vos propres yeux ce qu'on vous propose. N'attendez pas d'être débordé par la situation pour débuter votre recherche. Prenez le temps de décider. Sachez que les décisions que vous prendrez doivent être le résultat d'un bon équilibre entre le bien-être de votre proche et le vôtre.
- Si possible, faites-le participer à la prise de décision.
- Quand vous avez choisi une solution, sachez qu'elle est nouvelle pour lui. Laissez-lui le temps de s'habituer. Ne perdez pas courage et ne revenez pas sur votre décision.

Quelles sont les aides financières spécifiques ?

La prise en charge des dépenses de soins

Une prise en charge à 100 % des frais inhérents aux soins de la maladie (frais médicaux, examens, soins, médicaments) peut être obtenue après simple certificat médical (établi par le médecin traitant, généraliste ou spécialiste), attestant que le malade peut bénéficier de cette prise en charge.

La prise en charge correspond aux tarifs conventionnels de la Sécurité sociale. La différence avec le secteur libéral est à la charge du malade ou peut être couverte par une mutuelle.

Ce certificat, accompagné d'une lettre contenant son adresse et le numéro de Sécurité sociale du destinataire, doit être adressé à la Caisse d'Assurance Maladie.

Rappelez-vous qu'un délai est nécessaire pour que le médecin-conseil de la Caisse donne son accord après avoir pris connaissance du dossier rempli par le médecin traitant.

Rappelez-vous aussi que :

- les soins en rapport avec la maladie (et seulement la maladie) sont pris en charge en totalité qu'il s'agisse des intervenants libéraux à domicile, du cours ou du moyen séjour hospitalier (hors forfait hôtelier) et de la partie soins du forfait journalier en maison de retraite ;
- si le malade a déjà une prise en charge à 100 % pour une autre maladie, une demande spécifique doit être effectuée pour la maladie d'Alzheimer,
- la prise en charge à 100 % permet le remboursement des transports pour les consultations sur prescription médicale. Si la distance est supérieure à 150 km, une demande d'entente préalable doit être effectuée auprès de la Caisse d'Assurance Maladie.

La carte d'invalidité

Les personnes atteintes de la maladie d'Alzheimer ou de toute autre démence peuvent faire une demande de carte d'invalidité. Elle est attribuée à toute personne dont le taux d'incapacité est égal ou supérieur à 80 %, soit pour une durée définitive, soit à titre provisoire.

Rappelez-vous que :

- le dossier de demande est à retirer auprès du Centre communal d'Action sociale,

- il doit être rempli en partie par le malade (ou l'aidant) et en partie par le médecin traitant. Il comporte, en particulier, un certificat médical, une fiche d'état civil et deux photos d'identité,
- la demande est à adresser à la mairie mais c'est la COTOREP qui décide l'attribution de la carte d'invalidité,
- le délai d'attribution est de 2 à 6 mois.

La carte d'invalidité donne les avantages suivants :

- transports : places réservées dans les transports en commun, réduction ou prise en charge de l'accompagnateur sur les grandes lignes SNCF (certificat à établir par le médecin traitant),
- impôts : les titulaires d'une carte d'invalidité et, également les personnes qui hébergent un titulaire, bénéficient d'une demi-part supplémentaire du quotient familial pour le calcul de l'impôt sur le revenu. Elle donne droit aussi à d'autres déductions, abattements fiscaux ou exonération de taxes (voir chapitre 19).

L'Allocation personnalisée d'autonomie (APA)

Crée en 2001, modifiée en 2003 et en cours de révision, l'APA a pour objectif de résoudre les problèmes engendrés par la dépendance et la nécessité d'une solidarité collective. Quelque 758 000 personnes bénéficiaient de l'APA au 30 septembre 2003.

Elle s'applique à toute personne de 60 ans et plus qui est moyennement ou fortement dépendante, quels que soient ses revenus.

Elle couvre tout ou partie des frais liés à la dépendance que le malade vive à domicile ou en maison de retraite. Elle permet de financer de nombreux services tels qu'aide ménagère, repas à domicile, auxiliaire de vie, garde malade, télé-vigilance, matériel médical et orthopédique, accueil de jour, accueil temporaire, accueil définitif en Établissement d'Hébergement pour Personnes Âgées Dépendantes (EHPAD) ou en soins de longue durée.

Le montant de l'APA est calculé, au plan national, en fonction des revenus du malade et de son degré de dépendance, après enquête médicosociale.

Le degré de dépendance est calculé en fonction d'une grille dite « Autonomie Gérontologique Groupe Iso-Ressources » (AGGIR) qui prend en compte le degré de cohérence, l'orientation, la toilette, l'habillage, l'alimentation, les transferts, les déplacements et la communication à distance. Cette grille va de 1 (dépendance maximale) à 6. Quand le malade vit à la maison, une équipe spécialisée vient à domicile pour remplir le questionnaire et la grille. Seules les personnes dont la dépendance est classée 1-2-3-4 relèvent de l'APA.

Rappelez-vous que :

- le dossier de demande (auprès du Conseil général du département de résidence) est à retirer au Centre communal d'Action sociale de la mairie du domicile du malade, aux services d'aide à domicile agréés ou à l'hôpital,
- le conseil général dispose de 10 jours pour accuser réception du dossier et de 2 mois pour notifier sa décision,
- l'allocation est comprise entre 474,33 € et 1 106,77 € (chiffres valables en 2003) en fonction du degré de dépendance défini par la grille,
- l'allocation est versée en partie par le Conseil Général, l'État et les Caisses d'Assurance Vieillesse.

Rappelez-vous !

– Il n'existe pas de solution miracle... mais des recours adaptables.
– Définissez vos besoins avant de vous mettre « en chasse ».
– Prenez tout de suite contact avec l'association de familles (centrale ou la plus proche de votre domicile) et l'assistante sociale des services sociaux de la mairie correspondant au domicile de votre proche.
– N'attendez pas la catastrophe ou l'urgence pour vous informer des possibilités d'aides et de recours.
– Ne perdez pas courage.

18. Comment prendre soin de vous-même

Des règles générales et des conseils pratiques

- Vaincre les idées négatives
- Contrôler le stress
- Chasser les pensées absurdes
- Six formules pour être soulagé
- Choisir celle qui est adaptée à votre cas

Il ne sert à rien de vous épuiser sur le plan physique, psychique et émotionnel. La seule conséquence en sera une diminution de la qualité des soins que vous apportez à votre proche, dans un contexte de harassement, de nervosité et de tension : *« je n'y arrive plus ! »*.

Rappelez-vous que la majeure partie des institutionnalisations (entrée du malade dans une résidence ou maison de retraite) est le plus souvent liée à l'épuisement de l'aidant qu'à l'état du malade.

Le bien-être de votre proche dépend du vôtre.

Une situation habituelle

« Je me sens triste, découragé, frustré des joies de la vie même les plus banales », « Je me sens pris dans un piège sans espoir d'en sortir », « J'ai le sentiment d'être seul pour faire face à toutes les responsabilités », « les autres membres de la famille qui m'ont aidés me laissent tomber, les amis et les relations se font rares. Chaque jour, je me sens plus abandonné et exclu de la société ».

Que faire ?

Des règles générales

Reposez-vous

Les soins constants, les nuits sans repos, les petits problèmes à solutionner tous les jours... et les gros, les jours qui se répètent tous identiques, vous empêchent de respirer, de trouver ces instants de repos « *il faut que je déconnecte* » qui sont indispensables à votre équilibre.

Si vous sentez que la situation commence à vous échapper, posez-vous la question : « *N'ai-je pas besoin de passer une bonne nuit ou de souffler un moment ?* ».

Ce n'est pas un moment que vous volez à votre proche. C'est un moment qui vous rendra moins irritable, plus disponible et plus capable de vous consacrer à lui. Rappelez-vous que son bien-être dépend du vôtre.

Prenez du temps pour vous

Il est indispensable que vous puissiez disposer de temps pour vous :

- y compris si vous le consacrez à des choses apparemment futiles : voir une émission de télé sans se lever toutes les cinq minutes, faire les boutiques...,
- y compris quand vous êtes obligé de laisser votre proche sous la responsabilité de quelqu'un d'autre.

Se rendre compte de cette nécessité est un pas difficile, tant sur le plan pratique qu'émotionnel. Mais c'est une étape fondamentale.

La bonne santé psychique exige un équilibre entre les gratifications et les frustrations. Vous êtes soumis à un stress permanent : vous avez besoin d'activités qui permettent de ressourcer votre énergie. C'est une nécessité.

Conservez vos amis et faites-en des nouveaux

Les amis sont des personnes merveilleuses qui peuvent faire beaucoup pour vous aider à passer les moments difficiles. Bien souvent, ils s'éloignent progressivement de vous et de votre proche.

Ils se sentent souvent gênés en présence du malade. Ils ne comprennent pas ses attitudes et ses réactions. Ils ne comprennent pas que la personne qu'ils ont connue puisse être aussi différente aujourd'hui.

- Expliquez-leur qu'il s'agit d'une maladie et non pas d'une dégradation liée à l'âge. Prononcez le mot « Alzheimer ». De plus en plus de gens connaissent cette maladie et savent que le malade n'est ni dangereux ni contagieux.
- Pour ne pas perdre vos amis, faites-leur comprendre la situation, sans les assommer en permanence avec tous vos problèmes. Prévenez-les avant qu'ils n'arrivent de la situation et l'état actuel de votre proche. Dites-leur que leur visite doit être courte.
- Informez-vous de leurs problèmes à eux.

Mais il est nécessaire aussi de se créer de nouveaux amis. Ne vous sentez pas culpabilisé par la création de nouvelles amitiés.

Ce n'est pas en restant à la maison que l'on peut faire de nouvelles connaissances. Prenez-le temps. Organisez-vous pour confier votre proche à quelqu'un de confiance quelques heures par semaine. Ne le laissez pas s'habituer à votre présence permanente. Sortez. Ces moments vous permettent de récupérer, ils sont aussi utiles pour lui en élargissant ses relations.

Prenez des vacances même s'il s'agit de quelques jours

Ce sera un repos physique et psychologique. Si vous n'avez pas de famille qui puisse vous remplacer, il existe des organismes qui proposent des « solutions momentanées » pour prendre en charge votre proche pendant un temps court :

- centres de prise en charge temporaire,

- centres de jour dont certains fonctionnent la fin de semaine,
- places temporaires en résidence.

Informez-vous auprès de votre assistante sociale et de l'association de familles la plus proche de votre domicile (voir chapitre 25).

Participez à un groupe de soutien

Il existe des groupes d'aidants qui se réunissent pour mettre leur expérience en commun ou pour recevoir l'aide d'un psychologue.

Informez-vous à l'association de familles la plus proche de votre domicile (voir chapitre 25).

Les conseils pratiques pour prendre soin de vous

Prendre en charge le malade à la maison crée des répercussions importantes sur la famille et, en particulier, sur l'aidant.

Toute maladie entraîne une réaction douloureuse. Dans la maladie d'Alzheimer, trois facteurs font que l'aidant perde son optimisme, qu'il ne voie plus les choses d'une façon positive et qu'il puisse présenter des réactions anxieuses, dépressives, voire obsessionnelles :

- l'ambiance qui l'entoure lui et le malade (la maison, les autres membres de la famille...),
- les pensées négatives : *« c'est la fin »*, *« on a eu droit à la pire des maladies »*, *« je ne serai pas capable de supporter ça »*,
- les symptômes physiques que ressent l'aidant : *« j'ai mal à la tête, je dois être malade »*, *« je ne mange plus »*, *« j'ai mal aux bras et aux jambes »*, *« je ne dors plus comme avant »*.

Devant un événement menaçant *(« ma femme a la maladie d'Alzheimer »)* apparaît une réaction de crainte à la fois physique et psychique. L'aidant a peur, peur du présent, peur du futur qu'il ne connaît pas précisément. Et cette peur se traduit à la fois par des manifestations physiques et psychiques.

Vaincre les idées négatives

Très souvent les aidants élaborent en excès des idées négatives et ils mettent une « étiquette » sur chaque expérience quotidienne qu'ils ont avec leur proche. Ces raisonnements irrationnels sont tellement forts qu'ils peuvent induire stress, anxiété, obsession, tendances dépressives et peur irraisonnée.

- **Bien que les idées négatives soient irrationnelles, l'aidant y croit**. Plus il sera stressé, plus il sera soumis à leur suggestion. Un aidant qui ne se repose pas, dont le seul point de référence est la maladie, qui perd ses amis et ses relations n'est pas enclin à « penser positivement ».
- **Elles tendent à dramatiser les situations**. Un aidant a mal à l'estomac. Il pense tout de suite qu'il s'agit d'un cancer.
- **Elles sont difficiles à maîtriser**. Quand l'aidant pense de façon négative *(« ma vie est fichue », « j'expie mes fautes »)*, le reste de ses pensées sera aussi pessimiste et déprimant parce qu'il les utilise pour se plaindre de lui-même.
- **Elles s'expriment en termes bien spécifiques**. *« J'aurais dû faire... », « Il n'y a qu'une seule manière de faire les choses, c'est la mienne »*. De cette façon, l'aidant génère un sentiment permanent de culpabilité et une diminution de son estime personnelle.

Contrôler le stress

Le mot « stress » est passé dans le langage de tous les jours.

En terme général, on considère qu'une personne est soumise à un stress quand elle doit affronter des situations qui impliquent, pour elle, une adaptation, difficile à réaliser, de ses attitudes fondamentales.

Au cours de la maladie d'Alzheimer, les situations stressantes sont nombreuses depuis le moment de la communication du diagnostic : préoccupation pour ce qui va survenir, ce qui va arriver au malade, ce que sera la vie avec lui.

On peut distinguer trois grands groupes de situations stressantes pour l'aidant et les membres de la famille :

- les modifications du comportement du malade : agressivité, fugue, agitation...,
- l'exclusion sociale : conflits familiaux, disparition des amis et des relations, disparition des sorties et des moments de loisirs...,
- les « jours difficiles » où le malade ne veut pas se laver, refuse le bain ou la douche, ne mange pas...

Il faut savoir que le stress entraîne des répercussions physiques telles que maux de tête, douleurs digestives, douleurs du dos... qui rendent encore plus difficile la vie de l'aidant.

Rappelons enfin que le stress est un facteur prédictif de l'institutionnalisation. C'est plus l'état de l'aidant que celui du malade qui justifie l'entrée de ce dernier dans une maison de retraite.

Chasser les pensées absurdes

Les pensées absurdes ou déformées apparaissent chez l'aidant quand il ressent un sentiment d'impuissance et de culpabilité. On peut en distinguer trois types :

- **le premier est appelé « filtrage »**. C'est grossir un détail, en fait minime de la vie du malade : « *Papa ne veut pas manger, il ferme la bouche quand j'approche la cuillère. Je ne me sens pas capable de lui donner à manger aujourd'hui. Bientôt, il va mourir et ce sera moi le coupable* » ;
- **le second est appelé « pensée polarisée »**. Quand un aidant prend une posture négative, il pense souvent que les choses, en fonction « *du destin que la vie lui a donné* » sont ou toutes bonnes ou toutes mauvaises. « *Quelle chance a ma mère que je sois à côté d'elle toute la journée pour la soigner. Personne ne le ferait mieux que moi* » ou au contraire : « *j'ai vraiment dû faire quelque chose de mal dans ma vie pour qu'il m'arrive cela* » ;
- **enfin il y a « la vision catastrophique de soi-même »**. L'aidant pense à des catastrophes futures : « *si je deviens malade, qui va s'occuper de lui ?* », « *j'attraperai sûrement la même maladie* ».

Que faire pour passer ce cap ?

Vous voyez tout en noir. Vous ne trouvez pas de solutions aux problèmes que pose votre malade. Vous ne voyez pas la sortie du tunnel. En un mot, vous êtes stressé. Presque tous les aidants passent par cette phase à un moment ou a un autre. Sachez qu'il existe des stratégies efficaces qui peuvent :

- diminuer et canaliser les idées négatives : transformer le « *je n'en suis plus capable* » en un « *je suis capable* »,
- contrôler les manifestations psychosomatiques : mal à la tête, douleurs d'estomac, pincements dans la région du cœur...

Six formules pour contrôler les idées négatives, le stress et les pensées absurdes

Formule 1 : la relaxation

Quand l'utiliser ?

- Vous vous sentez fatigué après avoir habillé, donné à manger, couché votre proche.
- Vous n'avez pas quitté la pièce de toute la journée.
- Vous avez la sensation que tout ce que vous faites ne sert à rien.
- Vous avez été en butte à son agressivité et son agitation.

Pensez que vous êtes le moteur de sa vie. Sans vous, il ne peut rien. Vous devez vous relaxer pour maintenir, entre vous deux, une qualité de vie positive.

Comment faire ?

Suivez les séquences décrites :

- asseyez-vous sur une chaise, étirez les jambes et laissez pendre vos bras,
- laissez tomber un peu votre tête,
- cherchez une position confortable pour votre cou, votre nuque et vos épaules,

- fermez les yeux,
- respirez profondément. Faites entrer l'air par le nez et expulsez-le par la bouche,
- relâchez tous les muscles de votre corps,
- pensez à moment agréable que vous avez vécu il y a peu de temps (une personne avec qui vous avez passé un bon moment, un endroit que vous avez visité, un livre que vous avez lu...),
- maintenant, respirez profondément. Imaginez que vous tenez dans une main un flacon en cristal où vous allez enfermer toutes vos idées négatives : « *je suis incapable de bien lui faire à manger* », « *la tristesse de le voir ainsi* », « *je ne m'en sortirai jamais* »,
- une fois que vous avez introduit dans le flacon toutes vos pensées négatives, bouchez mentalement le flacon,
- imaginez que vous tenez, dans l'autre main, un flacon en cristal d'où vous pouvez sortir des idées et des sentiments positifs : « *je suis capable d'organiser mon temps* », « *j'ai plaisir à être avec lui* », « *après lui avoir donné à manger, nous irons nous promener* », « *malgré tout, il est toujours en vie et nous sommes ensemble* »,
- pensez maintenant à des couleurs chaudes et vives : le jaune = le lever de son lit, le rouge = faire sa toilette, l'orange = l'habiller,
- dites-vous : « Je suis capable de faire tout cela sans attendre »,
- respirez profondément,
- remuez doucement les pieds et les jambes, puis les mains,
- ouvrez les yeux,
- n'attendez pas que reviennent les idées négatives,
- mettez-vous au travail selon la liste des choses à faire que vous avez établie avant la fin de la relaxation en commençant par la plus urgente,
- mettez-vous en route. Vous savez que si vous le voulez, vous pourrez les faire. Maintenant tout dépend de vous.

Formule 2 : changer les idées négatives en positives

Suivez les séquences décrites :

- asseyez-vous sur une chaise à un moment où vous ne devez pas vous occuper de votre proche :
- relâchez vos muscles, de la tête aux pieds et respirez profondément,
- fermez les yeux,
- imaginez que vous êtes dans une chambre noire et que, dans votre tête, il n'y a que des idées de ce type : « *c'est à cause de moi qu'il est malade* », « *je ne suis pas capable de l'aider comme il faut* », « *je ne me supporte plus* »...
- maintenant, visualisez dans cette chambre noire les mots suivants : NON, ÇA SUFFIT, STOP,
- répétez mentalement ces mots. Ne pensez pas à autre chose,
- respirez profondément,
- continuer à penser fortement à ces mots. Répétez en vous-même : NON, NON, NON et passez d'un sentiment négatif à un sentiment positif de la façon suivante,
- continuez à penser NON et STOP,
- maintenant, pensez aux moments agréables que vous avez passé avec votre proche aujourd'hui,
- répétez cette image dans votre tête. Prenez plaisir à ce moment,
- pensez aux paroles positives que vous lui dites : « *maman, ma petite fille, ma chérie...* »,
- rappelez-vous que les idées positives que vous évoquez doivent être réalistes et vivantes,
- maintenant, bougez doucement les pieds, les jambes, les mains et les bras,
- respirez profondément,
- ouvrez les yeux,
- mettez-vous au travail. Maintenant tout dépend de vous.

Formule 3 : la solution des problèmes

L'aidant, très souvent exposé au stress, voit diminuer sa capacité à faire les choses et à prendre des décisions.

Pour solutionner un problème, suivez les séquences décrites :

- Identifier les situations problématiques et l'anxiété qu'elles entraînent :
  - pensez, par exemple, que vous avez du mal à habiller votre proche, que vous vivez dans l'angoisse qu'il s'étouffe quand il mange,
  - écrivez sur un papier ces situations qui vous obsèdent et interrogez-vous pour savoir si elles génèrent ce sentiment chez vous chaque fois que vous les répétez,
  - si ce sont toujours les mêmes, vous les aurez identifiées.
- Essayer de vous rappeler et d'écrire sur le même papier, en face du problème, ce que vous faites habituellement pour le solutionner.

Exemple :

Problème

Le malade ne contrôle plus ses sphincters, défèque et urine sur lui.

Ce que je fais

Je lave mon malade dans la baignoire (mais il se raidit et je n'arrive pas à bien le laver).

Vous devez étudier des alternatives pour pouvoir solutionner ce problème d'une façon qui ne vous angoisse pas :

Exemple

Problème

Le malade défèque et urine.

Ce que je fais

Lui faire sa toilette au lit sans le transporter. Je le lave, puis je le sèche par zones, d'abord sur le ventre, puis sur le dos.

Vous devez estimer les conséquences que ces nouvelles stratégies auront sur vous au moment de les mettre en pratique.

Si vous n'aboutissez pas à une diminution de votre stress, il faudra penser à d'autres alternatives jusqu'au moment où vous aurez réellement trouvé celles qui sont le plus commode pour vous et votre malade.

Continuez et pensez de façon positive !

Formule 4 : la visualisation

Suivez les séquences décrites :

- asseyez-vous sur une chaise ou allongez-vous sur votre lit,
- respirez profondément,
- relâchez tous vos muscles de la tête aux pieds. Si vous constatez qu'une partie de votre corps ne se relâche pas, étirer cette partie. Par exemple, serrez fortement les poings puis relâchez-les,
- respirez profondément en prenant l'air par le nez et en le rejetant par la bouche,
- fermez les yeux,
- imaginez que vous avez devant vous un grand écran de cinéma. C'est un écran « mental »,
- essayez de visualiser des idées positives et de les inscrire sur l'écran. Dites-vous : « *aujourd'hui, j'arriverai à mon travail et je commencerai à faire... cela* ». Imaginez le moment où vous rentrerez à la maison : « *aujourd'hui, je donnerai d'abord à manger à papa puis je l'installerai sur sa chaise, lui nettoierai les lèvres, le caresserai les joues et les cheveux, ce qui lui fait toujours plaisir et je mettrai un peu de musique* »,
- répétez cette opération aussi souvent que nécessaire jusqu'à ce que vous arriviez à penser en positif,
- respirez profondément,
- bougez doucement les pieds et les mains,
- ouvrez les yeux,
- commencez votre travail. Maintenant, tout dépend de vous.

Formule 5 : l'essai préliminaire

Cette technique consiste à répéter les choses que vous allez faire avec votre proche avant de les réaliser réellement.

Elle permet de bien contrôler le stress, de créer des attitudes positives vis-à-vis de vous-même et du malade, d'augmenter votre estime personnelle.

Beaucoup d'aidants, pleins de bonne volonté, devront modifier certaines de leurs conduites pour en créer d'autres qui leur permettent de devenir un aidant efficace, non stressé et positif.

Comment ?

Avant d'être en présence du malade, suivez les séquences décrites :

- Au cours des 2 à 3 jours qui suivent l'organisation décidée avec les autres membres de la famille, l'aidant mettra par écrit toutes les étapes à réaliser quand il sera en présence du malade.
- S'imaginer agir de façon positive et avoir envie de commencer une tâche comme si on en avait vaincu les étapes les plus difficiles.
- Écrire sur un papier ou répéter devant un miroir les phrases suivantes (elles sont positives) pour contrecarrer les sentiments négatifs :
  « *Je me sens capable de changer une couche souillée qui sent mauvais. La seule chose qui compte est qu'il se sente bien* »,
  « *Je ne le juge pas pour ce qu'il fait puisqu'il n'est pas responsable de ses actes. La seule chose qui compte est de savoir ce qui est le plus utile pour lui* »,
  « *J'ai tout ce qu'il faut pour être indépendant et autonome comme l'a été mon père avant d'être malade. C'est à moi de l'aider* ».
- Vous êtes arrivé au moment où il faut affronter la situation. Faites-le avec courage et optimisme. Maintenant, tout dépend de vous.

Formule 6 : affronter des situations de stress sans en subir les conséquences

Le stress, l'angoisse, l'anxiété sont autant de facteurs qui diminuent le rendement de l'aidant. Il doit apprendre à rentabiliser son « travail » avec le malade, à tirer parti de la vie qu'il partage avec lui.

Comment ?

En utilisant de façon positive son propre stress à travers un modèle qui s'appelle : « auto-contrôle du stress ». Il permet d'affronter des situations génératrices de stress sans en subir les conséquences négatives.

Suivez les séquences décrites :

- Détendez-vous. Fermez les yeux, relâchez vos muscles, respirez profondément plusieurs fois de suite, imaginez-vous flottant sur l'eau. Vous vous sentez apaisé, il n'y a rien qui vous dérange.

En tête, vous n'avez que trois mots : « *calme, paix, tranquilité* ».

Remuer doucement vos pieds et vos mains. Ouvrez peu à peu les yeux.

- Maintenant, décrivez sur une feuille de papier les situations qui vous créent un stress en commençant par les moins stressantes pour finir par les plus stressantes :
  Par exemple :
  - jouer avec lui,
  - lui donner à manger,
  - parler aux autres membres de la famille,
  - continuer à aller au bureau,
  - apprendre la mort d'une personne atteinte d'Alzheimer.
- Fermez les yeux, respirez profondément et pensez à toutes les choses négatives que vous avez écrit. Centrez-vous sur les sentiments négatifs :
  - pensez à la maladie,
  - pensez à la mort.

- Détendez-vous. Respirez profondément. Imaginez un moment heureux que vous avez vécu récemment. Dites-vous que vous êtes heureux de savoir votre proche en vie et tranquille. Respirez profondément et imaginez que vous êtes à la campagne, que le soleil brille, que les fleurs sentent bon.
- Peu à peu vous sentirez diminuer votre anxiété et vous vous direz : *« dans ma vie, j'ai déjà eu des problèmes et je m'en suis tiré »*, *« la seule chose à laquelle je pense est qu'il se sente bien »*, *« je me sens capable de résoudre tous les problèmes qui peuvent surgir »*.

Comment choisir la formule qui vous convient le mieux ?

La question que vous devez vous poser est la suivante : « *Qu'est-ce que je veux obtenir en utilisant l'une de ces techniques ?* ».

- Si vous vous sentez tendu, si vous ne mangez et ne dormez pas bien, si avez des idées négatives *(« je crois que je ne le ferai jamais bien »)*, utilisez la technique 1 « Relaxation » tous les jours en suivant le descriptif précédent.
- Si vous voulez vous enlever de la tête les idées négatives qui y tournent sans arrêt, utilisez la technique 2 « Changer les idées négatives en sentiments positifs ».
- Si vous vous sentez incapable de prendre des décisions ou de trouver des solutions nouvelles aux problèmes qui se présentent, utilisez la technique 3 « Solution des problèmes ».
- Si vous vous sentez, un jour, particulièrement triste, abattu, fatigué, et qu'il vous en coûte de vous affronter aux problèmes de la vie quotidienne, utilisez la technique 4 « Visualisation ». Elle vous permettra de créer un scénario des choses que vous aurez à faire et, comme au cinéma, de vous le visionner mentalement.
- Si vous n'avez jamais pris en charge une personne atteinte de maladie d'Alzheimer, si vous êtes dépourvu d'expérience,

utilisez la technique 5 « L'essai préliminaire » pour prévoir votre conduite avant d'être en présence du malade.

- Si vous devez faire face à des situations qui vous stresseront et dont vous voulez éviter les conséquences (physiques et psychiques), utilisez la technique 6 « Affronter les situations de stress sans en subir les conséquences ».

Rappelez-vous !

– L'aidant doit recharger ses « batteries » et retrouver la confiance en soi.

– Le bien-être de son malade dépend du sien.

Il existe des formules simples à appliquer pour contrôler les idées négatives, le stress et les pensées absurdes. Choisissez celle qui vous convient le mieux.

19. Comment résoudre les aspects légaux et connaître les avantages fiscaux ?

- Les mesures de protection : la tutelle, la curatelle et la sauvegarde de justice
- La responsabilité civile
- La responsabilité pénale
- Les avantages fiscaux

Il est prudent d'établir une procuration générale devant notaire quand le malade possède encore les facultés intellectuelles nécessaires car leur disparition progressive soulève de nombreux problèmes légaux.

- Quelle est la capacité juridique d'une personne atteinte par la maladie d'Alzheimer ? Peut-elle encore exercer ses droits et faire face à ses obligations ou bien doit-elle être placée sous un régime de protection (tutelle, curatelle ou sauvegarde de justice) ?
- Est-elle responsable sur le plan civil ?
- Est-elle responsable sur le plan pénal ?

Les mesures de protection

La tutelle

Qu'est-ce que c'est ?

La tutelle est une mesure de protection de la personne dont les facultés mentales sont dégradées au point qu'elle a besoin d'être représentée de manière continue dans les actes de la vie civile.

Qu'est-ce qu'elle suppose ?

La personne placée sous tutelle perd la gestion de ses biens au profit du tuteur et son droit de vote.

Qui peut être tuteur ?

Le ou les tuteurs peuvent être :

- la famille : soit un membre de la famille proche, soit le conseil de famille,
- un gérant de tutelle (professionnel),
- un tuteur d'État si aucun membre de la famille n'accepte d'être tuteur.

La curatelle

Qu'est-ce que c'est ?

La curatelle est une mesure de protection de la personne dont les facultés mentales sont moins dégradées et qui a seulement besoin d'être assistée et contrôlée dans les actes de la vie civile.

Les différentes formes de curatelle

- La curatelle simple : la personne a besoin de son curateur pour passer les actes tels actes de vente ou d'achats importants, donation... mais elle assure seule la gestion courante : le règlement de ses dettes et achats courants.
- La curatelle aggravée : la gestion courante est également confiée au curateur.
- La curatelle à la carte : c'est au juge de décider une curatelle intermédiaire entre la curatelle simple et la curatelle aggravée.

Tutelle ou curatelle ?

- Pour les deux types de mesures, l'altération des facultés mentales doit être médicalement établie par un spécialiste.
- Mais c'est le juge qui décide de la mise en place d'une tutelle ou d'une curatelle.

Comment en faire la demande ?

Où ?

Il faut adresser une requête au tribunal d'instance du lieu où réside la personne pour laquelle on demande une tutelle ou une curatelle. Cette requête doit être adressée spécifiquement au juge des tutelles.

Qui doit faire la demande ?

La demande est faite par un membre de la famille proche : ascendants, descendants, frères et sœurs, conjoint non séparé. En cas d'absence de famille, d'autres personnes peuvent adresser au juge un signalement et c'est au juge de décider s'il ouvre une procédure après le rapport d'un spécialiste agréé par les tribunaux (soit nommé par le juge, soit choisi sur une liste fournie par le juge).

Comment faire la requête ?

Elle peut être faite sur papier libre. La requête doit comporter les documents suivants :

- une description de la situation actuelle,
- un extrait intégral d'acte de naissance de la personne concernée,
- l'identité des membres de sa famille à contacter,
- le certificat du médecin attestant que le malade a besoin d'une protection juridique,
- l'état du patrimoine.

La sauvegarde de justice

C'est une mesure de protection provisoire. Elle peut être mise en route sur déclaration médicale (sa durée est alors de 2 mois) ou sur décision du juge en attente d'une curatelle ou d'une tutelle (au maximum un an). Sa demande est faite auprès du Procureur de la République.

Elle a un effet immédiat. La personne sous sauvegarde de justice garde ses droits civils et civiques. Elle peut gérer son patrimoine. Les actes juridiques (vente d'un bien, par exemple) peuvent être révisés et annulés dans l'intérêt du malade sans avoir à prouver un trouble mental.

À qui demander conseil ?

Pour savoir quelle mesure envisager, demandez conseil au juge aux affaires familiales ou au juge des tutelles du tribunal d'instance de votre domicile.

La responsabilité civile

Elle couvre les dommages causés à des tiers qu'il s'agisse d'atteinte aux personnes ou aux biens.

La situation a évoluée. Avant la loi de 1968, la personne atteinte par la maladie d'Alzheimer n'était pas responsable des dommages qu'elle pouvait créer à des tiers. Aujourd'hui, elle est obligée à réparation du dommage commis même si elle est sous l'emprise d'un trouble mental.

La responsabilité pénale

La personne atteinte n'est pas pénalement responsable.

Les avantages fiscaux

Sachez que la loi de finances 2004 prévoit certaines dispositions en faveur des employeurs de personnel à domicile et des personnes dépendantes.

Par exemple, si vous employez un salarié à domicile, vous pourrez bénéficier d'une réduction d'impôt plus importante que par le passé (le plafond des dépenses ouvrant droit à une réduction d'impôt de 50 % passe de 7 400 € à 10 000 €).

De même, le plafond de la réduction d'impôt (25 %) au titre des frais d'hébergement dans les établissements de soins de longue durée est porté de 2 300 € à 3 000 €.

L'exonération d'impôts sur le revenu

- La carte d'invalidité (voir chapitre 17) donne droit à une demi-part supplémentaire du quotient familial pour le calcul de l'impôt sur le revenu soit pour le titulaire soit pour le contribuable qui a un titulaire à charge, vivant sous son toit.

- L'aide à domicile permet de bénéficier d'une réduction d'impôt égale à 50 % des dépenses effectuées qu'il s'agisse d'un salarié, d'une association ou d'organismes habilités. Le plafond de dépenses donnant droit à la réduction d'impôts est de 10 000 €/an et de 13 800 € si le foyer fiscal compte un titulaire de la carte d'invalidité (joindre un justificatif à la déclaration de revenus).
- L'hébergement dans un établissement de soins de longue durée. Le malade, quel que soit son âge, peut bénéficier d'une réduction d'impôt concernant le logement, les repas et l'entretien (frais d'hébergement) des établissements de soins de longue durée ou de cure médicale.
  C'est après déduction de l'APA (voir chapitre 17) que l'on considère le montant des dépenses retenues qui donne droit à la réduction d'impôt : 25 % des dépenses retenues dans la limite de 3 000 €/an par personne hébergée.

L'exonération de certaines taxes

Exonération, abattement ou dégrèvement total peuvent être obtenus sur :

- la taxe d'habitation,
- la taxe foncière,
- la redevance télévisuelle,
- les droits de succession ou de donation,
- les charges patronales pour l'emploi d'une tierce personne.

Prenez rendez-vous avec votre percepteur ou la personne de l'administration fiscale chargée de votre dossier.

20. Préparer son entrée dans une maison de retraite

- N'ayez pas peur d'une institutionnalisation
- Évitez qu'elle se produise dans un contexte d'urgence
- Que faire une fois votre proche devenu résident ?
- Savoir reconnaître la maltraitance

Il ne s'agit plus d'un accueil temporaire mais bien définitif soit dans une institution (Établissement d'Hébergement pour Personnes Âgées Dépendantes ou Soins de Longue Durée) ou dans une maison de retraite (conventionnée ou non).

C'est un changement radical dans la vie du malade et de l'aidant :

- le malade va connaître un environnement totalement différent de celui de son domicile et il devra s'habituer à de nouvelles routines. La phase d'adaptation peut être longue... et douloureuse,
- l'aidant va perdre son rôle d'aidant principal au profit de professionnels. Il perd une de ses raisons de vivre et lui aussi devra s'adapter aux contraintes de la résidence. Il se posera de nombreuses questions : « *Comment vais-je vivre à partir de maintenant ?* », « *Comment est-ce que je peux continuer à l'aider ?* » « *C'est ma faute s'il a été obligé de quitter la maison !* ».

Une situation habituelle

« Je n'en peux plus », « pour moi, mettre ma mère dans une résidence, c'est un échec », « je ne peux pas faire plus que je ne fais ».

Que faire ?

La décision de faire entrer votre proche dans une institution ou une maison de retraite est toujours difficile à prendre.

Plusieurs facteurs peuvent intervenir dans cette décision :

- des circonstances familiales : les enfants travaillent et ne peuvent plus s'occuper du malade dans la journée,
- des facteurs physiques : l'aidant a du mal à mobiliser un malade trop lourd,
- des facteurs médicaux : perturbations graves du comportement, diminution importante de l'autonomie.

Mais souvent, c'est l'aidant qui n'arrive plus à gérer la situation, physiquement ou moralement et c'est son état qui justifie la décision :

- il est âgé et n'a plus les capacités physiques nécessaires à la prise en charge à domicile,
- il est « au bout du rouleau »,
- il a perdu le soutien des autres membres de la famille...

Le choix de l'établissement dépend de nombreux facteurs : site, proximité, ressources financières mais aussi la spécialisation ou non de l'établissement. Dans l'ensemble, les établissements spécialisés dans l'accueil des malades Alzheimer offrent des prestations et un personnel mieux adaptés.

N'ayez pas peur d'une institutionnalisation

Ne vous affolez pas quand les circonstances sont telles qu'une institutionnalisation s'avère nécessaire.

Tentez d'envisager calmement la chose sans culpabiliser.

L'envisager calmement car vous aurez à vous mettre en quête d'un établissement et que son choix n'est pas facile.

Sans vous culpabiliser. C'est un sentiment que la plupart des aidants ressentent au moment où ils prennent cette décision. L'institutionnalisation est vécue comme un échec, comme un abandon. C'est un sentiment normal qui est tout à fait compréhensible. Mais qu'il faut combattre.

Ce n'est pas de votre faute :

- c'est l'aboutissement inéluctable d'un long processus. Vous avez fait tout ce qu'il était possible de faire pendant des années,
- pour de bonnes raisons, vous n'êtes plus capable d'assurer les soins. Il faut « passer la main ».

Rappelez-vous que vous restez l'aidant principal malgré l'entrée de votre proche dans une structure d'accueil.

C'est vrai, la vie va changer pour lui et pour vous. Mais votre rôle est loin d'être terminé : vous pouvez encore faire beaucoup de choses pour lui.

Évitez un contexte d'urgence

Il vaut mieux planifier et préparer cette institutionnalisation en dehors d'un contexte d'urgence.

Le choix d'une résidence n'est pas simple quand le malade souffre d'une maladie d'Alzheimer. En effet, s'il existe des structures spécialisées dans l'accueil de ces malades, beaucoup de maisons de retraite refusent de les prendre en charge (voir chapitre 26 « Où se connecter sur Internet ? », pour la liste des maisons de retraite par département avec leurs caractéristiques).

D'autre part, il existe souvent dans les bons établissements des listes d'attente.

Évitez la condition d'urgence habituelle : vous tombez malade et vous ne pouvez plus assurer la prise en charge.

Il faut considérer la préparation de l'institutionnalisation comme une précaution au cas où... Rappelez-vous : il est facile de reculer une admission dans un bon établissement si le temps n'est pas venu, il est impossible d'en trouver un en urgence.

Que faire ?

- Parlez-en famille de la décision de faire entrer votre proche dans une institution (établissement d'hébergement pour personnes âgées dépendantes, résidence, maison de retraite).
- Parlez-en à votre proche s'il est en condition de vous comprendre.
- Habituez progressivement votre proche à l'idée de son départ. Ne vous effrayez pas si ses réactions initiales sont négatives.
- Informez-vous auprès de l'assistante sociale, de votre médecin et de l'association de familles. Ils vous renseigneront sur les possibilités existantes.
- Allez voir la ou les résidences qui vous ont été recommandées. Comparez l'environnement, la proximité de votre domicile (il est toujours plus facile d'aller le voir quand vous n'habitez pas trop loin), la qualité des soins et des services... et les aspects financiers. Parlez au directeur. Prenez de la documentation... regardez autour de vous.
- Une fois la résidence définie, emmenez votre proche la voir, s'il peut encore se déplacer. Essayez de parler avec les autres résidents.

Prévoyez les répercussions financières

En cas d'accueil définitif en Établissement d'hébergement pour personnes âgées dépendantes ou en soins de longue durée, sachez que la prise en charge comporte trois secteurs distincts :

- les soins sont pris en charge à 100 % par la caisse d'Assurance Maladie,
- l'hébergement est à la charge de l'intéressé ou de l'Aide sociale pour les personnes sans ressources,
- le forfait dépendance est pris en charge partiellement par l'APA avec un ticket modérateur à la charge du résident.

C'est le Centre d'action sociale qui fixe la participation de l'intéressé en fonction de ses revenus et de ses biens et, en cas d'insuffisance, de ceux des enfants et des petits-enfants.

En cas d'accueil définitif dans une maison de retraite, les frais sont à la charge de l'intéressé et de sa famille à l'exclusion des soins médicaux, infirmiers et des médicaments qui sont pris en charge par la caisse d'Assurance Maladie.

Sachez que :

- le coût mensuel d'hébergement dans une maison de retraite médicalisée oscille entre 1 500 à 2 500 €/mois,
- certaines maisons de retraite n'acceptent que les personnes valides (avec un service médical réduit), d'autres au contraire sont spécialisées dans l'accueil de personnes très dépendantes,
- les services offerts varient beaucoup d'une maison à l'autre.

Que faire une fois votre proche devenu résident ?

Faire connaître la personnalité de votre proche

Pour qu'un soignant professionnel puisse bien faire son travail, il faut qu'il connaisse la personne qu'il soigne, son caractère, ses goûts, sa vie.

Vous pouvez l'aider beaucoup dans cette tâche puisque c'est vous qui avez vécu avec votre proche toutes ces années.

Voici, pour vous aider une liste des informations à communiquer aux professionnels qui ont pris en charge votre proche :

- sa personnalité :
  - est-il timide ou, au contraire, un « battant » ?

  - tranquille ou facilement irritable ?
  - a-t-il tendance à être anxieux ?
  - solitaire ou sociable ?
- ses goûts :
  - quelles sont les activités de détente qui lui plaisent ?
  - a-t-il l'habitude de faire de l'exercice et/ou de longues promenades ?
  - avait-il un animal de compagnie ?
- sa profession et le type de travail dont il avait la responsabilité,
- ses valeurs et ses croyances (politique et religieuse),
- ses habitudes à la maison :
  - télévision ou radio,
  - activités pendant la journée,
  - habitudes d'hygiène : bain ou douche,
  - participation à des activités domestiques...

Sachez que les soignants ont des horaires, celui du matin, celui de l'après-midi, celui de la nuit. De plus, dans beaucoup de résidences, les soignants changent d'étages tous les 3 mois. Ils seront donc plusieurs à s'occuper de votre proche. Enfin, ils sont souvent en sous-effectifs !

Préparez une ou deux feuilles où figurent les informations précédentes. Si vous en faites des photocopies, vous pourrez les distribuer plus facilement.

Demander à parler au personnel spécialisé qui aura à s'occuper de votre proche

- le thérapeute occupationnel. C'est la personne qui développe les activités manuelles et artisanales des résidents. Parlez-lui de ce que faisait votre proche à la maison, de ses goûts et de ses capacités à faire les choses,
- le physiothérapeute. C'est la personne chargée de la rééducation, des massages et des exercices. Expliquer-lui le type d'exercices que faisait votre proche à la maison : promenade, programme d'exercices physiques,

- le psychologue ou le neuropsychologue. C'est la personne qui s'occupe de réaliser les tests mais aussi de suivre l'état émotionnel de votre proche. Parlez-lui de son caractère, de ses humeurs, voire des modifications de son comportement.

S'intégrer de façon active dans la routine de la résidence ou de la maison de retraite

Comme toute collectivité, la résidence ou la maison de retraite a ses normes, son règlement intérieur et ses « routines » qui, bien souvent, ne seront pas celles que votre proche a vécues à la maison (en particulier, les horaires du lever et du coucher).

Informez-vous.

Ne tentez pas de court-circuiter le personnel.

Insérez-vous dans le cadre qui existe.

Ne vous contentez pas de faire des « visites ». Si vous en avez la possibilité, voyez avec les soignants comment vous pouvez vous insérer dans leur rythme de travail.

Pouvez-vous venir lui donner à manger, le midi ou le soir, un ou deux jours par semaine, le week-end ?

S'il est en état de se déplacer, ne renoncez pas aux promenades de l'après-midi (même de courte durée).

Vous n'êtes plus l'aidant principal mais vous pouvez faire beaucoup de choses en collaboration avec les soignants professionnels pour rendre la vie de votre proche plus agréable.

Soignez les relations sociales que noue votre proche. Sachez quelles sont les personnes avec lesquelles il s'entend bien. Demandez à ce qu'il vous les présente. Organisez des petits goûters : faites un gâteau et réunissez ses relations pour le manger.

Ne vous offusquez pas des relations amoureuses, voire sexuelles que votre proche peut développer avec d'autres personnes qui vivent dans le même établissement (voir chapitre 15).

Ce qu'il faut éviter de faire

Le personnel soignant fait un métier difficile et fatiguant dans des conditions de travail qui ne sont pas souvent optimales (rappelez-vous les sous-effectifs). Vous aurez à faire face à des sautes d'humeur, à des gens pressés qui n'ont pas le temps de vous écouter, à des oublis *(« ils n'ont pas remis à mon père son dentier. Chaque fois que je viens, je le vois dans le verre d'eau qui est sur la petite table »).*

Vous connaissez mieux que tout le monde ce que c'est de vivre avec un malade atteint d'une maladie d'Alzheimer, en particulier le vôtre.

- Évitez de faire des références permanentes à votre expérience. Ne vous manifestez pas comme « le spécialiste », ce qui énervera le personnel. Vous n'aurez rien gagné.
- Ne soyez pas en permanence sur le dos des soignants pour demander des choses. Groupez vos demandes. Parlez-en à l'infirmière responsable.
- Si vous avez une plainte grave à formuler, évitez d'en parler au personnel. Demandez à voir le directeur et ayez un entretien privé avec lui.

Savoir reconnaître la maltraitance. À qui en parler ?

C'est un point dont il faut parler... car elle existe.

- La maltraitance est une action qui crée souffrance et angoisse chez le malade.
- Elle peut être physique (gifles, secousses, tirer les cheveux, forcer quelqu'un à manger...), sexuelle (absence d'intimité, agression sexuelle...), émotionnelle et psychologique (humilier, ridiculiser, gronder, ne pas répondre aux appels, effrayer le malade...) ou négligence (ne pas donner les lunettes, la canne, l'appareil auditif, ne pas permettre l'accès à des activités valorisantes...).
- Quels sont les indicateurs de la maltraitance ?
  Ils peuvent être d'ordre :
  - physique : chutes et traumatismes que rien ne justifie, bleus (hématomes) sur le corps ou traces de doigts, saignement dans la zone génitale,

  - émotionnel ou psychologique : agitation, anxiété, peur du soignant, augmentation de la confusion et de la désorientation, augmentation rapide du degré de dépendance,
  - technique : perte de poids, déshydratation, hypothermie.
- Vous avez des soupçons. À qui en parler ?
Accuser quelqu'un de maltraitance est un fait grave qui implique des conséquences légales.
  - Sachez qu'il ne faut pas toujours se fier à ce que dit votre proche. Il peut être confus. Il peut avoir des hallucinations ou des idées délirantes. Il peut accuser quelqu'un sans raison. Soyez prudent. Seuls les signes physiques ne trompent pas.
  - Demandez à parler au directeur de l'établissement pour lui faire part de vos constatations... et pas de vos suppositions. Voyez avec lui comment le problème peut se résoudre.
  - Si vous désirez les dénoncer et porter plainte, consultez un avocat avant de le faire.

Rappelez-vous !

- C'est une décision difficile... mais nécessaire à un moment donné de l'évolution.
- Souvent l'institutionnalisation dépend plus de l'état de l'aidant que de celui du malade.
- Prévoyez-la, planifiez-la et tentez d'éviter qu'elle ne se produise dans un contexte d'urgence.
- Continuez à vous occuper de lui dans son nouvel environnement.
- Intégrez-vous dans les routines de la résidence.

21. Vivre la dernière phase de la maladie

C'est l'un des moments les plus douloureux de la maladie.

Vous désirez pour votre proche une mort paisible

C'est naturel devant la dégradation progressive et inévitable d'un être aimé.

C'est naturel de voir sa mort comme une libération, a la fois pour lui, pour l'aidant et les autres membres de la famille.

Mais très souvent à ce sentiment se mêle la notion de faute : « *comment est-ce que je peux, moi qui lui ai dédié tant de temps et d'efforts, désirer sa mort ?* ».

Ne laissez pas la mort de votre proche devenir source d'inquiétude et de culpabilité.

Parlez-en à ceux qui vous sont proches : autres membres de la famille, amis intimes, prêtre, psychologue... pour expliquer vos craintes.

Planifier une mort digne

Les techniques modernes de réanimation réalisent des merveilles et les cas de coma prolongés sont bien connus.

À un moment, peut se poser la question de continuer ou d'interrompre les soins intensifs et le maintien artificiel de la vie.

C'est une décision difficile car chacun réagit en fonction de ses idées, de ses sentiments et de ses croyances.

Il faut :

- éviter de prendre cette décision seul,
- en parler avec les autres membres de la famille et tenter d'arriver à une décision consensuelle,
- en parler avec votre médecin et celui qui dirige l'équipe médicale, si votre proche est hospitalisé.

Il est possible, en cas de diagnostic précoce que le malade ait mentionné, par écrit, ses décisions en ce qui concerne le futur et, en particulier la prolongation artificielle de sa vie. Ce sont les « directives anticipées ». Dans ce cas, la famille doit communiquer au médecin et à l'équipe médicale cette décision.

Établies à un moment où le malade possède encore les facultés mentales nécessaires pour envisager et décider son futur, les directives anticipées sont d'une grande aide pour la famille qui est, ainsi, certaine de prendre les décisions qui correspondent à la volonté de leur proche.

Il faut néanmoins savoir qu'elles n'ont pas, en France, de valeur légale et qu'elles ne peuvent se substituer à la décision médicale.

Après son décès

À la douleur d'avoir perdu un être cher, s'ajoutent les démarches administratives inhérentes à cette situation : autorisation ou rejet de l'autopsie, contact avec les pompes funèbres, budget et conditions économiques, déclarations administratives... La encore, l'aide des autres membres de la famille et/ou des amis proches est fondamentale.

Si la famille désire collaborer avec la recherche et n'a pas de barrières éthiques ou religieuses, elle peut faire don du cerveau de leur proche à une banque d'organes et de tissus cérébraux.

Cette maladie n'existe pas chez l'animal et la recherche pour lever les nombreuses incertitudes qui l'entourent encore ne peut être effectuée que sur des cerveaux humains.

La décision de faire ce don d'organe doit se discuter avant la mort de votre proche. Une fois la décision prise, il est recommandé de se mettre en contact avec la banque d'organes pour savoir qu'elles sont les démarches à effectuer, les précautions à prendre, qui et quand prévenir.

Contactez, sur le plan national, le laboratoire de Neuropathologie Escourolle de l'hôpital La Pitié-Salpêtrière :

Hôpital La Pitié-Salpêtrière
47, bd de l'hôpital
75651 Paris
Cedex 23

Ce laboratoire a mis en route une procédure générale de « dons de cerveau pour la recherche scientifique » (qui est différente du « don pour la science » qui correspond à la donation de corps à la faculté de Médecine).

La procédure est la suivante :

- Écrivez pour faire part de votre décision.
- Vous recevrez du Laboratoire la marche à suivre et un formulaire à remplir.
- Vous recevrez confirmation de la réception de votre envoi. Le Laboratoire se charge de se mettre en contact avec le service de Neuropathologie le plus proche de votre domicile si vous habitez loin.
- France Alzheimer (voir chapitre 25) accepte, dans certains cas, de payer le transport du corps vers l'hôpital.

22. La maladie d'Alzheimer au-dessous de 60 ans

- Les aspects médicaux
- Les problèmes de l'aidant, du malade et des enfants
- Où s'informer ?
- Quelles sont les prestations que l'on peut obtenir avant 60 ans ?

Pourquoi dédier un chapitre à ce thème puisque, dans la plus grande partie des cas, la maladie d'Alzheimer survient chez des personnes de 65 ans et plus ?

Certes, les formes à début précoce sont rares, voire très rares mais elles posent des problèmes à la fois médicaux, psychologiques et financiers particuliers.

Les aspects médicaux

Le tableau clinique de la maladie d'Alzheimer à début précoce est peu différent de celui des formes tardives (troubles de la mémoire et modifications du comportement) si ce n'est que les troubles du langage, les difficultés de reconnaissance (moment cruellement ressenti par l'aidant et la famille) ou des problèmes dans l'utilisation des objets peuvent apparaître plus tôt et être plus marqués.

Mais, à part la maladie d'Alzheimer, il existe d'autres formes de dégénérescence qui apparaissent de façon précoce :

- Les dégénérescences frontales ou frontotemporales dans lesquelles ce sont les troubles du comportement (apathie, troubles des conduites sociales, perturbations relationnelles) qui marquent le début de la maladie et vont dominer l'évolution ou encore les troubles du langage (aphasie progressive, démence sémantique).
- La maladie de Creutzfeldt-Jakob qui survient plus précocement encore dans la variante d'origine bovine ou les formes dues à l'injection d'hormone de croissance.

Les problèmes de l'aidant, du malade et des enfants

L'aidant (le plus souvent le conjoint ou les enfants, en général l'épouse ou les filles) doit faire face à quatre problèmes majeurs :

- la prise en charge,
- la carrière professionnelle s'il travaille,
- le financement du foyer et des soins,
- l'éducation des enfants car il s'agit de couples jeunes.

C'est une situation d'autant plus difficile que peu de services, d'aides ou de structures (et même peu d'informations) sont disponibles.

- Le malade est une personne active et responsable qui est obligée de rester à la maison, ce qu'il supporte mal. Au sein du foyer, il perd sa raison d'être et sa participation aux décisions qui affectent la famille, en particulier les enfants.
- L'aidant est souvent obligé de quitter son travail pour pouvoir assurer la prise en charge du malade, ce qui complique encore l'aspect financier.
- Un couple jeune est dans une phase intense de relations sociales. L'aidant devra faire face progressivement à la disparition de ses amis et relations.
- La vie sexuelle du couple est largement compromise (voir chapitre 15).
- Les enfants sentent que l'appui, l'aide et l'affection de leur père ou de leur mère malade s'estompent pour disparaître

progressivement. Ils peuvent réagir en créant des difficultés scolaires (pour attirer l'attention sur eux), voire par de l'agressivité vis-à-vis du parent malade.

Où s'informer ?

Mettez-vous en contact avec France Alzheimer (voir chapitre 25).

Certaines associations de familles, conscientes de la spécificité des problèmes ont élaboré des programmes dédiés aux « Alzheimer jeunes ».

Quelles sont les prestations que l'on peut obtenir avant 60 ans ?

Elles sont malheureusement peu nombreuses. La plupart des aides financières (y compris l'APA) ainsi que l'accès à des maisons de retraites sont réservées à des personnes de plus de 60 ou 65 ans.

- Si la maladie est découverte alors que la personne travaille, elle perçoit une **indemnisation** de la Sécurité sociale, pendant un temps déterminé (3 ans), au titre de longue maladie.
- L'étape suivante est la **pension d'invalidité**. Pour en faire la demande, il faut avoir moins de 60 ans, justifier de 12 mois d'immatriculation et d'une durée minimum d'activité.
  Lorsque le malade atteint 65 ans, la pension d'invalidité est automatiquement transformée en retraite.
- Si le malade n'a pas droit à la pension d'invalidité, il peut, sous certaines conditions, percevoir **l'allocation pour adulte handicapé** (voir avec l'assistante sociale).
- Enfin, il existe une **allocation compensatrice pour tierce personne** qui, sous certaines conditions, en particulier le plafond de ressources, compense les frais entraînés par le recours à quelqu'un qui seconde l'aidant principal (voir avec les services sociaux de la mairie).

23. Les associations de familles

- Pourquoi entrer en contact avec une association de familles ?
- Quels sont ses objectifs ?
- Quels sont les services qu'elle vous propose ?
- Quelle est la dimension européenne des associations de familles ?

Longtemps, les familles ont été seules face à la maladie d'Alzheimer et les problèmes qu'elle soulève.

Cette situation a changé de façon radicale avec le développement d'« associations de familles » qui sont une réponse de la Société Civile à l'indifférence et à la solitude. Les familles ont senti la nécessité de se grouper, de travailler ensemble, de former un groupe représentatif qui puisse être l'interlocuteur des pouvoirs politiques et administratifs.

L'ensemble des associations de familles nationales appartenant à 27 pays est regroupé au sein d'Alzheimer Europe.

Pourquoi entrer en contact avec une association de familles ?

L'association de familles répond à de véritables besoins :

- ne pas se sentir seul. Il faut pouvoir parler de ses problèmes, les partager avec des gens qui connaissent ou ont connu la même situation,

- s'informer sur la maladie, son évolution,
- utiliser l'expérience que d'autres ont déjà,
- trouver un appui moral et psychologique,
- participer à l'élaboration de solutions collectives.

Quels sont ses objectifs ?

L'objectif essentiel d'une association est d'aider les familles à améliorer leur qualité de vie.

Les objectifs, pour atteindre ce but, sont :

- informer et conseiller les familles (y compris sur le plan légal et administratif),
- former les aidants pour leur donner les capacités de réaliser une prise en charge de qualité,
- leur fournir un appui émotionnel et psychologique,
- former des volontaires,
- sensibiliser l'opinion publique, les groupes d'influence, les professionnels de la santé, les responsables de la politique sociosanitaire de la « charge » à laquelle font face les familles,
- représenter leurs intérêts et ceux des malades.

Quels sont les services qu'elle vous propose ?

Chaque association possède son propre profil de services. En général, vous trouverez :

- des lignes téléphoniques d'information (y compris pour vous conseiller en période de crise),
- des contacts avec les autres familles à travers des réunions, tables rondes,
- des cours de formation,
- un appui psychologique en participant à des groupes de soutien,
- un appui logistique : conseil légaux, administratifs, fiscaux,
- une assistance à domicile,

- voire des centres de jour ou même des centres d'accueil,
- une information exhaustive sur tous les aspects de la maladie (bulletin, livres, revues...).

Quelle est la situation en France ?

France Alzheimer et Maladies Apparentées est une association nationale créée en 1985, par des familles et des professionnels des secteurs sanitaires et sociaux pour offrir un soutien aux parents désemparés et isolés de ces malades (voir chapitre 25).

France Alzheimer est reconnue d'utilité publique depuis 1991. Elle est présente dans toute la France par sa centaine d'associations locales.

Les principaux objectifs de l'association sont :

- informer et soutenir les familles,
- informer l'opinion et les pouvoirs publics,
- promouvoir la recherche,
- former des bénévoles et les professionnels de la santé.

Quelle est la dimension européenne des associations de familles ?

En 1999, quatre organisations nationales (Irlande, Belgique, Hollande et Espagne) décidèrent de créer une structure européenne « Alzheimer Europe » pour les raisons suivantes :

- les problèmes que pose la maladie d'Alzheimer sont, dans 90 % des cas, les mêmes d'un pays européen à un autre,
- la nécessité pour les familles d'être l'interlocuteur du Parlement et de la Commission Européenne,
- la possibilité de créer un réseau d'information européen et d'agir ensemble pour faire connaître la maladie.

Alzheimer Europe regroupe actuellement 30 organisations nationales de 27 pays différents (voir chapitre 25).

24. Les mots qu'utilise votre médecin

Vous trouverez dans ce « dictionnaire » la définition des mots que votre médecin peut utiliser ou que vous pourrez trouver au gré de vos lectures.

Acétylcholine

C'est une substance chimique qui permet la transmission de l'influx nerveux d'un neurone à l'autre.

La découverte d'une baisse d'activité de la transmission cholinergique chez les malades atteints par la maladie d'Alzheimer a été à la base des recherches qui ont conduit aux médicaments actuels.

La majeure partie de ces médicaments inhibe l'enzyme chargée de détruire l'acétylcholine et élève sa concentration au niveau cérébral.

Ces médicaments ralentissent la progression des symptômes en compensant ce déficit, mais ils n'ont pas d'action directe sur les lésions de la maladie, responsables du déficit.

Amnésie

Perte de la mémoire, qu'ils s'agissent des événements récents, anciens ou des deux.

Apo E4

L'apolipoprotéine E est une protéine qui intervient dans le métabolisme des lipides. Elle existe sous trois formes : E2, E3 et E4. La présence de la forme E4 (ou l'absence d'E2) sont associés à une plus grande fréquence de la maladie.

Axone

Principal prolongement du neurone par lequel se transmet l'influx nerveux (donc les informations) d'un neurone au neurone suivant.

Biopsie

Extraction d'une petite quantité de tissus ou de cellules pour étude et analyse.

CAT (cholinacétyletransférase)

Enzyme qui commande la synthèse de l'acétylcholine.

Cognition et fonctions cognitives

C'est l'ensemble des activités psychiques qui nous permettent de comprendre et d'agir sur le monde : perception, mémoire, intelligence, langage...

Comportement

C'est l'ensemble des façons d'agir ou de réagir d'une personne face à des situations concrètes, observables par une personne extérieure.

Cortex, écorce cérébrale

Les cellules du cerveau sont réparties en deux zones ; l'une profonde, est formée d'amas cellulaires appelés noyaux gris, l'autre périphérique située à la surface du cerveau, comme une écorce (du latin *cortex*). C'est le développement du cortex qui caractérise le cerveau des animaux supérieurs, dont l'homme.

Creutzfeldt-Jakob (maladie de)

Type rare de démence liée au développement d'un virus dit lent car son incubation demande plusieurs années. Elle a été illustrée récemment par la contamination à partir de l'injection d'hormone de croissance et de viande de bœuf (encéphalopathie spongiforme bovine (ESB), qui en est une variante (maladie de la vache folle).

Dégénérescence à corps de Lewy

Il s'agit de la deuxième cause de démence dégénérative après 65 ans. Les corps de Lewy sont des inclusions à l'intérieur des neurones qui peuvent être localisées dans le tronc cérébral (maladie de Parkinson) ou diffuses au niveau du cortex (démence à corps de Lewy).

Dégénérescence neuro-fibrillaire (DNF)

Ce sont des filaments constitués par la transformation de protéines qui forment le squelette des neurones et assurent le transport des substances synthétisées dans le corps du neurone vers la synapse (protéines tau).

Démence présénile

On désigne sous ce nom les démences qui apparaissent avant l'âge de 65 ans, représentées principalement par la maladie d'Alzheimer et les dégénérescences frontotemporales (dont la maladie de Pick).

Démence sénile

Ce nom est appliqué aux démences survenant après 65 ans. On distinguait les démences dégénératives (aujourd'hui appelée maladie d'Alzheimer à début tardif) et les démences vasculaires.

Dendrite

Prolongements neuronaux de petite taille qui reçoivent les stimulations des neurones précédents.

EEG (électro-encéphalogramme)

Enregistrement de l'activité électrique cérébrale. Méthode identique à l'électrocardiogramme (ECG) pour le cœur. Le traitement des signaux par ordinateur (EEG quantifié) permet une précision plus grande.

Glucose

Sucre contenu dans l'alimentation, indispensable au métabolisme cellulaire, en particulier cérébral.

Imagerie cérébrale

Différentes techniques qui permettent de visualiser les structures cérébrales (imagerie structurale : scanner, IRM) ou son fonctionnement (imagerie fonctionnelle : TEP, EEG, PE, SPECT, fIRM).

IRM (imagerie par résonance magnétique)

Technique d'imagerie non traumatique qui permet de visualiser les parties du corps (notamment le cerveau) en trois dimensions et par tranches de 1 à 3 millimètres. Une technique particulière dite fIRM (IRM fonctionnelle) permet d'explorer l'activité de certaines régions du cerveau.

Mémoire affective

Capacité à se souvenir des informations à valeur émotionnelle.

Mémoire immédiate ou mémoire à court terme

Capacité de restituer immédiatement une série de chiffres, de lettres, de gestes. Sa durée est extrêmement brève.

Mémoire récente

Mémoire qui conserve le souvenir des faits récents qui se produisent ou se vivent dans les heures ou les jours antérieurs.

MMS ou MMSE *(Mini mental State Examination)*

Le plus utilisé des tests courants qui, à l'aide de questions simples, permet l'évaluation de l'état de la mémoire, de l'orientation, du langage et du calcul.

Neurones

Cellules nerveuses responsables des fonctions cérébrales. Elles sont formées d'un corps, de prolongements récepteurs (dendrites) et d'un prolongement transmetteur de l'influx nerveux (axone).

Neurotransmetteur

Substance chimique chargée de la transmission des informations d'un neurone à l'autre. Les principaux neurotransmetteurs sont l'acétylcholine (particulièrement impliquée dans la maladie d'Alzheimer), la nor-adrénaline, la sérotonine, le glutamate et le GABA.

Oxygène

Substance contenue dans l'air. Elle est transportée des poumons à tous les points du corps par le sang. Elle est, avec le glucose, les seuls éléments utilisés par le cerveau pour son fonctionnement.

Plaques séniles

Formations situées en dehors des neurones et constituées d'un dépôt central de substance dite amyloïde et d'une couronne de débris neuronaux. Elles constituent, avec les dégénérescences neurofibrillaires, les anomalies cérébrales caractéristiques de la maladie d'Alzheimer.

Potentiels évoqués

Technique qui permet de recueillir l'activité électrique du cerveau après stimulation et traitement par ordinateur. Elle fournit des renseignements sur l'activité fonctionnelle du cerveau.

TEP/PET-scan (tomographie à émissions de positrons)

Technique d'imagerie fonctionnelle qui permet de mesurer le débit sanguin et surtout le métabolisme cérébral (donc l'activité) des différentes régions du cerveau grâce à l'injection de produits radioactifs (marqueurs). Cette technique, précise mais lourde et onéreuse, est pratiquement limitée à la recherche.

Synapse (ou fente synaptique)

Espace situé entre l'axone d'un neurone (dit présynaptique) et les dendrites de plusieurs autres neurones. C'est à travers la synapse que les neurotransmetteurs « passent » l'information d'un neurone à l'autre.

Syndrome de Down

Maladie congénitale produite par l'altération du nombre des chromosomes (trisomie du chromosome 21).

Système cholinergique

Ensemble de neurones qui utilisent l'acétylcholine comme neurotransmetteur.

TAC (tomographie axiale computerisée) ou Scanner-X

Technique d'imagerie basée sur les rayons X qui permet de visualiser les différentes parties du cerveau en coupes minces et en trois dimensions.

Tests neuropsychologiques

Examens qui évaluent les fonctions cognitives d'un sujet (mémoire, attention, langage...) grâce à des techniques standardisées.

Tomoscintigraphie (SPECT)

Examen de type scanner réalisé après injection d'un produit de contraste radioactif qui permet d'évaluer la perfusion sanguine, donc l'activité des différentes régions du cerveau. Technique moins précise, mais beaucoup plus accessible et moins coûteuse que la TEP.

25. Les adresses utiles

Organisations de familles nationales

France :
France Alzheimer et Maladies Apparentées
21, boulevard Montmartre
75002 Paris
Tél. : 01 42 97 52 41 ou 0803 802 806
Fax : 01 42 96 04 70
E-mail : directeur@francealzheimer.com
Page Web : www.francealzheimer.com

Belgique :
Ligue Alzheimer
Clinique Le Peri
4bis, Montagne Ste Walburge
4000 Liège
Tél. : + 32 4 225 87 93
Fax : + 32 14 43 76 54
E-mail : henry.sabine@skynet.be

Suisse :
Association Alzheimer Suisse
8, rue des Pêcheurs
1400 Yverdon-les-Bains
Tél. : + 41 24 426 20 00
Fax : + 41 24 426 21 6
E-mail : alz@bluewin.ch

Associations de familles régionales

ALSACE

NOM DE L'ASSOCIATION	VILLE	TÉLÉPHONE
Association ALSACE ALZHEIMER 67	STRASBOURG	03 88 11 55 17
Association ALSACE ALZHEIMER 68	MULHOUSE	03 89 42 79 36

AQUITAINE

NOM DE L'ASSOCIATION	VILLE	TÉLÉPHONE
Association ALZHEIMER DORDOGNE	PÉRIGUEUX	05 53 06 33 90
Association FRANCE ALZHEIMER GIRONDE	CENON	05 56 40 13 13
Association LANDES ALZHEIMER	HABAS	05 58 98 80 88
Association ALBRET 47 ALZHEIMER	BON ENCONTRE	05 53 98 39 15
Association BEARN ALZHEIMER	PAU	05 59 80 16 37
Association PAYS-BASQUE ALZHEIMER	BIARRITZ	05 59 43 90 78

AUVERGNE

NOM DE L'ASSOCIATION	VILLE	TÉLÉPHONE
Association ALZHEIMER 03	MOULINS	04 70 48 51 20
Association ALZHEIMER 15	AURILLAC	04 71 63 31 15
Association FRANCE ALZHEIMER 63	CLERMONT-FERRAND CEDEX 1	04 73 92 18 66

BASSE-NORMANDIE

NOM DE L'ASSOCIATION	VILLE	TÉLÉPHONE
Association ALZHEIMER CALVADOS	CAEN	06 07 49 79 17
Association FRANCE ALZHEIMER MANCHE	COUTANCES	02 33 45 15 55
FRANCE ALZHEIMER ORNE	ALENÇON	02 33 27 23 12

BOURGOGNE

NOM DE L'ASSOCIATION	VILLE	TÉLÉPHONE
Association ALZHEIMER CÔTE D'OR	DIJON	03 80 45 39 44
Association NIÈVRE ALZHEIMER	NEVERS	03 86 57 00 08
Association ALZHEIMER 71	MÂCON	03 85 38 34 70
Association YONNE ALZHEIMER	AUXERRE	03 86 48 27 69

BRETAGNE

NOM DE L'ASSOCIATION	VILLE	TÉLÉPHONE
Association ALZHEIMER CÔTES D'ARMOR	ST-BRIEUC Cedex 02	02 96 73 03 66
Association FRANCE ALZHEIMER 29	BREST	02 98 44 90 27
Association ALZHEIMER CÔTE D'ÉMERAUDE	LE VIVIER-SUR-MER	02 99 80 86 43
Association RENNES ALZHEIMER	RENNES	02 99 53 48 82
Association FRANCE ALZHEIMER MORBIHAN	VANNES	02 97 68 34 60

CENTRE

NOM DE L'ASSOCIATION	VILLE	TÉLÉPHONE
Association ALZHEIMER 18	BOURGES	02 48 50 41 40
Comité Local FA DREUX		02 37 50 17 90
Association FRANCE ALZHEIMER INDRE	CHÂTEAUROUX	02 54 01 00 42
Association TOURAINE ALZHEIMER	ESVRES/INDRE	02 47 43 01 55
Association ALZHEIMER 41	VENDÔME	02 54 23 33 29
Association ALZHEIMER 45	LA FERTÉ-SAINT-AUBIN	02 38 64 88 22

CHAMPAGNE-ARDENNE

NOM DE L'ASSOCIATION	VILLE	TÉLÉPHONE
Comité Local FA TROYES		03 25 49 02 22
Association FRANCE ALZHEIMER 52	SAINT-DIZIER Cedex	03 25 56 83 83

FRANCHE-COMTÉ

NOM DE L'ASSOCIATION	VILLE	TÉLÉPHONE
Association FRANCHE-COMTÉ ALZHEIMER	BESANÇON	03 81 88 00 59

HAUTE-NORMANDIE

NOM DE L'ASSOCIATION	VILLE	TÉLÉPHONE
Association ALZHEIMER 27	VERNON	02 32 21 33 93
Association ALZHEIMER LE HAVRE - PAYS DE CAUX	76610	02 35 24 26 96
Association ALZHEIMER ROUEN et agglomération	LE GRAND QUEVILLY	02 35 68 93 00
Comité Local FA ELBEUF		02 35 77 31 45

LANGUEDOC-ROUSSILON

NOM DE L'ASSOCIATION	VILLE	TÉLÉPHONE
Association AUDE ALZHEIMER	CARCASSONNE	04 68 25 40 01
Association GARD ALZHEIMER	NÎMES	04 66 21 03 09
Association SOLEIL ALZHEIMER HÉRAULT	MONTPELLIER	04 67 06 56 10
Comité Local FA LOZÈRE		04 66 32 08 84
Association FRANCE ALZHEIMER CATALOGNE	PERPIGNAN	04 68 522 222

LIMOUSIN

NOM DE L'ASSOCIATION	VILLE	TÉLÉPHONE
Association FRANCE ALZHEIMER CORRÈZE	BRIVE	05 55 88 11 72
Association CREUSE ALZHEIMER	ST-MÉDARD-LA-ROCHETTE	05 55 83 30 26
ASSOCIATION FRANCE ALZHEIMER 87	LIMOGES	05 55 01 38 52

LORRAINE

NOM DE L'ASSOCIATION	VILLE	TÉLÉPHONE
Association ALZHEIMER 55	COMMERCY	03 29 70 97 1
Association ALZHEIMER MOSELLE SUD	SAINT-QUIRIN	03 87 03 04 00
Association FRANCE ALZHEIMER VAL-DE-METZ	METZ	03 87 36 37 38
Asssociation ALZHEIMER MOSELLE-EST	SAINT-AVOLD	03 87 93 07 07
Association ALZHEIMER 88	ÉPINAL	06 86 36 64 72

PARIS-ÎLE-DE-FRANCE

NOM DE L'ASSOCIATION	VILLE	TÉLÉPHONE
ASSOCIATION FRANCE ALZHEIMER PARIS OUEST	PARIS	01 45 57 27 31
ASSOCIATION FRANCE ALZHEIMER PARIS-SUD	PARIS	01 40 52 46 68
Comité Local FA PARIS CENTRE	PARIS	01 42 61 56 21
Association ALZHEIMER SEINE-ET-MARNAISE	ANNET-SUR-MARNE	01 60 17 63 46
Association FRANCE ALZHEIMER YVELINES	VERSAILLES	01 39 50 88 56
Association ALZHEIMER ESSONNE	CHAMPCUEIL	01 69 23 22 62
Association FRANCE ALZHEIMER HAUTS-DE-SEINE	NEUILLY-S/SEINE	01 46 24 68 31
Association ALZHEIMER SEINE-ST-DENIS	VILLEMOMBLE	01 43 01 09 66
Association ALZHEIMER VAL-DE-MARNE	NOGENT-SUR-MARNE	01 48 72 87 82
Comité Local FA L'ISLE-ADAM		01 34 69 76 82
Comité Local FA VAL-D'OISE		01 34 64 43 03

MIDI-PYRÉNÉES

NOM DE L'ASSOCIATION	VILLE	TÉLÉPHONE
Association ALZHEIMER ARIÈGE	RIEUX-DE-PELLEPORT	05 61 67 70 78
Association AVEYRON ALZHEIMER	ESPALION	05 65 48 30 30
ASSOCIATION ALZHEIMER 31	TOULOUSE	05 61 21 33 39
Association ALZHEIMER GASCOGNE	AUCH	05 62 05 36 32
Association ALZHEIMER 46	CAHORS	05 65 20 00 70
Association BIGORRE ALZHEIMER	TARBES	05 62 51 50 23
ASSOCIATION ALZHEIMER 81	CASTRES	05 63 71 64 97
Association ALZHEIMER 82	MONTAUBAN	05 63 20 47 64

NORD-PAS-DE-CALAIS

NOM DE L'ASSOCIATION	VILLE	TÉLÉPHONE
Association FLANDRE ALZHEIMER	BAILLEUL	03 28 42 28 27
Association FLANDRE ALZHEIMER & DÉGÉNÉRESCENCE FRONTALE	BAILLEUL	03 28 42 28 27
Association FLANDRE MARITIME ALZHEIMER	DUNKERQUE	03 28 69 21 02
Association FRANCE ALZHEIMER NORD-HAINAUT	DOUAI	03 27 93 02 12
Association NORD ALZHEIMER	LILLE	03 20 42 07 55
Association PAS-DE-CALAIS ALZHEIMER	ARRAS	03 21 71 35 28

PROVENCE-ALPES-CÔTE D'AZUR

NOM DE L'ASSOCIATION	VILLE	TÉLÉPHONE
Association ALPES-DE-HAUTE-PROVENCE ALZHEIMER	MANOSQUE	04 92 87 57 08
Association HAUTES-ALPES ALZHEIMER	GAP	04 92 51 06 66
Association ALZHEIMER CÔTE D'AZUR	NICE	04 93 52 62 00
Association AIX ALZHEIMER	AIX-EN-PROVENCE	04 42 23 42 49
Association PROVENCE ALZHEIMER	MARSEILLE	04 91 40 07 77
Association VAR ALZHEIMER	TOULON	04 94 09 30 30
Association VAUCLUSE ALZHEIMER	AVIGNON	04 32 74 14 74

PAYS DE LA LOIRE

NOM DE L'ASSOCIATION	VILLE	TÉLÉPHONE
Association Alzheimer LOIRE-ATLANTIQUE	NANTES	02 40 12 19 19
Association ANJOU ALZHEIMER	ANGERS Cedex 01	02 41 87 94 94
Association ALZHEIMER SARTHE	LE MANS	02 43 28 76 52
Association VENDÉE ALZHEIMER	SAINTT-JEAN-DE-MONTS	02 51 59 96 96

PICARDIE

NOM DE L'ASSOCIATION	VILLE	TÉLÉPHONE
Association 02-51 ALZHEIMER	FÉRÉ-EN-TARDENOIS	03 23 82 21 63
Comité Local de Saint-Quentin	SAINT-QUENTIN	03 23 68 05 62
Association OISE ALZHEIMER	BEAUVAIS Cedex	03 44 48 63 98
Association SOMME ALZHEIMER	AMIENS	03 22 89 43 86

POITOU-CHARENTES

NOM DE L'ASSOCIATION	VILLE	TÉLÉPHONE
Association FRANCE ALZHEIMER CHARENTE	ANGOULÊME	05 45 95 00 20
Association ALZHEIMER CHARENTE-MARITIME	LA ROCHELLE Cedex	05 46 68 16 60
Association RENÉE BOBINEAU	SAINT-VARENT	05 49 67 51 38
Association ALZHEIMER VIENNE	POITIERS	05 49 01 01 66

RHÔNE-ALPES

NOM DE L'ASSOCIATION	VILLE	TÉLÉPHONE
Association AIN ALZHEIMER	BOURG-EN-BRESSE	04 74 52 10 90
Association FRANCE ALZHEIMER DRÔME-ARDÈCHE	VALENCE	04 75 55 57 91
Association ISÈRE ALZHEIMER	GRENOBLE	04 76 43 18 19
Comité Local FA ISÈRE RHODANIENNE		04 74 84 85 19
Association LOIRE ALZHEIMER	ST-ÉTIENNE	04 77 59 78 00
Association FRANCE ALZHEIMER RHÔNE	LYON	04 78 42 76 51
Association ALZHEIMER SAVOIE	BASSENS	04 79 60 31 48
Association ALZHEIMER HAUTE SAVOIE	ANNECY	04 50 51 49 14

OUTRE-MER

NOM DE L'ASSOCIATION	VILLE	TÉLÉPHONE
Association ALZHEIMER MARTINIQUE	FORT-DE-FRANCE	(00) 596 63 47
Association ALZHEIMER GUYANE	REMIRE MONTJOLY	06 94 23 09 06
Association RÉUNION ALZHEIMER	SAINT-DENIS-DE-LA-RÉUNION	(00) 262 94 30

Organisation européenne : Alzheimer Europe

145, Route de Thionville
L-2611 Luxembourg
Tél. : + 352 297970
Fax : + 352 297972
E-mail : info@alzheimer-europe.org
Site Web : www.alzheimer-europe.org

Télé-vigilance

Associations

Équinoxe

163, rue de Charenton 75012 Paris
Tél. : 01 44 73 87 77
Site web : www.equinoxe-france.org

Présence verte

40, rue Jean-Jaurès 93447 Bagnolet Cedex
Tél. : 01 44 63 86 89
Site web : www.presence-verte.com

Assureurs

Axa fil bleu

12 bis, rue des Frères Voisins 92130 Issy-les-Moulineaux
Tél. : 01 55 92 41 50
Site web : www.axa-assistance.fr

Europ Assistance

1, promenade de la Bonnette 93300 Gennevilliers
Tél. : 01 45 85 86 35

GTS-Mondial Assistance

81, rue Pierre-Sémard 92320 Châtillon
Tél. : 01 46 12 12 12

Séréna-MAIF

100 D, avenue Salvador-Allende 79000 Niort
Tél. : 05 49 32 24 00

Sociétés

Attendo

Harfleur 2000, 71201 Le Creusot Cedex
Tél. : 03 85 73 05 05
Site web : www.attendo.fr

Centraveil

361, avenue du Général-de-Gaulle 92140 Clamart
Tél. : 01 46 30 34 00
Site web : www.centraveil.fr

Maisons de retraite

Annuaire classé par département

Site web : http://www.maisons-de-retraite.net

Associations des Cantous

18, rue de la Libération 92500 Rueil-Malmaison
Tél. : 01 47 49 59 64

Autres organisations

Fondation Médéric-Alzheimer

www.fondation-mederic-alzheimer.org

Consulter l'annuaire édité par la fondation : *Prise en charge des personnes atteintes de la maladie d'Alzheimer et dispositifs d'aide à leurs aidants*, 2004.

26. Où se connecter sur Internet ?

Voici un certain nombre de sites web en français, auxquels vous pouvez vous connecter pour trouver plus d'informations.

France

www.francealzheimer.org

« France Alzheimer et Maladies Apparentées » est une association nationale créée en 1985, par des familles de malades et des professionnels des secteurs sanitaire et social, pour offrir un soutien aux parents désemparés et isolés de ces malades.

Cette page offre des liens pour accéder aux associations locales dans les diverses régions françaises : Corse, Toulouse, Indre, etc.

http://www.pacalzheimer.com (région PACA-Corse (Alpaca))

http://www.alzheimer-montpellier.org (Montpellier)

http://www.associations-gerontologiques-seine-et-marne.com (Seine et Marne)

Un lien intéressant que vous pouvez trouver dans le paragraphe « liens utiles » est http://www.lille.inserm.fr/u422/Alzheimer.sommaire.html, où la maladie d'Alzheimer est décrite d'un point de vue scientifique.

Belgique : www.alzheimer.be

Vous pouvez trouver dans son menu principal des adresses pratiques dans les suivants domaines : offre du soutien (téléphonique, individuel, groupes de soutien psychologique, etc.), aides financières (information sur le lieu où la famille doit s'adresser), les services disponibles en Belgique (centres d'accueil de jour, aides et soins à domicile).

Luxembourg : www.alzheimer.lu

Le site en français est en construction pour l'instant mais vous avez la possibilité de le visiter en allemand.

Suisse : http://www.alz.ch

Vous trouverez de l'information sur l'association Alzheimer Suisse, ainsi que les adresses et téléphones des différentes sections.

Vous avez de même la possibilité de commander les différentes publications et devenir membre à travers le site.

Europe : www.alzheimer-europe.org

Le site apparaît originellement en anglais mais vous avez la possibilité de choisir plusieurs langues, dont le français ; et d'obtenir l'adresse et le téléphone de l'association nationale des pays membres (27 pays).

La maladie d'Alzheimer est définie et expliquée amplement, dans un langage accessible. Quelques notions pratiques et informatives sur la démence sont incluses dans ce site, très utile pour les membres de la famille du malade.

Ce site décrit les droits des malades atteints de démence, rubrique actualisée en fonction de la législation en cours dans chaque pays membre.

Canada : www.alzheimer.ca/french

La Société Alzheimer est un organisme canadien sans but lucratif qui comporte trois niveaux opérationnels : le bureau national, les sociétés provinciales et les sociétés locales. Tous travaillent de concert afin d'aider les Canadiens atteints de la maladie d'Alzheimer.

Cette page inclut une description de la maladie, les signes précurseurs, le diagnostic, ainsi que la façon d'expliquer aux enfants et adolescents en quoi elle consiste.

Il existe aussi des références utiles pour l'aidant, comme sont les stratégies de la vie quotidienne, comment recevoir l'appui émotionnel nécessaire, etc.

Vous pouvez trouver de même un paragraphe sur les dernières recherches scientifiques et un espace créatif, où sont représentées des peintures réalisées par des malades au stade initial.

Très complet et facile à comprendre.

www.saoq.org : Société Alzheimer de l'outaouais québécois

Vous trouverez de l'information sur la maison de résidence Fleur-Ange, ainsi que l'horaire de ses cafés. Cette société offre un soutien par téléphone, des ateliers de formation, des cafés rencontres, des conférences, etc.

Elle présente des liens utiles sur le Canada, en anglais et français.

27. Aides financières et avantages fiscaux en Belgique

La maladie d'Alzheimer touche plus de 160 000 personnes en Belgique. Un certain nombre de prestations, en particulier financières, sont accessibles pour aider au maintien du malade dans son cadre de vie habituel.

Plusieurs conditions sont prises en compte pour leur évaluation et leur attribution dont l'âge (les prestations sont différentes selon que la personne atteinte a moins de 65 ans ou 65 ans et plus), le degré de handicap (évalué selon une échelle spécifique) et le montant des revenus.

Allocations pour personnes handicapées

Les types d'allocations pour personnes handicapées varient selon l'âge de la personne atteinte.

65 ans et plus

Les personnes de 65 ans et plus peuvent recourir à l'allocation d'aide aux personnes âgées pour autonomie réduite.

- Comment introduire la demande ?
  Pour la constitution du dossier, il faut s'adresser à l'administration communale correspondant au domicile du malade. Une partie de ce dossier doit, d'ailleurs, être complétée par cette administration et une autre partie par le médecin traitant. Une fois le dossier complété, il sera remis à l'administration communale qui le transmettra au Service public fédéral des allocations aux personnes handicapées.

- Comment est évalué le degré de handicap ?
  Le Service public fédéral désigne un expert pour évaluer le degré de handicap. Ce dernier se sert d'une échelle d'évaluation, dont le score maximum est de 18 points. Il faut au moins atteindre un degré estimé à 9 points pour avoir droit à l'allocation. Si la situation s'aggrave et que le handicap s'accroît, une nouvelle demande doit être faite.
- Quel est le montant annuel de l'allocation ?
  Le montant annuel à percevoir est fonction du degré de handicap : de 805,28 € pour un handicap de 9 points à 5 409,66 € pour un handicap de 17 points.

Moins de 65 ans

Deux types d'allocations existent : l'allocation de remplacement de revenus et l'allocation d'intégration. Leur attribution et leur montant sont fonction, comme pour la précédente, du degré de handicap défini par le médecin-conseil.

Il faut noter que ces deux allocations peuvent dans certains cas se cumuler.

L'allocation de remplacement de revenus

Comme son nom l'indique, il s'agit d'une allocation destinée à suppléer à la perte des revenus causée par la maladie. Elle est accordée si le handicap réduit la capacité de gain du malade à un tiers au moins des gains d'une personne valide faisant le même travail.

Le montant annuel de base est de 4 764,96 €, montant qui peut être augmenté si le malade a des enfants à charge ou vit avec une personne qui n'a pas de revenus.

L'allocation d'intégration

Elle est destinée à couvrir les dépenses que le malade est amené à faire pour s'intégrer dans la vie sociale. Là encore, un facteur essentiel pour son évaluation est le degré de handicap. Le montant annuel varie de 942,34 € pour un handicap de 7 à 8 points à 8 480,13 € pour un handicap de 17 points.

Allocation pour maladie chronique

L'assurance soins de santé prévoit une allocation annuelle de 250 € pour les malades chroniques.

Remboursement majoré des soins de santé

Il est possible, pour les personnes handicapées, de bénéficier d'une intervention majorée (BIM). Là encore, le montant des revenus et l'existence d'une personne à charge sont pris en compte dans son évaluation et son attribution. Prenez contact avec votre mutuelle.

Réductions d'impôts

Pour les obtenir, il faut mentionner dans la déclaration d'impôts les éléments qui définissent la situation exacte du malade, en particulier son degré de handicap et joindre l'attestation du Service public fédéral.

Elles consistent :

- en une augmentation de la part du revenu qui est exempté d'impôt,
- en une réduction du précompte immobilier.

Consultez l'agent qui s'occupe de votre déclaration à l'administration fiscale. Il vous précisera les conditions et le montant des exemptions possibles.

Autres réductions

D'autres réductions peuvent être obtenues :

- exonération de la redevance radio et TV : s'adresser au service de radiotélévision redevance de la région du malade ;
- tarif téléphonique réduit : s'adresser à une téléboutique ou téléphoner au 0800 33 800 ;
- tarif social gaz et électricité : une réduction de tarif est possible si le malade est bénéficiaire des allocations décrites plus haut ;
- réduction dans les transports en commun. Si les transports en commun sont gratuits pour les personnes de plus de 65 ans, les personnes handicapées de moins de 65 ans peuvent bénéficier de cartes de réduction pour l'achat des billets.

Achevé d'imprimer par Corlet, Imprimeur, S.A.
14110 Condé-sur-Noireau
N° d'Imprimeur : 76662 - Dépôt légal : août 2004
Imprimé en France